Hautzinger • Thies

Klinische Psychologie: Anwendungsbereich Psychische Störungen

Workbook

Martin Hautzinger • Elisabeth Thies

Klinische Psychologie: Anwendungsbereich Psychische Störungen

Workbook

BELTZ PVU

Anschrift der Autoren:
Prof. Dr. Martin Hautzinger
Dipl.-Psych. Elisabeth Thies
Universität Tübingen
Psychologisches Institut
Klinische Psychologie und Psychotherapie
Christophstr. 2
72072 Tübingen

1. Auflage 2008

Programm PVU Psychologie Verlags Union
http://www.beltz.de

Lektorat: Reiner Klähn
Herstellung: Julia Lütge
Umschlaggestaltung: Federico Luci, Odenthal
Umschlagbild: Getty Images, München
Satz und Bindung: Druckhaus „Thomas Müntzer“, Bad Langensalza
Druck: Druck Partner Rübelmann, Hemsbach

Printed in Germany

ISBN 978-3-621-27651-1

Inhalt

Vorwort

Die Klinische Psychologie beschäftigt sich mit der Beschreibung, Erkennung, Erklärung und Behandlung psychischer und psychophysiologischer Störungen. Angesichts der Zunahme psychischer Probleme in der Bevölkerung kommt der Klinischen Psychologie eine wachsende Bedeutung zu. So liegt z. B. die Wahrscheinlichkeit, mindestens einmal im Leben an einer Depression zu erkranken, heute bei etwa 20 Prozent. Entsprechend hoch ist der Bedarf an gut ausgebildeten Psychologen, Psychotherapeuten und an psychologisch geschulten Fachleuten. Doch bedarf es heute auch entsprechend informierter und geschulter Politiker, Verbandsvertreter, Vorgesetzter, Kolleginnen und Kollegen, Angehöriger und Laien.

Dieses Buch will das Wissen über die wichtigsten psychischen Störungen, ihre Beschreibung, ihre Diagnostik, ihre Entstehung und ihre Behandlung in überschaubarer – damit zwangsläufig oft knapper – Weise darstellen. Das parallel erscheinende Workbook „Klinische Psychologie: Körperliche Erkrankungen" (Claus Vögele, 2008, Beltz PVU) ergänzt dieses Buch in idealer Weise, indem dort auf das klinisch-psychologische Wissen bei der Verursachung und der Therapie somatischer, psychosomatischer und psychophysiologischer Störungen eingegangen wird.

Psychische Störungen können sich durch verschiedene Merkmale auszeichnen. Dazu gehören statistische Seltenheit, die Abweichung von sozialen Normen, persönliches Leid der Betroffenen, eine Beeinträchtigung der Lebensführung und unangemessenes Verhalten.

Statistische Seltenheit besagt, dass bestimmte Phänomene nur bei einem geringen Anteil der Bevölkerung auftreten. Zum Beispiel entwickeln nur ca. 1 Prozent der Bevölkerung in ihrem Leben eine Schizophrenie. Statistische Seltenheit bedeutet jedoch nicht zwangläufig, dass eine Störung vorliegt. Auch Hochbegabung tritt nur bei ca. 3 Prozent der Bevölkerung auf; trotzdem spricht man in diesem Fall nicht von einer psychischen Störung.

Ein weiteres Merkmal von psychischen Störungen ist daher häufig, dass Betroffene in ihrem Erleben und Verhalten von sozialen Wertvorstellungen und Normen abweichen. Dabei sollte natürlich der kulturelle Hintergrund der Betroffenen berücksichtigt werden, denn was in westlichen Kulturkreisen als abweichend gilt, kann in einer anderen Kultur noch normal sein.

Bei vielen der in diesem Buch beschriebenen Störungen leiden die Betroffenen sehr unter der jeweiligen Störung. Dies ist zum Beispiel der Fall bei einer Panikstörung, einer Zwangsstörung oder einer Depression. Es gibt jedoch auch psychische Störungen, unter denen die Betroffenen nicht oder erst spät leiden. Manie, Wahn, Substanzmissbrauch und Substanzabhängigkeit sowie manche Persönlichkeitsstörungen gehören dazu. So können Psychopathen andere Menschen kalt und herzlos behandeln, ohne dabei Reue oder Schuld zu empfinden. In einem manischen Zustand oder einem Liebeswahn fühlen sich die Betroffenen zunächst gut, doch Freunde und Angehörige leiden extrem.

Menschen, die an einer psychischen Störung leiden, erleben durch die Erkrankung oft Beeinträchtigungen in wichtigen Lebensbereichen. Zum Beispiel fällt es Sozialphobikern sehr schwer, in einer Gruppe von Menschen das Wort zu ergreifen. Das kann problematisch werden, wenn etwa der Berufsalltag dies verlangt.

Ein weiteres Merkmal, das psychische Störungen auszeichnen kann, ist, dass sie unangemessen sind. Ein Beispiel für eine solche unangemessene Reaktion ist eine Person, die es aus Angst vor Spinnen nicht wagt, ihre Wohnung alleine zu betreten.

Als Fach greift die Klinische Psychologie auf Erkenntnisse aus verschiedenen psychologischen Grundlagenfächern wie der Sozialpsychologie, der Kognitionspsychologie und der Motivationspsychologie zurück. Bei der Untersuchung psychischer Störungen kommen wissenschaftliche Methoden zum Einsatz, so dass auch Erkenntnisse aus psychologischen Methodenfächern umgesetzt werden. Außerdem weist die Klinische Psychologie wichtige Bezüge zur Biologie und zur Medizin (z. B. Psychiatrie, Neurologie, Endokrinologie, Genetik) auf. Menschliches Verhalten und Erleben kann nur verstanden und therapiert werden, wenn die Erkenntnisse aus den verschiedenen Bereichen genutzt und integriert werden.

Als wissenschaftliche Disziplin erhebt die Klinische Psychologie den Anspruch, bei der Untersuchung gestörten Erlebens und Verhaltens möglichst objektiv zu sein. Trotzdem arbeiten Wissenschaftler innerhalb eines bestimmten Paradigmas. Darunter versteht man grundlegende Annahmen, welche die Forschungsfragen sowie die Erhebung und Interpretation von Daten beeinflussen und leiten. Im ersten Kapitel sollen daher die zentralen Paradigmen der Klinischen Psychologie vorgestellt werden. Im zweiten und dritten Kapitel geht es um den wichtigen Bereich der Beschreibung, Abgrenzung und Diagnostik psychischer Störungen. Das vierte Kapitel gibt einen Einblick in psychologische Hilfen und Interventionen (Psychotherapien) bei psychischen Störungen. Dies wird ergänzt um Informationen zur Ausbildung in Psychotherapie, um Evaluations- und Qualitätskriterien für Psychotherapie sowie um rechtliche und ethische Aspekte klinisch-psychologischen Handelns.

Diese einleitenden und grundlegenden Kapitel (Teil I) werden zum Verständnis der Störungsbilder und klinischen Problembereiche benötigt, wie sie in den restlichen Kapiteln des Buches (Teil II) dargestellt und diskutiert werden. Eine Übersicht über diese störungsbezogenen Kapitel liefert die im vorderen Buchinnendeckel abgedruckte Tabelle. Der Aufbau dieser Kapitel ist am ICD-10 (Diagnosesystem) orientiert. Dabei bilden die Kapitel 12 und 13 insofern eine Besonderheit, als hier das Lebensalter der Betroffenen das Ordnungsprinzip ist. Es werden psychische Störungen behandelt, die ausschließlich oder sehr eng mit bestimmten Lebensphasen (Kindheit bzw. höheres Alter) verbunden sind.

Das Buch ist geschrieben für Interessierte an dem Thema der Verursachung und der Behandlung psychischer Störungen, für Studierende unterschiedlichster Fachrichtungen mit Bei- bzw. Nebenfach Psychologie, für Psychologen und Ärzte zur Auffrischung von Fachwissen und für Prüfungskandidaten zur Wiederholung von Prüfungswissen.

Ein Workbook muss sich auf wesentliche Themen und Erkenntnisse begrenzen. Deshalb kann hier längst nicht auf alle psychischen Störungen, ihre Erklärungsansätze und vor allem ihre Behandlungsmöglichkeiten eingegangen werden. So wie wir bereits auf das parallel erscheinende und ergänzende Workbook „Klinische Psychologie: Körperliche Erkrankungen" von Claus Vögele verwiesen haben, so behandelt das Lehrbuch „Klinische Psychologie" von Gerald Davison, John Neale und Martin Hautzinger (7. Auflage, 2007, Beltz PVU) die hier behandelten Störungsbilder und Themen sehr viel ausführlicher und ergänzt die Darstellungen mit zahlreichen Forschungsbefunden. Zur Vertiefung der hier behandelten Thematik sind Interessierte und Studierende daher auf dieses Lehrbuch verwiesen.

Bei der Erstellung dieses Buches haben wir uns vor allem bei unserem Lektor Reiner Klähn zu bedanken. Ohne sein Fachwissen, seine Neugierde, seine Sorgfalt und seinen Blick für die Leser und deren Bedürfnisse wäre so ein inhaltlich stimmiges und abgerundetes Buch nicht entstanden.

Tübingen, im März 2008 — Martin Hautzinger, Elisabeth Thies

Teil I
Grundlagen der Klinischen Psychologie

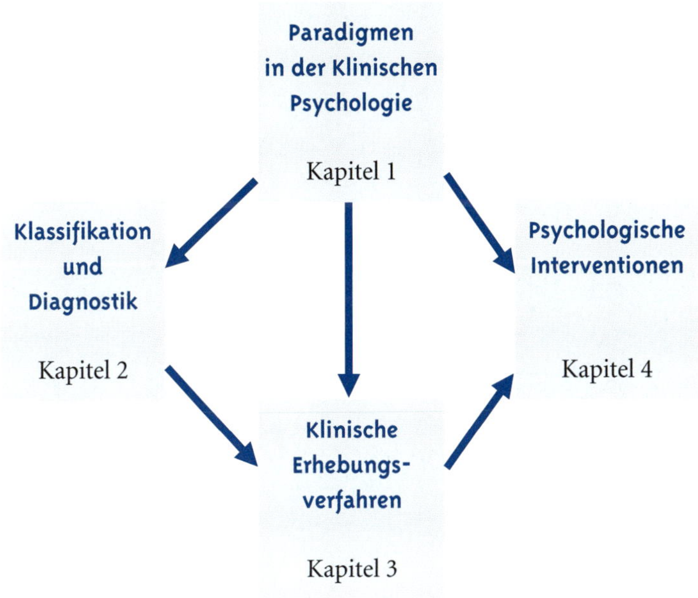

1 Paradigmen in der Klinischen Psychologie

Was Sie in diesem Kapitel erwartet

Stellen Sie sich vor, ein Patient kommt zu Ihnen in die psychotherapeutische Praxis und erzählt Ihnen, dass er seit einiger Zeit Angst davor habe, das Haus zu verlassen. Wie würden Sie ihm begegnen? Als Psychoanalytiker würden Sie möglicherweise nach verdrängten Konflikten in der Kindheit suchen. Als kognitiver Verhaltenstherapeut würden Sie die Erklärung in dysfunktionalen Überzeugungen und ungünstigen Lernerfahrungen suchen. Als Vertreter des biologischen Paradigmas würden Sie ihm vielleicht ein angstlösendes Medikament empfehlen.
Die Wahl eines Paradigmas hat einen entscheidenden Einfluss darauf, wie psychische Störungen erklärt, untersucht und behandelt werden. Psychische Störungen lassen sich jedoch innerhalb eines Paradigmas zwar untersuchen, doch kaum ausreichend erklären und behandeln.
In diesem Kapitel sollen drei wichtige Paradigmen der Klinischen Psychologie vorgestellt werden:

- das psychodynamische,
- das kognitiv-lerntheoretische und
- das biologische Paradigma.

Da jedes dieser Paradigmen nicht nur Stärken, sondern auch Schwächen aufweist, neigen Kliniker und Forscher dazu, mehrere Paradigmen zu integrieren. Daher wird am Ende dieses Kapitels als Grundlage für einen integrativen Ansatz das Diathese-Stress-Modell eingeführt.

1.1 Das psychodynamische Paradigma

Nach dem psychodynamischen Paradigma sind die Ursachen psychischer Störungen in unbewussten Prozessen zu sehen. Der Begründer des psychodynamischen oder psychoanalytischen Paradigmas ist der österreichische Neurologe Sigmund Freud (1856–1939). Die psychodynamischen Therapien werden in Kapitel 4.4 dargestellt.

1.1.1 Die klassische psychodynamische Theorie von Freud

Freud war der Überzeugung, dass psychische Störungen aus unbewussten Konflikten entstehen. Er ging davon aus, dass das Verhalten des Menschen aus einer Interaktion dreier psychischer Instanzen resultiert, die verschiedene – teils gegensätzliche – Ziele verfolgen und deren Zusammenwirken im Laufe der persönlichen Entwicklung gelingen oder eben misslingen kann.

Die Struktur der Psyche

Diese drei Instanzen machen die Struktur der Psyche aus und verfolgen bestimmte Funktionen:

- **Das Es:** Das Es ist von Geburt an vorhanden und liefert die gesamte Energie für das psychische Geschehen. Es strebt nach der unmittelbaren Befriedigung. Es werden zwei Kräfte im Es angenommen, eine konstruktive, aktivierende, sexuell getönte Kraft, genannt Libido, und eine destruktive, aggressive Kraft, genannt Thanatos. Diese Energien bleiben dem Bewusstsein verborgen.

- **Das Ich:** Mit der sprachlichen, motorischen und kognitiven Reifung im ersten Lebensjahr entwickelt sich das Ich aus dem Es. Diese Instanz versucht, zwischen den Anforderungen der Realität und den Trieben des Es zu vermitteln, und strebt nach der Erhaltung des Lebens. Das Ich ist der Teil der Psyche, der weitgehend bewusst ist.
- **Das Überich:** Das Überich entwickelt sich durch Erziehung und Sozialisation ab dem vierten Lebensjahr und ist der Träger von Wertvorstellungen sowie moralischer Normen. Normen werden von den Kindern verinnerlicht, um die Anerkennung der Eltern und später weiterer Bezugspersonen zu erhalten. Die Aktivitäten des Überich bleiben meistens unbewusst.

Das Wechselspiel dieser drei Instanzen (s. Abbildung 1.1) wird als Psychodynamik der Persönlichkeit bezeichnet.

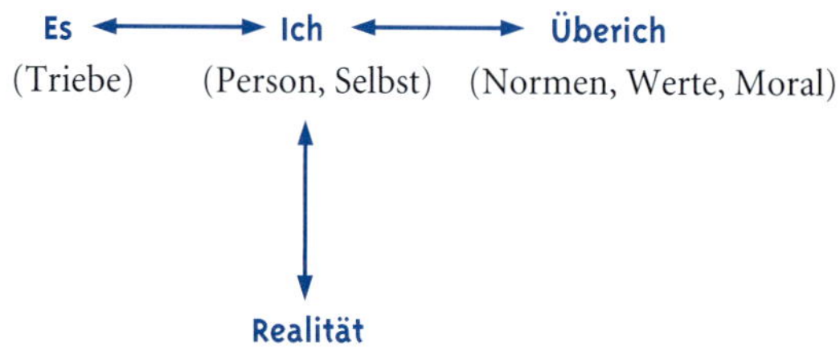

Abbildung 1.1 Strukturmodell der Psyche nach Freud. Das Zusammenwirken der drei psychischen Instanzen bildet die Psychodynamik der Persönlichkeit

Die psychosexuelle Entwicklung der Persönlichkeit

Freud geht davon aus, dass sich die Persönlichkeit in vier psychosexuellen Phasen entwickelt. Dabei sind jeweils andere Körperteile besonders empfänglich für Stimulierung und daher besonders geeignet, die Bedürfnisse des Es zufriedenzustellen.

- In der oralen Phase (bis zum 18. Lebensmonat) steht die Triebbefriedigung über den Mund und die Nahrungsaufnahme im Zentrum.
- In der analen Phase (bis zum 3. Lebensjahr) liegt der Fokus der Lustempfindung bei den Ausscheidungsvorgängen.
- In der phallischen Phase (bis zum 6. Lebensjahr) steht die Triebbefriedigung durch Stimulation der Genitalien im Zentrum.
- Im Anschluss folgt eine Phase der Latenz (bis zur Pubertät), in der die Impulse des Es eine untergeordnete Rolle bei der Persönlichkeitsentwicklung spielen. Sie gehört nicht zu den psychosexuellen Phasen.
- In der genitalen Phase wird der Mensch erwachsen und entwickelt sexuelle Interessen.

Die Art und Weise, wie der Mensch Konflikte zwischen den Trieben des Es und den Anforderungen der Realität bewältigt, bestimmt die Persönlichkeitsentwicklung. Wenn die Bedürfnisse in einer bestimmten Phase zu wenig oder zu viel Befriedigung erhalten, entsteht eine sog. Fixierung, d. h. ein (unbewusstes) Verhaftetsein in einer der Phasen. In belastenden Zeiten kann es später zu einer Regression („Rückkehr") in diese Phase und damit zu einer psychischen Störung kommen. Beispielsweise unterstellt die Psychoanalyse einer Zwangsstörung (vgl. 8.3) eine Fixierung in der analen Phase, die aus einer zu strengen Sauberkeitserziehung resultieren kann.

Der Ödipuskomplex

Im Alter von etwa vier Jahren (in der phallischen Phase) entsteht laut Freud beim Kind ein überwältigendes sexuelles Verlangen nach dem gegengeschlechtlichen Elternteil. Der gleichgeschlechtliche Elternteil, der vom Kind als Rivale angesehen wird, reagiert mit Strafandrohung. Sexuelle und aggressive Impulse können jedoch nicht ausgelebt werden, infolgedessen muss das

Kind seine Triebe ins Unbewusste verdrängen. Dieser Prozess wird beim Jungen als „Ödipuskomplex" und beim Mädchen als „Elektrakomplex" bezeichnet. Das Dilemma wird gelöst durch die Identifikation mit dem gleichgeschlechtlichen Elternteil und die Verinnerlichung gesellschaftlicher Normen, die es nicht erlauben, den Vater oder die Mutter zu begehren. Durch die Verinnerlichung (Übernahme) gesellschaftlicher Werte kommt es zur Entwicklung des Überich. Die Lösung des Ödipuskomplexes ist entscheidend für die weitere sexuelle Entwicklung des Kindes und die Gestaltung von (sexuellen) Beziehungen. So können Sexualängste oder auch Verlustängste und Schuldgefühle auf einer gestörten Bewältigung (Konflikt) der phallischen Phase beruhen.

Angst und Abwehrmechanismen

Freud unterscheidet Realangst und neurotische Angst. Realangst ist eine Reaktion auf objektive Gefahren aus der Außenwelt. Neurotische Angst (z. B. Angst vor Dunkelheit) dagegen entsteht nicht aus einer realen Bedrohung, sondern aus einer Verdrängung von Triebbedürfnissen (z. B. orale Wünsche nach Versorgtwerden), so dass der Kern der Angst unbewusst ist. Es handelt sich um die Angst vor schlimmen Konsequenzen, die der Betroffene erwartet, wenn er den Ausdruck einer früheren (in der Kindheit u. U. bestraften) Triebregung zulässt.

Im Umgang mit der Angst stehen dem Menschen verschiedene Möglichkeiten offen. Auf Realangst kann er mit einer Beseitigung der Gefahr, Vermeidung, Flucht, Kampf oder mit einer rationalen Auseinandersetzung reagieren. Vor der neurotischen Angst wird das Ich nach Freud durch unbewusste Abwehrmechanismen geschützt. Durch diese Mechanismen kann das Ich Energie abführen, ohne sich dem eigentlichen Problem zu stellen. Häufig sind es die Abwehrmechanismen, die Menschen auf ihre psychischen Probleme aufmerksam machen und dazu bringen, einen Therapeuten aufzusuchen.

Übersicht

Die wichtigsten Abwehrmechanismen nach Freud

Verdrängung: Unannehmbare Triebregungen oder Wünsche werden ins Unbewusste abgedrängt.

Verleugnung: Traumatische Erlebnisse werden vom Bewusstsein ferngehalten.

Projektion: Eigene Gedanken oder Gefühle werden auf andere übertragen.

Verschiebung: Emotionale Reaktionen werden von einem ursprünglichen Ziel auf ein Ersatzobjekt verlagert.

Reaktionsbildung: Unakzeptable Gefühle oder Triebregungen werden in ihr Gegenteil umgewandelt.

Rationalisierung: Ein Verhalten oder eine Einstellung wird durch eine sozial akzeptable Erklärung gerechtfertigt, die jedoch nicht der wirkliche Grund ist.

Sublimierung: Aggressive oder sexuelle Impulse werden in sozial akzeptiertes Verhalten umgeleitet.

Regression: Rückzug auf Verhaltensmuster einer früheren Altersstufe.

1.1.2 Die Analytische Psychologie von Jung

Carl Gustav Jung (1875–1961), ein schweizerischer Psychiater, entwickelte die sog. „Analytische Psychologie". Dabei handelt es sich um eine Mischung aus psychodynamischer und humanistischer Psychologie. Jung geht davon aus, dass das Verhalten nicht nur durch physiologische Triebe bestimmt wird, sondern auch durch geistige und religiöse Bedürfnisse. Das Verhalten des Menschen lässt sich außerdem nur verstehen, wenn man neben seiner Vergangenheit auch seine

Träume und Ziele kennt (Jung, 1935). Eine weitere Abweichung von der klassischen psychodynamischen Theorie ist das Postulat, dass es neben dem individuellen Unbewussten ein kollektives Unbewusstes gibt, das die Gesamtheit der Erlebnisse der Menschheit enthält.

Die Übereinstimmung mit der humanistischen Psychologie liegt im Konzept der Selbstaktualisierung, bei Jung „Individuation" genannt. Dabei handelt es sich einen Zustand von Erfüllung infolge des Ausdrucks von Persönlichkeitseigenschaften. Zudem ging Jung von der Existenz verschiedener Persönlichkeitstypen aus, z. B. dem extravertierten und introvertierten Typ. Diese Dimension der Extraversion, d. h. einer nach außen gerichteten Orientierung der Interessen, im Gegensatz zur Introversion, d. h. einer nach innen gewandten Orientierung, ist heute noch von hoher Bedeutung.

1.1.3 Die Individualpsychologie von Adler

Alfred Adler (1870–1937), ein österreichischer Arzt, ist der Begründer der Individualpsychologie. Diese legt den Fokus auf die individuelle Phänomenologie, d. h. die individuelle oder subjektive Wahrnehmung der Welt, als Schlüssel zum Verständnis eines Menschen. Adler sieht eine wichtige Ursache der Probleme seiner Patienten in ihren Überzeugungen (Minderwertigkeitsgefühlen, Geltungsbedürfnis, Lebenszielen, Plänen). Damit hat er auch die kognitive Verhaltenstherapie (s. 1.2) beeinflusst.

Ein weiteres Postulat Adlers ist, dass der Mensch untrennbar mit der Gesellschaft verbunden ist und einen Zustand der Erfüllung erreichen kann, indem er zum sozialen Wohl beiträgt. Daher interessierte sich Adler nicht nur für die Entstehung, Verhütung und Behandlung von psychischen Problemen, sondern auch für die Verbesserung der Gesellschaft. Seine Theorien trugen zur Entwicklung von Erziehungsberatungsstellen und von Elternbildung bei.

1.1.4 Bewertung des psychodynamischen Paradigmas

Wichtige Kritikpunkte an den psychodynamischen Theorien betreffen den Umstand, dass sie hauptsächlich auf Einzelfallbeobachtungen beruhen und mit ihren spekulativen Annahmen weit über den Einzelfall hinausgehen, ohne dafür Belege zu erbringen. Wissenschaftliche Kriterien wie Objektivität und Validität werden in den Studien zum psychodynamischen Paradigma oft nicht erfüllt.

Trotz allem hat Freud einen wichtigen Beitrag für die Klinische Psychologie geleistet. So sind ihm v. a. folgende Erkenntnisse zu verdanken:

- Kindheitserfahrungen haben einen entscheidenden Einfluss auf die Entwicklung der Persönlichkeit. Schwierige Eltern-Kind-Beziehungen können spätere Beziehungen nachhaltig beeinträchtigen.
- Das Verhalten wird nicht nur von bewussten, sondern auch von unbewussten Prozessen beeinflusst.
- Abwehrmechanismen spielen bei der Bewältigung von Angst und Stress eine wichtige Rolle.
- Die eigentlichen Gründe für das Verhalten von Menschen sind nicht immer offensichtlich. Für Psychotherapeuten ist es wichtig, nicht alles für bare Münze zu nehmen, sondern zu versuchen, hinter die Kulissen zu blicken.

1.2 Das kognitiv-lerntheoretische Paradigma

Vertreter des lerntheoretischen Paradigmas sind der Auffassung, dass gestörtes Verhalten ebenso erlernt wird wie normales Verhalten. Dieses Paradigma entstand aus dem Behaviorismus, der sich – u. a. entgegen der Psychoanalyse – auf die Beobachtung offenen Verhaltens beschränkte und die Introspektion als unexakt ablehnte, da innere Vorgänge nicht beobachtbar und für Verhaltensvorhersagen meist nicht erforderlich seien. Als Begründer des Behaviorismus gilt John B. Watson (1878–1958).

Vertreter des kognitiven Paradigmas beschäftigen sich mit der Frage, wie Menschen ihre Erfahrungen wahrnehmen und verarbeiten. Sie sehen Kognitionen als entscheidendes Element in der Entstehung psychischer Störungen.

Eine Integration finden diese beiden Ansätze in der kognitiven Verhaltenstherapie. Hier sollen zunächst die wichtigsten Lerntheorien und kognitiven Ansätze dargestellt werden. Die kognitive Verhaltenstherapie wird in Kapitel 4.4 ausführlicher beschrieben.

1.2.1 Die klassische Konditionierung

Die klassische Konditionierung wurde von dem russischen Physiologen Iwan B. Pawlow (1849–1936) bei der Untersuchung von Hunden entdeckt. Der Vorgang ist in Abbildung 1.2 dargestellt.

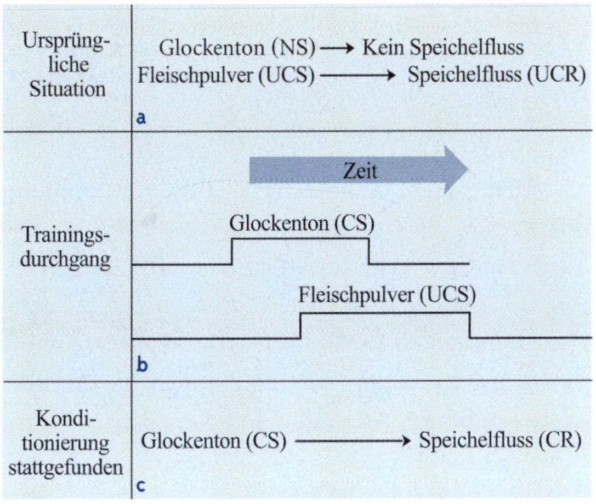

Abbildung 1.2 Bei der klassischen Konditionierung wird ein neutraler Stimulus (NS) durch wiederholte Kopplung mit einem unkonditionierten Stimulus (UCS), der eine unkonditionierte Reaktion (UCR) auslöst, zu einem konditionierten Stimulus (CS), der in der Folge eine konditionierte Reaktion (CR) auslöst

Die klassische Konditionierung kann beispielsweise die Entstehung einer Phobie erklären. So konnten Watson und Rayner (1920) in einem ethisch fragwürdigen Experiment („little Albert") demonstrieren, wie ein Kind durch klassische Konditionierung die Angst vor Felltieren (Ratte, Maus, Hamster) erlernte. Sie koppelten die Annäherung Alberts an ein Tier mit lautem Lärm, was ihn heftig erschreckte. Nach einigen Durchgängen reichte schon der Anblick eines Tieres oder das Betreten des Raums aus, um Angst auszulösen. Moderne Untersuchungen haben gezeigt, dass klassische Konditionierung beim Menschen stattfindet und insbesondere in der Psychosomatik (z. B. bei Immunreaktionen des Körpers oder Schmerzempfindungen) sowie im Ernährungs- und Suchtbereich (z. B. Nahrungsmittel oder bestimmte Örtlichkeiten lösen Verlangen aus) relevant ist.

1.2.2 Die operante Konditionierung

Eine zweite wichtige Art des Lernens – die operante Konditionierung – basiert auf dem von Edward Thorndike (1874–1949) formulierten „Gesetz der Wirkung". Diesem zufolge werden Verhaltensweisen, die angenehme oder befriedigende Folgen haben, häufiger gezeigt, Verhaltensweisen, die unangenehme Folgen haben, werden dagegen seltener gezeigt. Dieses Gesetz wurde von Burrhus F. Skinner (1904–1990) in das „Prinzip der Verstärkung" umbenannt. Dabei lassen sich zwei Arten der Verstärkung unterscheiden:

Definition

Positive Verstärkung bedeutet, dass ein Verhalten häufiger gezeigt wird, weil ihm ein angenehmes Ereignis folgt.
Negative Verstärkung bedeutet, dass ein Verhalten häufiger gezeigt wird, weil dadurch eine unangenehme Situation beendet wird.

Skinner glaubte nicht an die Freiheit der Wahl. Vielmehr ging er davon aus, dass das menschliche Verhalten durch Verstärkung bestimmt werde und sich daher durch die Analyse von Reizen, Reaktionen und Verstärkungen vorhersagen ließe.

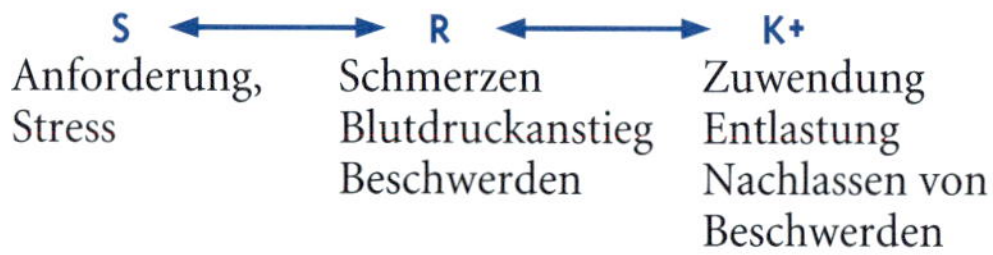

Abbildung 1.3 Das operante Lernmodell nimmt an, dass positive Konsequenzen (**K+**) die Frequenz eines Verhaltens (**R** = Reaktion) erhöhen, negative Konsequenzen (**K–**) die Frequenz eines Verhaltens reduzieren. Die dabei anwesenden Reizbedingungen erwerben Hinweischarakter (**S**) auf diesen Zusammenhang von Verhalten und Verstärkung bzw. Bestrafung

Die Zwei-Faktoren-Theorie der Angst

Die Zwei-Faktoren-Theorie von Mowrer und Miller (Mowrer, 1947) versucht, die Entstehung von Angst anhand beider Lernformen zu erklären. Die Erkenntnisse wurden zwar aus Experimenten mit Versuchstieren gewonnen, lassen sich jedoch – wie inzwischen an zahlreichen Experimenten nachgewiesen wurde – auf den Menschen übertragen: Zunächst wird durch klassische Konditionierung gelernt, einen konditionierten Stimulus zu fürchten. Durch operante Konditionierung wird dann ein Vermeidungsverhalten gelernt, durch das die Angst abgeschwächt wird. Das Vermeidungsverhalten wird durch den Wegfall der Angst also negativ verstärkt.

1.2.3 Modelllernen

Menschen lernen auch immer wieder Neues, indem sie andere beobachten und nachahmen. In diesem Fall spricht man von Modelllernen. Auch Verhaltensstörungen (z. B. Ängste) können auf diese Art erworben werden. Beispielsweise können Kinder aufsässiges Verhalten in der Schule bei Gleichaltrigen beobachten und sich so die Fähigkeit, aufsässig zu sein, aneignen.
Beim Modelllernen ist es weder nötig, dass ein Verhalten vom Beobachter selbst gezeigt wird, noch, dass es verstärkt wird. Aus dieser Erkenntnis entwickelte sich die Theorie des stellvertretenden Lernens. Ihr zufolge wird eine beobachtbare Reaktion nicht direkt von einem Umweltreiz, sondern von einem vermittelnden Prozess (einem Mediator) ausgelöst. Dieser Prozess ist eine innere und daher nicht beobachtbare Reaktion, z. B. ein Gedanke oder ein Gefühl. So lässt sich zeigen, dass Kinder über die Beobachtung ihrer Eltern u. a. auch lernen, wie man mit kör-

perlichen Beschwerden umgeht. Auftretende Beschwerden aktivieren die Erinnerungen und führen zu ähnlichen Handlungen, z. B. Hilfesuch- oder Schonungsverhalten.

1.2.4 Die Verhaltenstherapie

Basierend auf der klassischen und operanten Konditionierung entstand in den 1950er Jahren die Verhaltenstherapie. Sie versucht, psychische Störungen durch Techniken zu ändern, die auf experimentellen Ergebnissen beruhen. Es lassen sich, ausgehend von den behandelten Lernformen, drei Ansätze in der Verhaltenstherapie unterscheiden:

- Gegenkonditionierung und Konfrontation,
- operante Konditionierung und
- Modelllernen.

Mit Hilfe dieser Techniken wird versucht, offenes Verfalten direkt zu beeinflussen.

1.2.5 Die Grenzen des lerntheoretischen Paradigmas

Zwar eröffnete die Lerntheorie neue und erfolgreiche Behandlungsmöglichkeiten, aber Verhaltensstörungen können bisher nicht generell auf bestimmte Lernerfahrungen zurückgeführt werden. Insbesondere beim Modelllernen wird deutlich, dass auch kognitive Prozesse für das Verhalten des Menschen eine wichtige Rolle spielen. Daher sollten kognitive Variablen bei der Untersuchung psychischer Störungen mitberücksichtigt werden.

1.2.6 Das kognitive Paradigma

Vertreter der kognitiven Psychologie (z. B. Neisser, Mahoney, Beck) sind davon überzeugt, dass das Lernen über die passive Bildung neuer Reiz-Reaktions-Ketten hinausgeht. Auch bei der klassischen Konditionierung interpretiert der Lernende aktiv die Situation. Dabei spielen seine bisherigen Erfahrungen und Kenntnisse eine wichtige Rolle. Diese Wissensnetze oder kognitiven Schemata bestimmen, wie neue Informationen verarbeitet werden.

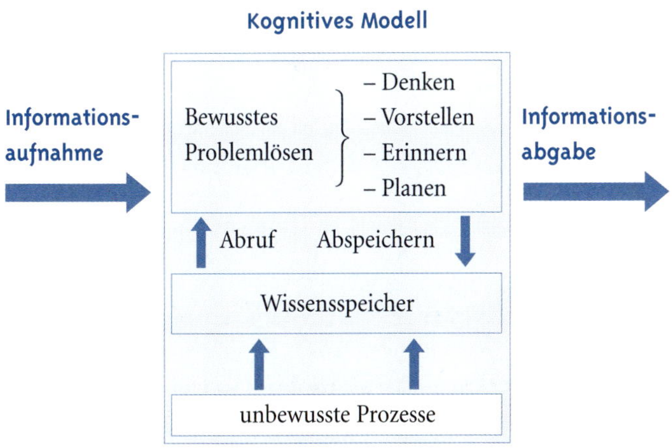

Abbildung 1.4 Schematische Darstellung des kognitiven Modells und der dabei beteiligten Prozesse

Kognitive Therapeuten halten irrationale oder dysfunktionale Kognitionen für die Ursachen psychischer Störungen und versuchen sie daher in der Therapie zu verändern.

Definition

Die Veränderung eines Denkmusters, das als Ursache für gestörtes Erleben und Verhalten gilt, wird als **kognitive Umstrukturierung** bezeichnet.

Ein Problem an der kognitiven Erklärung psychischer Störungen ist, dass nicht klar ist, woher die negativen Kognitionen kommen. Hier könnte der Einfluss negativer Lernerfahrungen, wie er von Verhaltenstherapeuten vertreten wird, ins Spiel kommen. Eine Integration des kognitiven und lerntheoretischen Paradigmas ist die kognitive Verhaltenstherapie, die in Kapitel 4.4 beschrieben wird.

1.3 Das biologische Paradigma

Die Hauptthese des biologischen Paradigmas besagt, dass psychische Störungen durch abnorme biologische Prozesse im Gehirn verursacht werden. In diesem Kapitel sollen zunächst wichtige biologische Forschungsansätze und anschließend biologische Behandlungsansätze vorgestellt werden.

1.3.1 Die Verhaltensgenetik

Jeder Mensch hat 23 Chromosomenpaare. Chromosomen bestehen aus Tausenden von Genen, den Trägern der genetischen Information. Deren Gesamtheit, die von den Eltern geerbte genetische Ausstattung, wird als Genotyp bezeichnet; dieser ist also mit der Geburt festgelegt. Dagegen umfasst der Phänotyp als sein Pendant die Gesamtheit der beobachtbaren Merkmale eines Menschen; er entsteht und verändert sich durch die Interaktion des Menschen mit der Umwelt. Psychische Störungen, die mit einer genetischen Anfälligkeit einhergehen (z. B. Schizophrenie), werden nicht direkt vererbt. Vielmehr wird mit dem Genotyp nur die Anfälligkeit dazu vererbt; ob die Störung jedoch zum Ausdruck kommt, d. h. sich im Phänotyp zeigt, hängt von der Umgebung und den Erfahrungen ab. Bei einer solchen Anfälligkeit spricht man auch von genetischer Disposition oder Diathese.

Die Verhaltensgenetik untersucht, inwiefern individuelle Verhaltensunterschiede auf eine unterschiedliche genetische Ausstattung zurückgehen. Dabei werden vier wichtige Verfahren eingesetzt, um herauszufinden, ob einer psychischen Störung eine genetische Disposition zugrunde liegt:

Übersicht

Verfahren der Verhaltensgenetik

Familienstudien: Vergleich der Auftretenshäufigkeit psychischer Störungen bei Mitgliedern einer Familie. Über den Zusammenhang zwischen der Anzahl der gleichen Gene je nach Verwandtschaftsgrad und der Häufigkeit einer Störung lässt sich ermitteln, ob die Disposition für die Störung vererbt wird.

Zwillingsstudien: Vergleich der Auftretenshäufigkeit psychischer Störungen bei eineiigen und zweieiigen Zwillingen. Wenn eine Störung bei eineiigen Zwillingspaaren häufiger beide Geschwister betrifft als bei zweieiigen Zwillingspaaren, lässt sich auf ihre Vererbung schließen.

▶

Adoptionsstudien: Untersuchung der Auftretenshäufigkeit psychischer Störungen bei adoptierten Kindern, deren leibliche Eltern eine bestimmte Störung haben. Wenn die Störung gehäuft auch bei den getrennt aufwachsenden Kindern auftritt, ist dies ein Hinweis auf ihre Vererbung.

Linkage-Analysen: Untersuchung der Erbmuster von Familien, in denen eine Störung gehäuft auftritt. Es geht um die Ermittlung der für die Vererbung verantwortlichen Gene anhand von Blutproben.

1.3.2 Die Biochemie

Der biochemische Ansatz untersucht im Rahmen der Klinischen Psychologie die Zusammenhänge zwischen Neurotransmittern im Gehirn und psychischen Störungen. Neurotransmitter sind chemische Substanzen, die bei der Übertragung von elektrischen Impulsen zwischen Nervenzellen wichtig sind. Bei der Analyse psychischer Störungen werden u. a. folgende Neurotransmitter untersucht:

- Noradrenalin ist an der Erzeugung von Erregung beteiligt und könnte bei Angststörungen mitwirken.
- Serotonin spielt bei Depressionen eine Rolle.
- Dopamin spielt bei Schizophrenie eine Rolle.
- Gammaaminobuttersäure (GABA) hemmt Nervenimpulse und könnte Angststörungen mit verursachen.

Psychische Störungen können durch zu hohe oder zu geringe Mengen an Neurotransmittern verursacht werden. Bei manchen Störungen können auch die Rezeptoren defekt (fehlende Sensitivität, unzureichende Anzahl) sein. Beispielsweise kann eine hohe Konzentration von Dopamin psychotische Zustände hervorrufen, oder regelmäßiger Nikotinkonsum fördert die Vermehrung von entsprechenden Rezeptoren, die bei Ausbleiben der Droge dann zu dem süchtigen Verlangen führen.

1.3.3 Biologische Behandlungsansätze psychischer Störungen

Obwohl meistens nicht ganz klar ist, durch welche biologischen Prozesse eine psychische Störung verursacht wird, werden Medikamente (Psychopharmaka) häufig und erfolgreich zur Behandlung psychischer Störungen eingesetzt. So lassen sich z. B. durch Tranquilizer die Anspannung bei Angststörungen reduzieren, durch Antidepressiva der Antrieb bei Depressionen steigern oder durch Antipsychotika Wahnvorstellungen und Halluzinationen bei Schizophrenie verringern. Dennoch sind sich Vertreter des biologischen Paradigmas darüber im Klaren, dass auch psychologische Interventionen und Verhaltensänderungen eine Auswirkung auf biologische Prozesse haben.

1.3.4 Bewertung des biologischen Paradigmas

Aus der biologischen Forschung lassen sich wichtige Erkenntnisse über die Entstehung und Behandlung psychischer Störungen ableiten. Unangebracht ist jedoch ein biologischer Reduktionismus, der alle psychischen Reaktionen auf biologische Prozesse zurückführt. Denn biologische Erklärungen sind für ein vollständiges Verständnis psychischer Störungen keinesfalls ausreichend.

1.4 Integration: Das Diathese-Stress-Modell

Viele Therapeuten erkennen, dass ein einziges Paradigma in der Regel nicht ausreicht, um das komplexe Erleben und Verhalten des Menschen zu verstehen. Daher integrieren sie die Methoden verschiedener Schulen, wenn es ihnen angebracht erscheint, um Patienten besser zu verstehen und zu behandeln. Ein Modell, das eine Integration verschiedener Paradigmen darstellt, ist das Diathese-Stress-Modell.

Das Diathese-Stress-Modell analysiert die Wechselwirkungen zwischen der Anfälligkeit (Diathese) für eine Krankheit und belastenden Ereignissen (Stress). Dabei beschränkt es sich nicht auf ein Paradigma, sondern berücksichtigt verschiedene biologische, psychologische, soziale und ökologische Faktoren.

Verschiedene biologische Faktoren oder Diathesen können bei der Entstehung psychischer Störungen eine Rolle spielen. Neben einer genetischen Diathese kommen z. B. Geburtskomplikationen, Virusinfektionen der Mutter während der Schwangerschaft oder eine mangelhafte Ernährung in Frage. Diese Faktoren können Fehlfunktionen des Gehirns verursachen und so für psychische Störungen anfällig machen.

Psychologische Diathesen können z. B. Frustrationen von Bedürfnissen in einer der psychosexuellen Phasen, sexueller Missbrauch in der Kindheit, negative Schemata oder soziokulturelle Normen sein. Je nachdem, um welche Störung es geht, spielen Konzepte aus verschiedenen Paradigmen eine größere oder kleinere Rolle. Meistens tragen mehrere Faktoren (aus mehreren Paradigmen) zur Entstehung von psychischen Störungen bei.

Durch das Vorliegen solcher Diathesen bei einem Menschen erhöht sich sein Erkrankungsrisiko. Jedoch kommt es erst durch Stress zur Entwicklung einer Störung. Unter Stress versteht man allgemein schädliche oder ungünstige Umweltereignisse, die das Individuum belasten.

! Das Diathese-Stress-Modell geht davon aus, dass für die Entstehung einer Störung Diathese und Stress zusammenkommen müssen.

Zusammenfassung

Das v. a. von Freud begründete psychodynamische Paradigma sieht die Ursachen psychischer Störungen in unbewussten Prozessen. Sein Strukturmodell der Psyche beinhaltet drei Instanzen, zwischen denen sich die Psychodynamik der Persönlichkeit entwickelt:

- Das unbewusste Es strebt nach Triebbefriedigung.
- Das weitgehend bewusste Ich vermittelt zwischen den Trieben des Es, den Ansprüchen des Überich und den Anforderungen der Realität.
- Das weitgehend unbewusste Überich ist der Träger moralischer Normen.

Nach Freud findet die Persönlichkeitsentwicklung in vier psychosexuellen Phasen statt. Bei zu viel oder zu wenig Triebbefriedigung in einer der Phasen kann es später unter Belastungen zu einer Regression und zu psychischen Störungen kommen. Der Mensch schützt sich vor neurotischer Angst durch unbewusste Abwehrmechanismen.

Das kognitiv-lerntheoretische Paradigma sieht die Ursache psychischer Störungen in Lernerfahrungen und kognitiven Prozessen. Wichtige Lernformen, die dabei eine Rolle spielen können, sind:

- die klassische Konditionierung, bei der ein neutraler Reiz wiederholt mit einem unkonditionierten Reiz gekoppelt wird, so dass er in der Folge als konditionierter Reiz die Reaktion auslöst;
- die operante Konditionierung, bei der Verhalten durch Verstärkung gelernt wird;
- das Modelllernen, d. h. Lernen durch Beobachtung und Nachahmung.

Die Verhaltenstherapie beruht auf den Erkenntnissen aus der lerntheoretischen Forschung und versucht, das menschliche Verhalten direkt zu beeinflussen. Kognitive Psychologen versuchen, ungünstige Denkmuster zu verändern.

Das biologische Paradigma geht von einer biologischen Verursachung psychischer Störungen aus.

- Verhaltensgenetische Verfahren suchen nach genetischen Ursachen für psychische Störungen.
- Biochemische Verfahren suchen nach Zusammenhängen zwischen chemischen Botenstoffen (Neurotransmittern) im Gehirn und psychischen Störungen.

Das Diathese-Stress-Modell stellt eine Integration der Paradigmen dar. Ihm zufolge entstehen psychische Störungen durch das Zusammenwirken von verschiedenen Diathesen und Stress.

Übungsaufgaben

- Vergleichen Sie das psychodynamische und das kognitiv-lerntheoretische Paradigma bezüglich der Erklärung und Behandlung psychischer Störungen.
- Beschreiben Sie die biologischen Forschungsansätze.
- Nennen Sie die wichtigsten Thesen und Kritikpunkte der behandelten Paradigmen.

Weiterführende Literatur

- Umfassend zu den psychologischen Paradigmen: Ehlers, A. & Hahlweg, K. (1996). Grundlagen der Klinischen Psychologie. Enzyklopädie der Psychologie (Bd. 1 der Serie Klinische Psychologie). Göttingen: Hogrefe.
- Umfassend zum biologischen Paradigma: Förstl, H., Hautzinger, M. & Roth, G. (2006). Neurobiologie psychischer Störungen. Heidelberg: Springer.

2 Klassifikation und Diagnostik

Was Sie in diesem Kapitel erwartet

Zu den wichtigsten Aufgaben eines Klinischen Psychologen gehört es, Diagnosen zu stellen und diagnostische Entscheidungen zu treffen. Aufgrund einer umfassenden Diagnostik lassen sich Krankheitsverläufe, Ursachen und Risikofaktoren sowie Behandlungsmöglichkeiten ableiten. Eine Grundvoraussetzung, um solche nützlichen Informationen aus Diagnosen ziehen zu können, besteht darin, dass Forscher und Praktiker sich darüber einig sind, wie verschiedene Diagnosen (z. B. Depression) zu definieren sind. Deshalb haben sich seit Mitte des 19. Jahrhunderts weltweit viele Experten bemüht, zur Beschreibung psychischer Störungen einheitliche Klassifikationssysteme zu entwickeln, die auf empirischen Erkenntnissen beruhen. Aus diesen Bemühungen sind das Diagnostische und Statistische Manual Psychischer Störungen (DSM-IV) und die Internationale Klassifikation Psychischer Störungen (ICD-10 Kapitel V (F)) entstanden. In diesem Kapitel sollen diese Diagnosesysteme vorgestellt, das ICD-10 etwas ausführlicher dargestellt und anschließend kritisch diskutiert werden.

2.1 DSM-IV und ICD-10

DSM-IV

Das Diagnostische und Statistische Manual (DSM) wurde von der Amerikanischen Psychiatrischen Gesellschaft (APA) erstmals 1952 herausgegeben; 1994 erschien die vierte Fassung (DSM-IV). Es enthält ausführliche Beschreibungen und diagnostische Kriterien psychischer Störungen. Seit 2000 (deutsche Übersetzung 2003) liegt eine Textrevision (DSM-IV-TR) vor, die um neue Forschungsergebnisse über die Prävalenz (d. h. die Häufigkeit von Erkrankungen), Verläufe und Ätiologien psychischer Störungen ergänzt wurde. Das DSM-V soll im Jahr 2014 erscheinen.

Die Klassifikation anhand des DSM-IV erfolgt multiaxial, d. h., jeder Patient wird auf fünf Dimensionen (Achsen) eingeschätzt (APA, 2003):

- Achse I: Psychische Störungen und andere klinisch relevante Probleme
- Achse II: Persönlichkeitsstörungen und geistige Behinderung
- Achse III: Medizinische Krankheitsfaktoren (d. h. körperliche Störungen wie Tumor, Hormonstörung usw.)
- Achse IV: Psychosoziale oder umgebungsbedingte Probleme
- Achse V: Globale Beurteilung des sozialen Funktionsniveaus

ICD-10

Die Internationale Klassifikation von Krankheiten (ICD) wurde von der Weltgesundheitsorganisation (WHO) erstmals 1948 herausgegeben; seit 1991 liegt die zehnte Revision (ICD-10) vor. Dieses Diagnosesystem versucht, alle bekannten Krankheiten zu beschreiben. In Kapitel V (Abschnitt F) finden sich die psychischen Störungen, wobei es seit den früheren Fassungen zu weitgehenden Annäherungen an das DSM gekommen ist. Das ICD-10 ist hierzulande das verbindliche Diagnosesystem. Daher liegt es dem Aufbau dieses Buches zugrunde und soll an dieser Stelle etwas ausführlicher beschrieben werden.

Psychische Störungen im ICD-10. Das ICD-10 beinhaltet über 300 psychopathologische Kategorien, die in zehn Abschnitte (mit weiteren Unterabschnitten) eingeteilt sind. Die psychischen Störungen werden kodiert durch den Buchstaben F und zwei Ziffern (z. B. F 20 für Schizophrenie), wobei eine weitere Untergliederung durch Ziffern nach einem Punkt möglich ist (z. B. F 20.00 für paranoide Schizophrenie mit kontinuierlichem Verlauf). Wenn mehrere Diagnosen zu vergeben sind, sollte festgelegt werden, welche die Hauptdiagnose ist.
In der klinischen Versorgung sind diese diagnostischen Leitlinien (Weltgesundheitsorganisation, 2000) verpflichtend. Diese Leitlinien lassen dem Kliniker bei der Diagnostik einen gewissen Spielraum. Daneben gibt es Forschungskriterien, die strenger formuliert sind und sich daher insbesondere für den Einsatz in wissenschaftlichen Studien eignen (Weltgesundheitsorganisation, 1994).

Übersicht

Psychische Störungen im ICD-10, Kapitel V (F)

F 0 Organische, einschließlich symptomatischer psychischer Störungen: psychische Störungen, die durch eine zerebrale Krankheit, eine Hirnverletzung oder eine andere Schädigung, die zu einer Störung der Hirnfunktionen führt, verursacht sind; z. B. Demenz und Delir (s. Kap. 13).

F 1 Psychische und Verhaltensstörungen durch psychotrope Substanzen: Störungen, die auf den Gebrauch psychotroper Substanzen (wie z. B. Alkohol, illegale Drogen, Medikamente) zurückgehen (s. Kap. 5).

F 2 Schizophrenie, schizotype und wahnhafte Störungen: Die Schizophrenie ist eine schwere psychische Störung (s. Kap. 6), bei der das Denken, der Affekt und die Motorik beeinträchtigt sind. Patienten erleben häufig Fehlwahrnehmungen (Wahn, z. B. verfolgt zu werden) und Sinnestäuschungen (Halluzinationen, z. B. Stimmenhören).

F 3 Affektive Störungen: Störungen, die v. a. durch eine veränderte Stimmung, veränderten Antrieb und Interesseverlust gekennzeichnet sind (s. Kap. 7).

F 4 Neurotische, Belastungs- und somatoforme Störungen: Dazu gehören u. a. Angst- und Zwangsstörungen, Gesundheitsängste sowie dissoziative Störungen (s. Kap. 8).

F 5 Verhaltensauffälligkeiten in Verbindung mit körperlichen Störungen und Faktoren: Dazu gehören u. a. Essstörungen (s. Kap. 9), nichtorganische Schlafstörungen (s. Kap. 13) und nichtorganische sexuelle Funktionsstörungen (s. Kap. 10.1).

F 6 Persönlichkeits- und Verhaltensstörungen: Unter Persönlichkeitsstörungen (wie z. B. dissoziale, zwanghafte oder emotional instabile Persönlichkeiten) werden tiefgreifende und dauerhafte Beeinträchtigungen des Erlebens und Verhaltens eines Menschen verstanden (s. Kap. 11). Außerdem werden hier u. a. auch noch Störungen der Impulskontrolle, der Geschlechtsidentität und der Sexualpräferenz (s. Kap. 10.2) eingeordnet.

F 7 Intelligenzminderung: Die Intelligenzminderung entspricht der geistigen Behinderung im DSM-IV (s. Kap. 12.1).

F 8 Entwicklungsstörungen: Entwicklungsstörungen sind gekennzeichnet durch einen Beginn in der Kindheit, eine Verzögerung der Entwicklung bestimmter Funktionen (z. B. Sprache). Oft bleiben Defizite auch im Erwachsenenalter noch bestehen. Als Beispiel aus dieser Gruppe soll der frühkindliche Autismus herausgegriffen werden (s. Kap. 12.2).

F 9 Verhaltens- und emotionale Störungen mit Beginn in der Kindheit und Jugend: Darunter fallen u. a. Störungen der Aufmerksamkeit und Aktivität (sog. hyperkinetische Störungen; s. Kap. 12.3), des Sozialverhaltens (s. Kap. 12.4), emotionale Störungen und Ticstörungen sowie Enuresis (s. Kap. 12.5).

In der Klinik und der therapeutischen Praxis wird die Vergabe von Diagnosen nach dem ICD-10 verlangt. In der Forschung überwiegt jedoch die Verwendung von Diagnosen nach DSM-IV, da die Störungskriterien dort strenger und genauer definiert sind. Als Therapeut und Forscher stellt sich daher die Frage, welches System zu verwenden ist. Je nach Kontext kann das eine oder das andere Klassifikationssystem von Vorteil sein. Die bereits erwähnten Forschungskriterien des ICD-10 (Weltgesundheitsorganisation, 1994), die ebenfalls strenge Kriterien enthalten und somit eine genauere Diagnostik ermöglichen als die Leitlinien, erzielen zudem auch eine hohe Übereinstimmung mit den DSM-IV-Kriterien und stellen somit einen Kompromiss dar. In diesem Buch sollen die psychischen Störungen in den Kapiteln 5 bis 13 anhand dieser Forschungskriterien dargestellt werden.

2.2 Kritik an den Diagnosesystemen

Drei wichtige Kritikpunkte werden gegen Diagnosesysteme allgemein vorgebracht: Stigmatisierung, Informationsverlust und künstliche Kategorien.

Stigmatisierung. Diagnosen psychischer Störungen, wie z. B. Depression oder Schizophrenie, führen zu gesellschaftlichen Reaktionen, die Betroffene ausgrenzen, diskriminieren und mit Vorurteilen belegen. Psychische Diagnosen haften an einem Menschen wie ein „Etikett", das er nicht mehr los wird. Kliniker haben daher die Aufgabe, bei der Vergabe von Diagnosen psychischer Störungen sehr sorgfältig und vorsichtig umzugehen, um diese Stigmatisierung zu minimieren.

Informationsverlust durch Klassifikation. Durch die Klassifikation der psychischen Störungen kommt es zu Informationsverlust. Individuelle Besonderheiten der untersuchten Personen gehen bei der Zuordnung von Symptomen zu einer Diagnose möglicherweise verloren. Diese Gefahr ist zwar nicht völlig auszuschließen, doch reduzieren empirisch und methodisch angemessen gewonnene Gruppen von Symptomen, die so zu sinnvollen Einheiten zur Beschreibung, Erklärung und Therapie von Störungen zusammengefasst werden, diesen Kritikpunkt.

Kategoriale statt dimensionaler Klassifikation. DSM und ICD sind kategoriale Klassifikationssysteme. Das heißt, der Kliniker muss eine Entscheidung treffen, ob eine Person in eine bestimmte diagnostische Kategorie passt oder nicht. Dadurch entsteht z. B. der Eindruck, als ob es keine Kontinuität zwischen gestörtem und normalem Verhalten gibt. Gegner der kategorialen Klassifikation lehnen Kategorien als künstlich ab und befürworten eine dimensionale Beurteilung. Dabei werden Personen bezüglich verschiedener Dimensionen (wie Ängstlichkeit) auf einer Skala eingestuft, die von normalem (unauffälligem) bis zu unterschiedlich gestörtem Verhalten reicht. Die meisten Symptome einer Diagnose lassen sich auch dimensional beschreiben (z. B. verschiedene Abstufungen von Angst oder von Schmerzen). Hinzu kommt, dass die Häufigkeit und Intensität z. B. trauriger Stimmung (ein Symptom von Depressionen) bei verschiedenen Patienten und auch bei einem Patienten über die Zeit deutlich variieren.
Trotzdem hat es sich in der Praxis als nützlich erwiesen, bestimmte Personen (z. B. die an übertriebenen Ängsten leiden) durch Zuordnung zu einer diagnostischen Kategorie (z. B. generalisierte Angststörung) zu beschreiben. Eine zuverlässige Diagnose beschleunigt die Kommunikation zwischen Klinikern, verbessert die weiteren Untersuchungsschritte und die Indikation für bestimmte Behandlungen.

2.3 Reliabilität und Validität

Reliabilität. Damit ein Klassifikationssystem sinnvoll eingesetzt kann, sollte zwischen den Anwendern Übereinstimmung darin bestehen, welcher Fall in eine diagnostische Kategorie gehört und welcher nicht. Aus Fehldiagnosen resultieren Fehlbehandlungen, was für die betroffenen Patienten äußerst negative Auswirkungen haben kann. Deshalb ist Reliabilität ein Grundstein eines Diagnosesystems. Die Reliabilität wird bestimmt durch das Ausmaß, in dem eine Messmethode (z. B. ein Test oder ein Klassifikationssystem) bei jeder Anwendung zum gleichen (Mess-) Ergebnis führt. Von besonderer Bedeutung ist in der Klinischen Psychologie die sog. Interrater-Reliabilität, d. h. das Ausmaß der Übereinstimmung zwischen zwei oder mehr unabhängigen Bewertern.

Validität. Unter Validität versteht man allgemein das Ausmaß, in dem eine Messmethode (z. B. ein Test oder ein Klassifikationssystem) das misst, was sie zu messen behauptet. In der Psychologie spielen verschiedene Arten der Validität eine Rolle. Für das Thema Diagnostik ist die Konstruktvalidität von besonderer Bedeutung. Sie wird als das Ausmaß verstanden, in dem über eine bestimmte diagnostische Kategorie (z. B. eine Zwangsstörung) genaue Aussagen und Vorhersagen (z. B. Fragebogenwerte, Verhaltensbeobachtungen, Störungsverlauf) getroffen werden können. Diagnosen sind Konstrukte, d. h. nicht direkt beobachtbare, sondern aus beobachtbaren Symptomen abgeleitete Einheiten. Diagnosen, die anhand der Klassifikationssysteme gestellt werden, sollten (konstrukt-)valide sein, um so für die Behandlung einen praktischen Nutzen zu haben.

Zusammenfassung

Um eine zuverlässige Diagnostik psychischer Störungen zu ermöglichen, wurden wissenschaftlich (empirisch) begründete Klassifikationssysteme entwickelt. Von der Amerikanischen Psychiatrischen Gesellschaft stammt das Diagnostische und Statistische Manual Psychischer Störungen (DSM-IV). Die Weltgesundheitsorganisation hat das ICD-10 (Internationale Klassifikation von Krankheiten) herausgegeben.
Anhand des DSM-IV werden Patienten auf fünf Achsen eingeschätzt:

- Achse I: Psychische Störungen
- Achse II: Persönlichkeitsstörungen und geistige Behinderung
- Achse III: Medizinische Krankheitsfaktoren, die psychische Prozesse beeinflussen
- Achse IV: Psychosoziale oder umgebungsbedingte Probleme
- Achse V: Globales Funktionsniveau.

Im ICD-10 (Kapitel V (F)) werden psychische Störungen in zehn Hauptkategorien diagnostiziert:

- organische psychische Störungen (F 0)
- Störungen durch psychotrope Substanzen (F 1)
- Schizophrenie, schizotype und wahnhafte Störungen (F 2)
- affektive Störungen (F 3)
- neurotische, Belastungs- und somatoforme Störungen (F 4)
- Verhaltensauffälligkeiten mit körperlichen Störungen/Faktoren (F 5)
- Persönlichkeits- und Verhaltensstörungen (F 6)
- Intelligenzminderung (F 7)

- Entwicklungsstörungen (F 8)
- Verhaltens- und emotionale Störungen mit Beginn in Kindheit und Jugend (F 9)

Diagnosen stellen empirisch gewonnene Konstrukte dar, die Symptome zu Krankheiten (Kategorien) zusammenfassen, damit die Kommunikation zwischen Klinikern verbessern, die Entscheidungen bezüglich weiterer Untersuchungen ermöglichen, Aussagen über Ursachen und Verlauf einer Krankheit sowie Behandlungsempfehlungen erlauben. Dennoch gehen bei Diagnosen immer Informationen verloren. Außerdem besteht die Gefahr der Schaffung künstlicher Klassen bzw. Grenzen und der Etikettierung bzw. Stigmatisierung von Menschen.

Reliabilität und Validität sind wichtige Voraussetzungen für den praktischen Nutzen eines Klassifikationssystems. Reliabilität meint die Zuverlässigkeit einer Messung oder Diagnose. Ein Verfahren ist valide, wenn es das misst, was es behauptet zu messen.

Übungsaufgaben

- Diskutieren Sie die Vor- und Nachteile einer kategorialen im Gegensatz zu einer dimensionalen Klassifikation.
- Warum sind Reliabilität und Validität beim Diagnostizieren wichtig?

Weiterführende Literatur

- Das DSM-IV in deutscher Übersetzung:
  American Psychiatric Association (2003). Diagnostisches und Statistisches Manual Psychischer Störungen. Textrevision. (DSM-IV-TR). Göttingen: Hogrefe.
- Die Leitlinien des ICD-10, Kapitel V (F) in deutscher Übersetzung:
  Weltgesundheitsorganisation (2000). Internationale Klassifikation psychischer Störungen. ICD-10 Kapitel V (F) – Klinisch-diagnostische Leitlinien. Bern: Huber.
- Vorgehensweisen und Methoden psychologischer Diagnostik:
  Stieglitz, R.D., Baumann, U. & Freyberger, H.J. (2005). Psychodiagnostik in Klinischer Psychologie, Psychiatrie und Psychotherapie. Stuttgart: Thieme.

3 Klinische Erhebungsverfahren

Was Sie in diesem Kapitel erwartet

Im letzten Kapitel haben Sie die beiden gängigen Diagnosesysteme psychischer Störungen kennen gelernt. Doch wie kommt man zu einer zuverlässigen Diagnose? Wie findet man heraus, wo die Probleme eines Patienten und die Stärken (Ressourcen) zu ihrer Bewältigung liegen? Wie kommt man gestörten biologischen Prozessen bei psychischen Störungen auf die Spur? Und wie kann man den Therapieverlauf und die Therapieergebnisse messen?

All diese Fragen lassen sich mit Hilfe psychologischer und psychophysiologischer (biologischer) Erhebungsverfahren beantworten. Es handelt sich dabei um (idealerweise) standardisierte Methoden, die uns dabei helfen, Patienten besser zu verstehen und herauszufinden, wie wir ihnen helfen können. In diesem Kapitel sollen wichtige psychologische und biologische Erhebungsverfahren vorgestellt werden.

3.1 Psychologische Erhebungsverfahren

Psychologische Erhebungsverfahren dienen der Erhebung kognitiver und emotionaler Prozesse, der Einschätzung von Persönlichkeitseigenschaften sowie der Beschreibung des Verhaltens.

3.1.1 Klinische Interviews

Das am häufigsten in der Klinischen Psychologie eingesetzte Verfahren ist das klinische Interview. Dabei versucht der Therapeut, durch gezieltes Fragen etwas über den Patienten herauszufinden. Allgemein ist es dabei wichtig, nicht nur auf die vom Patienten geäußerten Inhalte, sondern auch auf sein nonverbales Verhalten (Mimik, Motorik, Körperhaltung) zu achten.
Je nachdem, in welchem Paradigma der Kliniker arbeitet, können sich Art und Inhalte der Befragung unterscheiden. Ein psychoanalytisch orientierter Therapeut fragt vielleicht mehr nach Kindheitserlebnissen, während sich ein Verhaltenstherapeut stärker auf aktuelles Verhalten und dessen Auslöser bzw. Folgen konzentriert. Unabhängig davon ist eine gute Therapeut-Patient-Beziehung eine wichtige Voraussetzung für einen günstigen Gesprächsverlauf. Ohne Vertrauen in den Therapeuten dürfte es den meisten Patienten schwer fallen, über ihre Probleme zu sprechen.

Strukturierte Interviews

Klinische Interviews unterscheiden sich darin, wie strukturiert sie sind, d. h. inwiefern die Fragen und der Gesprächsablauf vorgegeben sind. Für die klassifikatorische Diagnostik psychischer Störungen wurden verschiedene strukturierte Interviews entwickelt. Dabei werden vorgegebene Fragen in einer festgelegten Reihenfolge und Frageweise gestellt.
Am bekanntesten und am häufigsten eingesetzt ist das Strukturierte Klinische Interview (SKID; Wittchen et al., 1997). Es ist ein verzweigtes Interview, bei dem die Antwort des Patienten darüber entscheidet, welche Frage als nächste gestellt wird bzw. zu welchem Interviewteil gesprun-

gen wird. Der Anwendung eines strukturierten Interviews sollte ein Training vorausgehen, um so die Zuverlässigkeit (Reliabilität) einer Diagnose zu sichern und zu verbessern.

3.1.2 Psychologische Tests

Ein psychologischer Test ist ein standardisiertes Verfahren zur objektiven Messung von Leistungen oder zur Einschätzung von Eigenschaften einer Person. Standardisierung wird dadurch erreicht, dass ein Test zunächst einer großen Gruppe von Menschen zur Bearbeitung vorgelegt wird. Anhand der Antworten lässt sich analysieren, wie verschiedene Untergruppen auf die Fragen antworten bzw. die Testaufgaben lösen. Daraus lassen sich statistische Normen ableiten, mit denen die Antworten oder Ergebnisse einer einzelnen Person verglichen werden können.

Persönlichkeitsfragebögen

In Persönlichkeitsfragebögen sollen die Testpersonen bzw. Patienten sich selbst beurteilen, indem sie angeben, ob oder inwiefern Aussagen über bestimmte Gewohnheiten auf sie zutreffen. Weit verbreitet ist das Freiburger Persönlichkeitsinventar (FPI-R; Fahrenberg et al., 1999). Es besteht aus 138 Fragen, welche die Bereiche Lebenszufriedenheit, soziale Orientierung, Leistungsorientierung, Gehemmtheit, Erregbarkeit, Aggressivität, Beanspruchung, körperliche Beschwerden, Gesundheitssorgen, Offenheit, Extraversion und Emotionalität abdecken.

Projektive Tests

Da bei Fragebögen leicht zu durchschauen ist, welche Antworten als normal gelten, kann es bei Testpersonen bzw. Patienten zu einer verzerrten Antwortweise kommen. Mögliche Gründe dafür könnten z. B. der Wunsch sein, sozial inakzeptable Gewohnheiten zu verbergen. Ein anderes Problem von Fragebögen stellt die mangelnde Einsicht in das eigene Verhalten dar. Projektive Tests, die weniger leicht zu durchschauen sind, sollen hier helfen.

Bei einem projektiven Test wird dem Patienten mehrdeutiges Reizmaterial (z. B. Tintenkleckse oder Zeichnungen) vorgelegt, das verschiedene Interpretationen zulässt, und dazu werden bestimmte Fragen oder Aufgaben gestellt. Es wird dabei vorausgesetzt, dass die Antworten der Patienten von unbewussten Prozessen beeinflusst werden und daher ihre wahren Beweggründe widerspiegeln („Projektionshypothese“). Zu den bekanntesten projektiven Tests gehört der Rorschachtest. Hierbei werden den Patienten nacheinander zehn Klecksbilder vorgelegt und die Aufgabe gestellt, anzugeben, was ihnen zu den jeweiligen Bildern einfällt und was sie darin zu erkennen glauben. Die Antworten eines Patienten bedürfen der Auswertung (Interpretation), um zu einer Diagnose der unterstellten verborgenen Motive und Beweggründe zu gelangen. Die Art der projektiven Tests und deren Auswertung sind stark von der jeweiligen theoretischen Orientierung (Paradigma) abhängig. Dabei wird an der Zuverlässigkeit (Übereinstimmung zwischen Klinikern) und folglich an der Gültigkeit der Interpretationen gezweifelt.

Intelligenztests

Intelligenz ist ein Sammelbegriff für verschiedene geistige Funktionen, wie die Sprachfertigkeit, das abstrakte Denkvermögen, Aufmerksamkeit und Konzentration, nonverbales Denken, visuell-räumliche Fähigkeiten, Gedächtnis und die Verarbeitungsgeschwindigkeit. Durch Intelligenztests werden diese geistigen Fähigkeiten gemessen. Anhand von Intelligenztests lässt sich der Intelligenzquotient (IQ) eines Menschen abschätzen.

Das Testen der Intelligenz ist eine wichtige psychologische Aufgabe. So werden Intelligenztests eingesetzt zur:

- Vorhersage schulischer oder beruflicher Leistungen,
- Diagnose von Lernschwächen,
- Ermittlung von Hochbegabung,
- Ermittlung von Intelligenzminderung (vgl. Kap. 12.1) und
- Verlaufsmessung bei organischen oder anderen psychischen Störungen, die mit Funktionseinbußen verbunden sind (im Rahmen neuropsychologischer Untersuchungen).

3.1.3 Diagnostik von Verhalten und Kognitionen

Während durch traditionelle psychologische Tests v. a. Persönlichkeitsstrukturen und Eigenschaften wie z. B. Ängstlichkeit oder Aggressivität erfasst werden, richten Vertreter der Verhaltenstherapie ihre Aufmerksamkeit auf funktionale Beziehungen, die durch vier Variablen dargestellt werden. Diese Art der Verhaltensanalyse ist unter dem Akronym SORK bekannt. Es geht darum herauszufinden, wie Menschen in bestimmten Situationen denken, fühlen (verdecktes Verhalten) und handeln (offenes Verhalten).

Übersicht

Das SORK-Modell

S = Stimulus(/i)	Umgebungsfaktoren, die gestörtem Verhalten vorausgehen
O = Organismus	Physiologische und psychologische Faktoren in der Person
R = Reaktion	Offenes, beobachtbares und verdecktes Verhalten
K = Konsequenz(en)	Ereignisse, die das Verhalten verstärken oder bestrafen

Verhaltensbeobachtung

Verhaltensbeobachtung erfolgt entweder im Feld, d. h. unter natürlichen Bedingungen, oder im Labor bzw. im Sprechzimmer, d. h. in einer künstlich geschaffenen Situation. Dabei wird nicht einfach nur beobachtet, sondern das Verhalten wird anhand verschiedener Beobachtungskategorien kodiert und theoretischen Begriffen wie Belohnung oder Bestrafung zugeordnet. Aus der Beobachtung einer Interaktionssituation lässt sich oft ableiten, wo die Beteiligten ihr Verhalten ändern sollten, um zu einem günstigeren Ausgang zu gelangen.

Mit Hilfe der Verhaltensbeobachtung kann man auch innere Zustände wie Angst erschließen. So ließ Paul (1966) Probanden beim Reden vor Publikum von einigen geschulten „Zuhörern" beobachten. Dabei wurden 20 Reaktionsweisen, die als Indikatoren für Angst gelten (z. B. Zittern der Hände, Schlucken, Schwitzen und Räuspern), protokolliert, um das Ausmaß der Angst der Redner einzuschätzen.

Selbstbeobachtung

Durch Selbstbeobachtung lassen sich belastende Erfahrungen sowie (private) Gefühle und Gedanken festhalten. Eine besondere Form stellt die ökologische Momentaufnahme (ÖMA) (Hautzinger, 2005) dar, bei der die Patienten zu bestimmten Zeiten während des Tages ihre aktuellen Stimmungen, Gedanken o. Ä. in ein Tagebuch eintragen oder in einen Taschencomputer eingeben. Da hierbei die Daten in Echtzeit gewonnen werden, lassen sich Verzerrungen, die durch Erinnerung auftreten können, vermindern.

Erfassung von Kognitionen

Kognitive Variablen werden meistens mit Hilfe von Fragebögen erfasst, in denen Selbstauskünfte verlangt werden. Da Vertreter des kognitiv-verhaltenstheoretischen Paradigmas Kognitionen eine wichtige Rolle bei der Entstehung und Aufrechterhaltung psychischer Störungen zuschreiben, wurden diverse Instrumente zu ihrer Erhebung entwickelt. Dazu zählt die Skala dysfunktionaler Einstellungen (DAS) (Hautzinger et al., 2005). Sie enthält 40 Aussagen (z. B. „Wenn ein Mensch um Hilfe bittet, dann ist das ein Zeichen von Schwäche"), anhand deren dysfunktionale oder krank machende Grundüberzeugungen erhoben werden. Hohe Werte auf dieser Skala drücken dysfunktionale Einstellungen (besonderes negative oder stark moralisierende) aus und stehen z. B. mit Depressivität und Hoffnungslosigkeit im Zusammenhang.

Lautes Denken. Eine Möglichkeit der unmittelbaren Erfassung von Gedanken in bestimmten Situationen ist die Methode des lauten Denkens (Davison et al., 1983). Dabei stellt der Patient sich vor, sich in einer bestimmten Situation zu befinden. Diese Situation wird ihm per Tonband vorgespielt und alle 10 bis 15 Sekunden für eine halbe Minute unterbrochen. In dieser Zeit berichtet der Patient, was ihm als Reaktion auf das Gehörte durch den Kopf geht.

3.2 Biologische Erhebungsverfahren

Mit Hilfe von biologischen Erhebungsverfahren wird versucht, die normale und gestörte Funktionsweise des Gehirns und anderer Teile des Nervensystems zu verstehen. Da bei vielen psychischen Störungen auch biologische Prozesse gestört sind, lassen sich durch biologische Erhebungsverfahren wichtige Informationen über diese Störungsbilder ermitteln.

3.2.1 Bildgebende Verfahren

Bildgebende Verfahren (s. Tabelle 3.1) ermöglichen einen Einblick in die Struktur oder die Aktivität des Gehirns. Mit ihrer Hilfe lässt sich ermitteln, bei welchen psychischen Störungen strukturelle oder funktionelle Gehirnanomalien vorliegen.

3.2.2 Neurochemische Verfahren

Anhand von neurochemischen Verfahren werden die Mengen verschiedener Neurotransmitter oder Rezeptoren im Gehirn untersucht. So lässt sich zeigen, dass manche Patienten mit psychischen Störungen eine zu hohe oder geringe Menge eines bestimmten Neurotransmitters oder Rezeptortyps aufweisen.

Um Neurotransmitter zu untersuchen, kann die Menge ihrer jeweiligen Abbauprodukte in Urin, Blut, Gehirn- oder Rückenmarksflüssigkeit gemessen werden. Metaboliten sind Stoffwechselprodukte, die bei der Deaktivierung von Neurotransmittern entstehen. Eine große Menge ist ein Hinweis auf eine große Menge des entsprechenden Neurotransmitters.

Bei Post-Mortem-Untersuchungen werden die entnommenen Gehirne verstorbener Patienten mit Substanzen infundiert, die sich an bestimmte Rezeptoren binden. Eine hohe Bindungsmenge in einer Hirnregion ist ein Hinweis auf viele Rezeptoren in diesem Bereich.

Tabelle 3.1 Bildgebende Verfahren

Verfahren	Beschreibung	Anwendung
Computertomographie (CT)	Aus einer um den Patienten rotierenden Röntgenröhre werden Strahlenbündel durch eine Schicht des Gehirns (oder eines anderen Körperteils) geschickt. Die gegenüberliegenden mitrotierenden Strahlendetektoren messen die nicht absorbierte Strahlung, deren Stärke je nach Gewebsdichte variiert. Ein Computer erstellt anhand der Daten Querschnittsbilder, die sich durch eine hohe Kontrastauflösung auszeichnen.	Entdecken von strukturellen Gehirnanomalien wie Tumoren, Blutgerinnseln und vergrößerten Ventrikeln
Kernspin- oder Magnetresonanztomographie (MRT)	In einer großen Magnetröhre werden die durch den Eigendrehimpuls (Spin) bedingten Magnetfelder der Wasserstoffatome im Körper des Patienten durch ein stabiles Magnetfeld ausgerichtet. Beim Zurückspringen der Atome in ihren ursprünglichen Zustand senden sie elektromagnetische Signale aus, die von einem Computer in Schnittbilder des Gehirns umgesetzt werden. Die Auflösung ist besser als bei der CT; zudem wird der Körper nicht mit Röntgenstrahlung belastet.	Entdecken von verschiedenen Erkrankungen und kleinen strukturellen Veränderungen im Körper
Funktionelle Kernspin- oder Magnetresonanztomographie (fMRT)	Damit werden Stoffwechselveränderungen im Gehirn aufgrund der unterschiedlichen magnetischen Eigenschaften des Blutfarbstoffs und Sauerstofftransporteurs Hämoglobin je nach dessen Sauerstoffbeladung messbar. Dadurch erhält man Bilder vom arbeitenden Gehirn.	Beobachtung der Aktivierung verschiedener Gehirnbereiche bei verschiedenen Aufgaben
Positronenemissonstomographie (PET)	Eine kurzlebig radioaktive Substanz wird in den Blutkreislauf injiziert. Radioaktive Moleküle der Substanz setzen Positronen frei, die mit Elektronen im Gehirn kollidieren, was vom PET-Scanner registriert wird. Aus Millionen solcher Aufzeichnungen erzeugt ein Computer farbige Bilder vom arbeitenden Gehirn.	Lokalisation von Herden epileptischer Anfälle, Tumoren und Läsionen; Anzeige der Verteilung psychotroper Substanzen; Untersuchung krankhafter biologischer Prozesse bei psychischen Störungen

3.2.3 Psychophysiologische Verfahren

Die Psychophysiologie untersucht den Zusammenhang zwischen psychologischen und physiologischen Veränderungen. Wenn Menschen denken, fühlen und handeln, bleibt der Körper davon nicht unbeeinflusst. Daher werden verschiedene physiologische Maße verwendet, um körperliche Veränderungen infolge verschiedener psychischer Zustände, wie z. B. Angst, zu erfassen. Zu solchen psychophysiologischen Maßen gehören:

- Messung von Herzrhythmus und Herzfrequenz: Die Herzfrequenz steigt bei körperlicher und emotionaler Erregung an.
- Messung des galvanischen Hautwiderstands bzw. der elektrodermalen Reaktion: Verschiedene Emotionen führen zu einer erhöhten Aktivität des autonomen Nervensystems. Dadurch erhöht sich die Schweißdrüsenaktivität und die elektrische Hautleitfähigkeit steigt an. Sie ist ein gutes Maß für emotionale Erregung.
- Messung des Blutdrucks: Unterschiedliche Tätigkeiten und Stimmungen haben einen Einfluss auf den Blutdruck, der auch ambulant gemessen werden kann.
- Messung der elektrischen Hirnaktivität: Anhand eines Elektroenzephalogramms (EEG), bei dem Elektroden auf der Kopfhaut die elektrische Aktivität der darunter liegenden Gehirnbereiche messen, lassen sich ungewöhnliche Aktivitätsmuster bei verschiedenen Störungen nachweisen.

3.2.4 Neuropsychologische Verfahren

Viele Hirnfunktionsstörungen sind durch so kleine strukturelle Veränderungen des Gehirns bedingt, dass sie sich nicht mit den bildgebenden Verfahren nachweisen lassen. Stattdessen werden zu ihrer Feststellung neuropsychologische Tests eingesetzt. Diesen liegt allgemein die Annahme zugrunde, dass unterschiedliche psychologische Funktionen wie z. B. Gedächtnis, Handlungsplanung und Sprache in verschiedenen Bereichen des Gehirns lokalisiert sind. Wenn ein Patient in einem Test Defizite aufweist, lässt sich daraus schließen, in welcher Gehirnregion er möglicherweise eine Schädigung hat.
Es gibt zahlreiche Tests, die einzelne Fähigkeiten wie Gedächtnis, Aufmerksamkeit, Konzentration oder kognitive Flexibilität erfassen. Es gibt jedoch auch Testbatterien, die in verschiedenen Untertests diese verschiedenen Funktionen abdecken wie z. B. die verbreitete Luria-Nebraska-Batterie (Moses & Purisch, 1997).

Die Luria-Nebraska-Batterie. Diese Testbatterie erfasst motorische, rhythmische und melodische, taktile und kinästhetische sowie verbale und räumliche Fertigkeiten, Sprachverständnis und sprachliches Ausdrucksvermögen, Schreiben, Lesen, Rechnen, Gedächtnis und intellektuelle Prozesse. Dadurch lassen sich Schädigungen in den verschiedenen Gehirnlappen der linken oder rechten Hemisphäre feststellen.

> **!** Inwiefern es bei einem Patienten nach einer Hirnschädigung zu Funktionsstörungen kommt, hängt davon ab, wie er die Beeinträchtigungen bewältigt und welche Fähigkeiten er dazu mitbringt.

3.3 Kulturelle Unterschiede

In der Psychologie wird mittlerweile berücksichtigt, dass sich Symptome psychischer Störungen (z. B. Wahninhalte, Ausdrucksformen von Belastungen) kulturspezifisch unterscheiden können. Beispielsweise werden emotionale Probleme in lateinamerikanischen Ländern viel häufiger körperlich empfunden und präsentiert, oder Patienten aus afrikanischen Ländern berichten von außerkörperlichen Erfahrungen, die uns „paranoid" erscheinen. Es besteht die Gefahr, dass es zu kulturellen Verzerrungen bei der Diagnostik kommt. So kann ein Kliniker psychische Probleme bei einem Patienten aus einer anderen Kultur zum einen unterschätzen, weil er die Symptome dem kulturellen Hintergrund des Patienten zuschreibt, zum anderen überschätzen, wenn er die Häufigkeit einer bestimmten Störung in einer Kultur zu hoch einschätzt. In einer amerikanischen Studie zeigte sich, dass trotz gleicher Symptomatik bei afroamerikanischen Patienten häufiger Alkoholismus diagnostiziert wurde als bei weißen Patienten.

Verminderung kultureller Verzerrungen. Wenn ein Kliniker mit einem Patienten aus einer anderen Kultur zu tun hat, ist es wichtig, dass er sich über diese Kultur Wissen aneignet, um den Patienten besser zu verstehen. Andererseits sollte er Probleme nicht zu voreilig dem kulturellen Hintergrund zuschreiben, sondern immer auch alternative Erklärungen in Betracht ziehen.
Bei der Diagnostik sollte insbesondere darauf geachtet werden, dass die Patienten Aufgaben und Fragen richtig verstehen. Außerdem ist zu berücksichtigen, dass Faktoren wie die Einstellung zu Wettbewerb, Werthaltungen oder Scheu das Verhalten in Test- und Untersuchungssituationen beeinflussen können. Möglicherweise muss man sich daher als Kliniker besonders bemühen, eine gute Beziehung zum Patienten aufzubauen, damit dieser bereit ist, sein Bestes zu geben.

Zusammenfassung

Klinische Erhebungsverfahren liefern wichtige und zuverlässige Informationen über Patienten mit psychischen Störungen. Sie werden nicht nur zur Störungsdiagnose, sondern auch zur Verlaufs- und Ergebnismessung bei Therapien eingesetzt. Ohne zuverlässige Diagnostik kann es auch keinen Erkenntnisfortschritt geben. Zu den wichtigsten psychologischen Erhebungsverfahren gehören:

- klinische Interviews, d. h. die Befragung der Patienten durch einen Interviewer; Interviews können sich im Grad ihrer Strukturiertheit unterscheiden. Ein häufig eingesetztes strukturiertes Interview zur Diagnose psychischer Störungen ist das Strukturierte Klinische Interview für DSM/ICD (SKID).
- psychologische Tests, d. h. standardisierte Verfahren zur Erhebung von Leistungen oder Eigenschaften; dazu gehören Persönlichkeitsfragebögen, Intelligenztests, Symptom- und Beschwerdenlisten sowie projektive Tests.
- Verhaltensbeobachtung (Fremd- und Selbstbeobachtungen).

Zu den biologischen Erhebungsverfahren gehören:

- bildgebende Verfahren, die eine Erfassung der Struktur oder der Aktivität des Gehirns möglich machen. Hierzu gehören Computertomographie, Kernspin- bzw. Magnetresonanztomographie, funktionelle Magnetresonanztomographie und Positronenemissionstomographie.
- neurochemische Verfahren, mit denen Neurotransmitter und Rezeptoren im Gehirn untersucht werden. Beispielsweise ermöglicht die Untersuchung von Abbauprodukten im Blut oder Urin Aussagen über die Menge an Neurotransmittern.

- psychophysiologische Verfahren, die sich mit den Wechselwirkungen zwischen psychologischen und körperlichen Veränderungen befassen. Emotionale Veränderungen äußern sich z. B. in Veränderungen der elektrischen Hautleitfähigkeit, der Herzfrequenz und der Muskelanspannung.
- neuropsychologische Tests, die ungestörte und gestörte psychologische Funktionen des Gehirns untersuchen. Es gibt spezielle Gedächtnistests oder Aufmerksamkeitstest. Ein Beispiel für eine neuropsychologische Testbatterie ist die Luria-Nebraska-Batterie.

Bei jeder Diagnostik können situative, in der Person des Untersuchers liegende, im Instrument begründete und kulturelle Faktoren zu Verzerrungen, z. B. Unter- oder Überschätzung psychischer Probleme, führen. Dieser Gefahr sollten sich Kliniker bewusst sein.

Übungsaufgaben

- Beschreiben Sie die Anwendungsbereiche der verschiedenen psychologischen Erhebungsverfahren.
- Welchen unterschiedlichen Erhebungszwecken dienen bildgebende, neurochemische, psychophysiologische und neuropsychologische Verfahren?
- Wie lassen sich kulturelle Verzerrungen vermindern?

Weiterführende Literatur

- Psychologische Diagnostik in der Klinischen Psychologie:
  Stieglitz, R.D., Baumann, U. & Freyberger, H.J. (2005). Psychodiagnostik in Klinischer Psychologie, Psychiatrie und Psychotherapie. Stuttgart: Thieme.
- Biologische Grundlagen und Erhebungsverfahren:
  Schandry, R. (2006). Biologische Psychologie. Weinheim: Beltz PVU.

4 Psychologische Interventionen

Was Sie in diesem Kapitel erwartet

Nachdem eine psychische Störung bei einem Patienten festgestellt wurde, stellt sich die Frage nach einer angemessenen Behandlung. Dank der Psychotherapieforschung lassen sich Aussagen darüber machen, welche Interventionen bei welchen Störungen wirksam sind. Sowohl in der Therapie als auch bei der Erforschung psychischer Störungen und ihrer Behandlungsmöglichkeiten müssen Grundrechte von Patienten und Probanden gewahrt werden. Daher beginnt dieses Kapitel mit ethischen und rechtlichen Aspekten. Im Zentrum stehen verschiedene psychologische Interventionen, die erfolgreich zur Bekämpfung psychischer Störungen eingesetzt werden können.

4.1 Rechtliche und ethische Aspekte in Therapie und Forschung

In Therapie und Forschung sind Ärzte und Psychologen verpflichtet, gewisse Grundrechte von Patienten bzw. Untersuchungsteilnehmern zu schützen. Unter Umständen können jedoch bei psychisch kranken Patienten freiheitseinschränkende Maßnahmen indiziert sein.

4.1.1 Grundrechte der Patienten

Das allgemeine Persönlichkeitsrecht im Grundgesetz dient dem Schutz der Freiheit der Person. Da ärztliche und psychologische Untersuchungen und Behandlungen das Persönlichkeitsrecht berühren, sollten sich Kliniker zur Erhaltung der Grundrechte der Patienten an folgende vier fundamentale Prinzipien halten (Vollmann & Helmchen, 1997):

- Patientenselbstbestimmung
- Nichtschadensgebot
- Handeln zum Wohl des Kranken
- Fairness.

Die Voraussetzung für die Selbstbestimmung des Patienten ist eine umfassende Aufklärung über das Ziel einer Behandlung, Nutzen und Risiken, Nebenwirkungen, den Behandlungsverlauf sowie alternative Behandlungsmöglichkeiten. Die Patienten sollten zudem einwilligungsfähig sein (d. h. über die Kompetenz verfügen, die Informationen zu verstehen und eine Entscheidung zu treffen) und ihre Einwilligung freiwillig geben (d. h. ohne Zwang und Benachteiligung). Wenn diese Bedingungen aufseiten des Therapeuten und des Patienten erfüllt sind, spricht man von informierter Zustimmung („informed consent").

Ärzte und Psychologen unterliegen außerdem der Schweigepflicht. So soll garantiert werden, dass die Belange der Patienten vertraulich behandelt werden.

4.1.2 Unterbringung von Patienten gegen ihren Willen

Freiheitseinschränkende Maßnahmen sind manchmal nötig, wenn ein psychisch Kranker sich selbst oder andere Personen gefährdet. Diese Maßnahmen sollten dem Grundsatz der Verhältnismäßigkeit folgen, auf einer gerichtlichen Entscheidung basieren und unter ärztlicher Leitung stattfinden. Eine Indikation zur Unterbringung von Patienten gegen ihren Willen setzt folgende vier Umstände voraus:

- das Vorliegen einer psychischen Krankheit, die zu einer erheblichen Eigen- und/oder Fremdgefährdung führt, welche nicht anders zu beheben ist,
- das Vorliegen einer akuten Gefahr,
- einen begründeten Zusammenhang zwischen psychischer Störung und Gefährdung sowie
- die begründete Annahme, dass durch die Maßnahme mit einer Besserung des Krankheitszustandes gerechnet werden kann.

4.1.3 Ethische Aspekte in der Forschung

Auch Teilnehmer an psychologischen Studien und Experimenten sollten eine umfassende Aufklärung erhalten, die Informationen verstehen, vor Schaden bewahrt werden und freiwillig ihre Zustimmung geben. Internationale Ethikkodexe (z. B. die Erklärung von Helsinki, mit Ergänzungen durch die WHO, 1998) legen Standards für die Forschung an Menschen und Tieren fest. Die Deutsche Forschungsgemeinschaft verpflichtet Forscher und Kliniker zur Einhaltung dieser Standards.

Daneben gibt es in Krankenhäusern, Universitäten und Forschungseinrichtungen Ethikausschüsse, die geplante Untersuchungen auf ihre ethische Vertretbarkeit und wissenschaftliche Qualität hin überprüfen. Sie können Forschungsvorhaben blockieren oder Änderungen daran verlangen.

4.2 Die Ausbildung zum Psychotherapeuten

Die Ausbildung zum Psychologischen Psychotherapeuten und zum Kinder- und Jugendlichenpsychotherapeuten wird in Deutschland durch das Psychotherapeutengesetz geregelt. Sie dauert in Vollzeitform mindestens drei Jahre und in Teilzeitform mindestens fünf Jahre und endet mit einer staatlichen Prüfung, die zur Approbation führt. Um zur Ausbildung zum Psychologischen Psychotherapeuten zugelassen zu werden, braucht man ein abgeschlossenes Psychologie- oder Medizinstudium (Mediziner absolvieren eine fünfjährige Facharztweiterbildung mit der Zusatzbezeichnung Psychotherapie); für die Ausbildung zum Kinder- und Jugendlichenpsychotherapeuten genügt außerdem ein abgeschlossenes Studium der Pädagogik oder Sozialpädagogik.

Das Ziel ist es, den Teilnehmern wichtige Grundkenntnisse in den wissenschaftlich anerkannten psychotherapeutischen Verfahren zu vermitteln. Dies sind derzeit die Verhaltenstherapie, die psychodynamische Psychotherapie und mit Einschränkung (nur als Zusatzverfahren) die Gesprächstherapie und die Interpersonale Psychotherapie. In einem dieser Verfahren erhalten die Teilnehmer eine vertiefte Ausbildung. Sie sollen in die Lage versetzt werden, selbständig die Diagnostik, Therapie und Rehabilitation psychischer Störungen durchzuführen. Nach der Ausbildung besteht eine Verpflichtung zur regelmäßigen Fortbildung.

Tabelle 4.1 Inhalte und Umfang der Ausbildung zum Psychologischen Psychotherapeuten bzw. zum Kinder- und Jugendlichentherapeuten

Ausbildungsteile	Vorgeschriebene Stundenzahl
Praktische klinische Tätigkeit (2/3 in einer psychiatrischen Klinik)	1.800
Theoretische Ausbildung	600
Praktische Psychotherapieausbildung mit Krankenbehandlung	600
Supervision	150
Selbsterfahrung	120
Weitere, nicht festgelegte Ausbildungsteile	930
Gesamtumfang	**4.200**

4.3 Fragen der Psychotherapieforschung

In der Forschung zu Psychotherapieeffekten sind Therapiemanuale unumgänglich. Sie enthalten Anleitungen zur Durchführung von Interventionen, denen Therapeuten in Studien zu folgen haben. Durch die Verwendung von Manualen in der Psychotherapieforschung wird nachvollziehbar, was mit den Patienten in verschiedenen experimentellen Bedingungen geschieht. Weitere Standards für kontrollierte Interventionsstudien sind heute:

- randomisierte Zuteilung der Gruppenmitglieder auf die Behandlungsgruppen, genaue Beschreibung des Vorgehens bei der Zufallszuweisung (Randomisierung)
- Verwendung einer angemessenen Kontrollgruppe oder Vergleich zweier verschiedener Behandlungsgruppen
- angemessene Stichprobengröße, ausreichende Teststärke zur Hypothesenprüfung, angemessene Rücklaufrate zu den Messpunkten
- Benutzung reliabler Messinstrumente für die diagnostische Eingangs-, Erfolgs- und Verlaufsmessung
- multidimensionaler, multimethodaler Ansatz zur Erfolgsmessung
- Verwendung strukturierter Interviews zur Diagnosestellung
- Definition primärer Erfolgsmaße
- Durchführung der Eingangs- und Enduntersuchung, auch Nachuntersuchungen durch verblindete (uninformierte) Experten
- Überprüfung der Integrität und Einhaltung der Therapiemanuale durch die Therapeuten
- klare, konkrete Beschreibung der Interventionen
- Spezifizierung des Trainings bzw. der Erfahrung der Therapeuten
- prospektives Design mit ausreichend langer Katamnese (Nachkontrolle)
- genaue und angemessene Angabe von Stichprobenmerkmalen
- Angaben zur Stichprobengewinnung, Rekrutierung und Selektion

- Angaben zu Abbrechern, Angaben zur Handhabung der Abbrüche
- Berechnung von Effektstärken, Korrekturen der Effektstärken entsprechend der Rücklaufraten
- Angabe aller Sponsoren, Angaben zur Registrierung der Studie, Angaben zum Ethikvotum.

Bewertung der Psychotherapieforschung

Durch Therapiemanuale wird die interne Validität der Studien verbessert, d. h., die Ergebnisse können mit hoher Wahrscheinlichkeit auf die Interventionen zurückgeführt werden. Leider lassen sich solche Ergebnisse nicht so einfach auf die Praxis übertragen. Denn dort gehen Therapeuten selten strikt nach Anweisungen oder einer theoretischen Orientierung vor. Stattdessen nehmen sie Anpassungen an die Bedürfnisse der Patienten vor. Daher ist die externe Validität von Psychotherapiestudien eingeschränkt.

Außerdem wird an Psychotherapiestudien kritisiert, dass die Stichproben selektiv sind. Einerseits werden Patienten ausgeschlossen, welche die gewünschten Kriterien nicht erfüllen; andererseits sind nicht alle Patienten bereit, an einer wissenschaftlichen Studie teilzunehmen.

Ein weiterer Kritikpunkt ist, dass die Teilnehmer anhand einer Diagnose als homogen betrachtet werden. Dadurch wird vernachlässigt, dass eine psychische Störung auf ganz unterschiedliche Arten zustande kommen kann.

! Trotz aller Probleme sind kontrollierte Psychotherapiestudien wichtig, um Erkenntnisse über die Wirksamkeit verschiedener Interventionen bei psychischen Störungen zu gewinnen.

4.4 Psychologische Interventionen

Im Folgenden sollen psychodynamische Therapieformen, verhaltenstherapeutische und kognitive Interventionen, Paar- und Familientherapien sowie der gemeindepsychologische Ansatz vorgestellt werden. Wie schon erwähnt, existieren noch zahlreiche andere Formen der Psychotherapie bzw. psychotherapeutische Methoden, die in unterschiedlichen Bereichen durchaus ihre Wirksamkeit belegt haben (z. B. Gesprächspsychotherapie, systemische Familientherapie, Gruppentherapien usw.). In der gegenwärtigen Entwicklung ist festzustellen, dass die historisch bedingten Abgrenzungen der Psychotherapierichtungen allmählich verschwinden. Auf dem Hintergrund eines modernen psychobiologischen Verständnisses psychischer Störungen entstehen Psychotherapien, die für bestimmte Probleme und Störungsbereiche Interventionen bereitstellen, die durch Wirknachweise zur Überwindung bestimmter Störungen indiziert sind.

4.4.1 Psychodynamische Therapieformen

Das Hauptziel der klassischen Psychoanalyse ist die Aufhebung der Verdrängung von in der Kindheit angelegten Konflikten. Die frühe Verdrängung und Entwicklungsblockierung gilt als Grund für aktuelle Probleme. Nur durch das Bewusstwerden der unbewussten Konflikte und deren Aufhebung kann der Patient sich seinen Problemen stellen und diese überwinden.

Übersicht

Techniken der Psychoanalyse

Freie Assoziation: Der Patient lässt Gedanken und Gefühlen freien Lauf, d. h., er sagt alles, was ihm einfällt.

Traumarbeit: Bearbeitung von Träumen des Patienten, um Zugang zu seinem Unbewussten zu erlangen.

Deutung: Erarbeiten der Bedeutung von Träumen, Gefühlen, Gedanken und Handlungen.

Ebenfalls wichtig in den psychodynamischen Therapien sind die Prozesse der Übertragung, der Gegenübertragung und des Widerstands. Unter Übertragung versteht man Gefühle des Patienten gegenüber dem Therapeuten, die jedoch aus früheren wichtigen Beziehungen stammen und nun auf den Therapeuten übertragen werden. Gegenübertragung beschreibt den Einfluss des Patienten auf das Fühlen und Empfinden des Therapeuten. Diese durch den Patienten ausgelösten Reaktionen werden ebenso analysiert wie Widerstände des Patienten gegenüber Deutungen und Interventionen des Therapeuten. Analytiker nutzen Übertragung, Gegenübertragung und Widerstände, um Einsichten in verdrängte Triebregungen und psychische Konflikte zu erhalten, diese zu besprechen und durch Bewusstmachen zu überwinden.

Die psychodynamische Kurztherapie. Die psychodynamische Kurztherapie konzentriert sich stärker auf gegenwärtige Probleme des Patienten. Sie soll nicht länger als 25 Sitzungen dauern. Nach einer frühzeitigen Diagnosestellung werden konkrete Probleme in Angriff genommen. Ziele sind die Besserung der Symptomatik und die Vermittlung neuer Bewältigungsmöglichkeiten. Die Übertragungsarbeit ist nicht von Bedeutung für die Therapie (vgl. Koss & Shiang, 1994).

Die Interpersonale Psychotherapie

Die Interpersonale Psychotherapie (IPT) umfasst neben psychodynamischen auch kognitiv-verhaltenstherapeutische Strategien. Der Fokus liegt auf den aktuellen Beziehungsproblemen des Patienten. In der Therapie soll der Patient neue Fertigkeiten erlernen, um zufriedenstellendere zwischenmenschliche Beziehungen zu erleben (vgl. Schramm, 1998).

4.4.2 Verhaltenstherapeutische und kognitive Interventionen

Verhaltenstherapie und kognitive Verhaltenstherapie sind Psychotherapien, die Erkenntnisse der allgemeinen (Lernen, Denken, Gedächtnis, Emotion, Motivation), der biologischen Psychologie sowie der Entwicklungs- und der Sozialpsychologie auf das Verständnis, die Diagnostik und die Behandlung von psychischen Störungen anwenden. Es gibt sehr unterschiedliche verhaltenstherapeutische und kognitive Verfahren. Das Ziel besteht in der Veränderung der Triade Verhalten, Denken und Fühlen, um so die aktuellen psychischen Schwierigkeiten zu bewältigen.

Systematische Desensibilisierung. Zur Bekämpfung von ungerechtfertigten Ängsten wird häufig die von Wolpe (1958) entwickelte systematische Desensibilisierung eingesetzt. Dabei soll sich der Patient in entspanntem Zustand mit Angst gekoppelte Situationen vorstellen. Die ängstigenden Situationen werden in eine Rangreihe (Hierarchie) gebracht und allmählich durchgearbeitet. Diese abgestufte Konfrontation „in sensu“ (Vorstellung) führt zu einer Verminderung der Angst und zur Überwindung des Vermeidungsverhaltens.

Operante Konditionierung. Verhaltenstherapeuten machen sich die operanten Lerngesetze zunutze, indem sie erwünschtes Verhalten systematisch verstärken (z. B. durch Lob oder Zuwendung) und unerwünschtes Verhalten bestrafen (z. B. durch Verstärkerentzug). Da operante Verfahren besonders bei Kindern wirksam sind, werden sie häufig in der Therapie kindlicher Verhaltensstörungen und in Zusammenarbeit mit Eltern und Lehrern eingesetzt.

Kognitive Verhaltenstherapien. In der kognitiven Verhaltenstherapie werden Kognitionen als wichtige Determinanten von Gefühlen und Verhalten aufgefasst. Sie geht davon aus, dass die Ursache emotionaler Störungen in negativen Schemata (Denkmustern) liegt (Beck, 1976). Diese Schemata, die durch ungünstige Lernerfahrungen erworben wurden, bedingen kognitive Verzerrungen (z. B. willkürliche Schlussfolgerungen), welche zu negativen Überzeugungen über sich selbst, die Welt und die Zukunft führen. Gemeinsam mit dem Patienten versucht der Therapeut, diese Überzeugungen zu widerlegen. Zur Therapie gehören aber auch Verhaltensaufgaben. Daher versuchen kognitive Verhaltenstherapeuten einerseits, ungünstige Überzeugungen zu ändern; andererseits versuchen sie auch, das Verhalten der Patienten direkt zu beeinflussen.

! In der kognitiven Verhaltenstherapie geht man davon aus, dass Überzeugungen sich ändern müssen, damit Verhaltensänderungen stattfinden und von Dauer sind.

Übersicht

Elemente der Kognitiven Therapie von Beck (Beck, 1976)

- Um eine gute Beziehung zu gewährleisten, erhält der Patient ausführlich Gelegenheit, seine Sichtweise darzustellen. Dann erst arbeiten Therapeut und Patient gemeinsam an der Änderung bisheriger Überzeugungen.
- Mit dem Patienten erfolgt eine gemeinsame Suche nach Beweisen für ungünstige Überzeugungen. Dass diese sich nicht beweisen lassen, gilt bereits als Therapeutikum.
- In der Therapie wird in einem induktiven Prozess versucht, den dysfunktionalen Annahmen oder Schemata, die negativen Gedanken zugrunde liegen, auf die Spur zu kommen.

Techniken zur Stabilisierung und Generalisierung von Behandlungsergebnissen

Das Prinzip der Verstärkung lässt sich auch für die Stabilisierung von Behandlungseffekten nutzen. Neu gelerntes Verhalten kann durch intermittierende Verstärkung aufrechterhalten werden; d. h., die Verstärkung erfolgt nicht mehr regelmäßig, sondern nur noch gelegentlich.

Manchmal ist es sinnvoll, auch die Umwelt des Patienten zu modifizieren, um Behandlungsergebnisse zu generalisieren. Beispielsweise kann die Familie in die Therapie mit einbezogen und dazu veranlasst werden, ihr Verhalten zu ändern.

Damit die Patienten neues Verhalten auch nach der Therapie aufrechterhalten, sollten sie lernen, dass sie Verbesserungen sich selbst – nicht externen Kräften oder dem Zufall – zuschreiben können. Dieser Zusammenhang wurde in zahlreichen Studien bestätigt. Dies spricht für die Annahme Banduras, wonach Behandlungserfolge letztlich darauf basieren, dass sie den Patienten ein Gefühl der Kontrolle und die Überzeugung persönlicher Wirksamkeit (Bandura, 1977, spricht von „Selbstwirksamkeit") vermitteln.

Exkurs

Weitere psychotherapeutische Ansätze

Gesprächstherapie. Die Gesprächs- oder Klientenzentrierte Therapie wurde von dem amerikanischen Psychologen Carl R. Rogers (1902–1987) begründet. Ausgangspunkte sind die Annahmen, dass Menschen von Natur aus gut sind und dass sie Störungen entwickeln, wenn sie ihr Leben nach den Wünschen anderer ausrichten anstatt nach ihren eigenen Motiven. Das Ziel der Gesprächstherapie besteht darin, den Patienten dabei zu unterstützen, freie Entscheidungen zu treffen und so sich selbst zu verwirklichen (Selbstaktualisierung). Als wichtige Eigenschaften des Therapeuten betonte Rogers bedingungslose Wertschätzung des Patienten, Aufrichtigkeit, Zuwendung, Echtheit, Empathie und Verbalisierung von emotionalen Erlebnisinhalten. Diese von den Gesprächspsychotherapeuten entwickelten Therapeutenmerkmale finden sich heute als Grundmerkmale in jeder Psychotherapie. Weiterentwicklungen der Gesprächspsychotherapie haben sich v. a. bei depressiven Störungen und bei Persönlichkeitsstörungen als wirksam erwiesen.

Paradoxe Interventionen. Bei paradoxen Interventionen, die aus der systemischen Psychotherapie stammen, schreibt der Therapeut dem Patienten vor, sein Problemverhalten weiter zu praktizieren oder sogar zu verstärken. Beispielsweise könnte er einem Patienten mit Einschlafstörungen vorschreiben, wach zu bleiben. Shoham-Salomon et al. (1989) führen zwei Gründe für den Erfolg solcher Interventionen an. Der eine liegt darin, dass manche Patienten auf solche Aufforderungen mit Reaktanz reagieren. Das heißt, sie verstehen die Symptomverschreibung als Bedrohung ihrer Handlungsfreiheit und reagieren – zum Schutz ihrer Freiheit – mit einer Reduktion der Symptome. Der andere Grund liegt in einer Stärkung der Selbstwirksamkeitserwartung. Nichtreaktante Patienten, die versuchen, der Aufforderung des Therapeuten nachzukommen, können dabei feststellen, dass sie tatsächlich über eine gewisse Kontrolle über die Symptome verfügen. Wenn die Patienten merken, dass sie in der Lage sind, ihre Symptome zu verschlechtern, impliziert dies, dass sie auch dazu fähig sind, eine Besserung herbeizuführen.

4.4.3 Paar- und Familientherapien

Der Ausgangspunkt von Paar- und Familientherapien ist, dass Konflikte im menschlichen Zusammenleben unvermeidlich sind und dass alle Familienmitglieder in die Therapie mit einbezogen werden sollten. Die wichtigsten Ziele sind die Verbesserung der Kommunikation und die Berücksichtigung der Bedürfnisse aller Familienmitglieder. Paar- und Familientherapien können im Rahmen verschiedener theoretischer Orientierungen stattfinden.

Verbesserung der Kommunikation. In Paar- und Familientherapien lernen die Partner, zwischen der Wirkung einer Aussage und der dahinter stehenden Absicht zu differenzieren. Dafür werden sie darin geschult, empathisch zuzuhören und dem Gegenüber rückzumelden, welche Wirkung eine Äußerung bei ihnen auslöst. Anhand von Ton- oder Filmaufzeichnungen lassen sich Gespräche zwischen Partnern oder Familienmitgliedern festhalten, um günstige und ungünstige Kommunikationsmuster zu analysieren. Zur Einübung neuer Muster können Hausaufgaben gegeben werden.

!

Eine gute Therapeut-Patient-Beziehung ist in jeder Therapie wichtig. Die insbesondere von den Gesprächspsychotherapeuten entwickelten Therapeutenmerkmale wie Wertschätzung, Akzeptanz, Aufrichtigkeit, Zuwendung, Echtheit, Empathie und Verbalisierung von emotionalen Erlebnisinhalten dürfen heute als Grundmerkmale jeder Psychotherapie gelten. Durch sie wird eine Atmosphäre geschaffen, in der es Patienten leichter fällt, sich zu öffnen und an ihren Problemen zu arbeiten.

4.4.4 Gemeindepsychologie

Das Ziel der Gemeindepsychologie liegt in der Prävention von körperlichen und psychischen Erkrankungen. Dafür werden möglichst große Bevölkerungsgruppen angesprochen und aufgefordert, Verhaltensänderungen herbeizuführen, um das Auftreten von Störungen wie z. B. Aids, Depression und Herz-Kreislauf-Erkrankungen zu verhindern. Zu den eingesetzten Techniken gehören Kampagnen in Massenmedien und Aufklärungsprogramme in Schulen. Bei gemeindepsychologischen Programmen wird versucht, ganze Bevölkerungsgruppen zu beeinflussen, nicht einzelne Personen. Es geht darum, gesellschaftliche Veränderungen herbeizuführen.

Zusammenfassung

In der Psychotherapie und in der Forschung müssen rechtliche und ethische Aspekte berücksichtigt werden. Dazu gehören der Schutz von Grundrechten und die informierte Zustimmung des Patienten.

Die Ausbildung zum Psychotherapeuten ist staatlich geregelt. Ihr Ziel ist die Vermittlung von Grundkenntnissen und eine vertiefte Ausbildung in wissenschaftlich anerkannten psychotherapeutischen Verfahren.

In der Psychotherapieforschung wird die Wirksamkeit psychologischer Interventionen bei psychischen Störungen untersucht. Dazu werden Therapiemanuale eingesetzt.

Es gibt verschiedene psychodynamische Therapieformen:

- Die Psychoanalyse versucht, die Verdrängung unbewusster Konflikte aufzuheben.
- Die psychodynamische Kurztherapie legt den Fokus stärker auf die Bewältigung gegenwärtiger Probleme.
- Die Interpersonale Psychotherapie befasst sich besonders mit Beziehungsproblemen.

Verhaltenstherapeutische und kognitive Interventionen befassen sich mit der direkten Veränderung von Verhalten und Kognitionen. Dafür können diverse Verfahren eingesetzt werden, wie z. B. die systematische Desensibilisierung, Verstärkung oder kognitive Methoden.

Wichtig bei allen Psychotherapien ist, dass die Patienten Verbesserungen sich selbst zuschreiben, d. h. eine hohe Selbstwirksamkeitserwartung entwickeln. Bei Paar- und Familientherapien steht eine Verbesserung der Kommunikation im Vordergrund. Die Gemeindepsychologie versucht gesellschaftliche und soziale Veränderungen zur Prävention von Erkrankungen herbeizuführen.

Übungsaufgaben

- Welche Grundrechte haben Patienten und Versuchspersonen, und wie können diese geschützt werden?
- Differenzieren Sie die klassische Psychoanalyse, die psychodynamische Kurztherapie und die Interpersonale Psychotherapie.
- Wie lassen sich Behandlungseffekte stabilisieren und generalisieren, und welche Veränderungen müssen dafür beim Patienten entstehen?

Weiterführende Literatur

- Rechtliche Rahmenbedingungen:
  Zier, J. (2002). Recht für Diplompsychologen. Stuttgart: Kohlhammer.
- Ausbildung zum Psychotherapeuten:
  Hautzinger, M. (2007). Ausbildung in Psychotherapie. In: C. Reimer, J. Eckert, M. Hautzinger & E. Wilke (Hrsg.), Psychotherapie. Ein Lehrbuch für Ärzte und Psychologen. Heidelberg: Springer.
- Psychologische Interventionen:
  Reimer, C., Eckert, J., Hautzinger, M. & Wilke, E. (Hrsg.) (2007). Psychotherapie. Ein Lehrbuch für Ärzte und Psychologen. Heidelberg: Springer.

Teil II

Psychische Störungen

ICD-10 Kapitel V (F)		Behandelte Störungen
F 0	Organische, einschließlich symptomatischer psychischer Störungen	Demenz und Delir – **Kapitel 13**
F 1	Psychische und Verhaltensstörungen durch psychotrope Substanzen	Störungen durch Alkohol, Cannabis, Sedativa, Opiate, Stimulanzien und Halluzinogene – **Kapitel 5**
F 2	Schizophrenie, schizotype und wahnhafte Störungen	Schizophrenie – **Kapitel 6**
F 3	Affektive Störungen	Bipolare affektive Störungen und Depression – **Kapitel 7**
F 4	Neurotische, Belastungs- und somatoforme Störungen	Phobien, generalisierte Angststörung, Zwangsstörung, posttraumatische Belastungsstörung, dissoziative Störungen und somatoforme Störungen – **Kapitel 8**
F 5	Verhaltensauffälligkeiten in Verbindung mit körperlichen Störungen und Faktoren	Essstörungen – **Kapitel 9** Schlafstörungen – **Kapitel 13** Sexuelle Funktionsstörungen – **Kapitel 10**
F 6	Persönlichkeits- und Verhaltensstörungen	Persönlichkeitsstörungen – **Kapitel 11**
		Störungen der Geschlechtsidentität und Störungen der Sexualpräferenz – **Kapitel 10**
F 7	Intelligenzminderung	Intelligenzminderung – **Kapitel 12**
F 8	Entwicklungsstörungen	Frühkindlicher Autismus – **Kapitel 12**
F 9	Verhaltens- und emotionale Störungen mit Beginn in der Kindheit und Jugend	Hyperkinetische Störungen, Störung des Sozialverhaltens und Enuresis – **Kapitel 12**

5 Substanzinduzierte Störungen

Was Sie in diesem Kapitel erwartet

Die Menschen kennen und nutzen schon seit jeher Substanzen, die Schmerzen lindern, die Stimmung verbessern, Entspannung herbeiführen oder andere angenehme Wirkungen hervorrufen. Leider hat der Konsum solcher Substanzen oft verheerende Folgen für Körper und Geist. Daher ist der Konsum einiger besonders gefährlicher psychotroper Substanzen oder Drogen gesetzlich untersagt. Andere sind verschreibungspflichtig und sollten nur auf ärztliche Anweisung konsumiert werden. Dies alles kann jedoch nicht verhindern, dass es zum Missbrauch und zur Abhängigkeit von psychotropen Substanzen kommt. In diesem Kapitel werden die Wirkungen verschiedener Drogen beschrieben. Da wenige Menschen zugeben, dass sie Substanzen missbrauchen, lässt sich die Häufigkeit substanzinduzierter Störungen nur schwer einschätzen. Im zweiten Teil des Kapitels wird versucht zu ergründen, wie es zu Substanzabhängigkeit kommt. Zum Schluss werden Behandlungsmöglichkeiten dargestellt.

5.1 Erscheinungsbild und Epidemiologie substanzinduzierter Störungen

Die wichtigsten Erscheinungsformen substanzinduzierter Störungen sind der schädliche Gebrauch (im DSM-IV Substanzmissbrach) und das Abhängigkeitssyndrom (im DSM-IV Substanzabhängigkeit), wobei der Erstere häufig in den das Letztere übergeht.

Übersicht

Kriterien für schädlichen Gebrauch (F 1x.1)

A. Der Substanzgebrauch verursacht eindeutig körperliche oder psychische Probleme.
B. Die Art der Schädigung lässt sich klar benennen.
C. Die Dauer liegt bei mindestens einem Monat, oder das Verhaltensmuster zeigte sich in den letzten zwölf Monaten wiederholt.
D. Durch dieselbe Substanz wird gleichzeitig keine andere Störung (außer Intoxikation) bedingt.

Kriterien für das Abhängigkeitssyndrom (F 1x.2)

Mindestens drei der folgenden Merkmale bestehen mindestens einen Monat oder zeigten sich in den letzten zwölf Monaten wiederholt:

1. starkes Verlangen oder Zwang, die Substanz zu gebrauchen
2. verringerte Kontrolle über Beginn, Beendigung oder Menge des Konsums der Substanz
3. körperliches Entzugssyndrom bei Reduktion oder Absetzen der Substanz
4. Entwicklung einer Toleranz
5. Einengung auf den Gebrauch der Substanz
6. anhaltender Gebrauch der Substanz trotz der schädlichen Folgen.

Eine weitere substanzinduzierte Störung ist die akute Intoxikation (F 1x.0), bei der durch den Substanzkonsum Störungen von Bewusstsein, Wahrnehmung, Kognition, Affekten oder Verhalten auftreten. Auch das Entzugssyndrom (F 1x.3), das sich je nach Substanz unterschiedlich äußert, kann getrennt vom Abhängigkeitssyndrom diagnostiziert werden.

Epidemiologie. Die Epidemiologie befasst sich mit der Häufigkeit, Verteilung und dem Verlauf von Störungen in der Bevölkerung. Sie ermittelt insbesondere folgende Kennzahlen einer Störung: die Prävalenz, d. h. den Anteil einer Bevölkerung, der zu einem bestimmten Zeitpunkt oder in einem bestimmten Zeitraum an einer Störung leidet; die Inzidenz, d. h. die Anzahl der Neuerkrankungen in einem bestimmten Zeitabschnitt; und das Lebenszeitrisiko, d. h. die Wahrscheinlichkeit, im Laufe des Lebens an einer bestimmten Störung zu erkranken.

Tabelle 5.1 12-Monats-Prävalenz und Lebenszeitrisiko (%) des Abhängigkeitssyndroms in einer repräsentativen deutschen Stichprobe (Wittchen, 2000)

	12-Monats-Prävalenz		Lebenszeitrisiko	
	Männer	Frauen	Männer	Frauen
Alkoholabhängigkeit	3.9	1.0	9.4	2.1
Abhängigkeit von illegalen Substanzen	0.5	0.2	0.9	0.8
Abhängigkeit von irgendeiner Substanz	14.6	10.3	24.7	15.3

5.1.1 Alkohol

In der Literatur werden der schädliche Gebrauch von Alkohol und die Alkoholabhängigkeit nicht immer differenziert. Allerdings gibt es Symptome, die erst beim Bestehen eines Abhängigkeitssyndroms auftreten. Dazu zählen vor allem:

- **Entzugssyndrom:** Beim Absetzen oder Reduzieren des Alkoholkonsums können Tremor von Händen, Zunge oder Augenlidern, Schwitzen, Übelkeit, Erhöhung von Puls und Blutdruck, Ruhelosigkeit, Kopfschmerzen, Schlafstörungen, Schwächegefühl, vorübergehende Wahrnehmungsstörungen und Krampfanfälle auftreten.
- **Toleranzsteigerung:** Durch andauernden starken Alkoholkonsum steigt die Toleranz. Das bedeutet, dass bei gleichbleibendem Konsum weniger Anzeichen von Trunkenheit auftreten und der Blutalkoholspiegel erstaunlich niedrig ist. Der Körper passt sich an den Alkohol an und verarbeitet ihn effizienter.
- **Kontrollverlust:** Bei Alkoholabhängigkeit äußert sich der Kontrollverlust darin, dass die Betroffenen es nicht schaffen, gar nichts, weniger oder nur zu bestimmten Zeiten zu trinken. Stattdessen trinken manche so viel, dass sie später eine Amnesie bezüglich ihres Rauschzustandes haben.

Infolge eines starken Alkoholkonsums kommt es häufig zu Problemen im sozialen und beruflichen Umfeld. So ist fast die Hälfte aller Autounfälle durch übermäßigen Alkoholkonsum mit bedingt, und bei mehr als der Hälfte aller Morde, Vergewaltigungen, Überfälle und Gewaltakte in der Familie ist Alkohol im Spiel.

Unmittelbare Wirkungen von Alkoholkonsum

Alkohol stimuliert GABA-Rezeptoren und führt so zu Spannungsminderung, erhöht den Dopamin- und Serotoninspiegel und hebt so die Stimmung an und hemmt Glutamatrezeptoren

und verursacht so kognitive Störungen. Nach dem Konsum wird ein Großteil des Alkohols in der Leber abgebaut. Da diese stündlich nur etwa 15 Gramm abbauen kann, bleibt der Rest im Blut. Verschiedene Faktoren wie die Alkoholmenge, das Gewicht des Trinkenden, die Nahrungsmenge im Magen und die Funktionstüchtigkeit der Leber beeinflussen den Blutalkoholspiegel.
Alkohol besitz eine Zwei-Phasen-Wirkung: Er wirkt zunächst anregend und verursacht ein Gefühl des Wohlbefindens, während der Alkoholspiegel ansteigt. Beginnt dieser jedoch zu sinken, wirkt der Alkohol sedierend und verursacht negative Emotionen. Außerdem bewirkt Alkoholkonsum Störungen der Denkprozesse, der motorischen Koordination und des Gleichgewichts sowie der Sprache und des Sehvermögens.

Langfristige Wirkungen anhaltenden Alkoholkonsums

Neben psychischen Problemen verursacht chronisches Trinken auch körperliche Schädigungen. Da Alkohol dem Körper Kalorien zuführt, schränken Alkoholiker ihre Nahrungsaufnahme ein. Deshalb und weil Alkohol zudem keine Nährstoffe enthält und die Verdauung beeinträchtigt, kommt es zur Unterernährung. Durch chronischen Mangel an B-Vitaminen kann es zum amnestischen bzw. Korsakow-Syndrom kommen, d. h. zu Störungen des Kurzzeitgedächtnisses und der Fähigkeit, sich an vergangene Ereignisse zu erinnern. Außerdem kann es durch chronisches Trinken zur Leberzirrhose kommen. Dabei vernarbt die Leber infolge einer Einlagerung von Fett und Proteinen, die zum Absterben der Leberzellen führt. Leberzirrhose ist tödlich.
Weitere Folgen von Alkoholismus sind Herz-Kreislauf-Erkrankungen, Schädigungen der endokrinen Drüsen, der Bauchspeicheldrüse und der Hirnzellen sowie eine Beeinträchtigung des Immunsystems. In der Schwangerschaft kann starkes Trinken zu körperlicher und geistiger Behinderung beim Kind führen. Es kann zu Wachstumsverzögerungen und Fehlbildungen an Gesicht, Schädel und Gliedmaßen kommen. Man spricht hierbei von Alkoholembryopathie.

Fallbeispiel

Herr M. ist 42 Jahre alt. Schon seit seiner Jugend konsumiert er regelmäßig Alkohol. Früher war es noch hauptsächlich Bier, doch inzwischen trinkt er zwei Flaschen Wein am Tag. Er ist arbeitslos, da er wegen seines Alkoholkonsums und seiner Gedächtnisausfälle zum dritten Mal seinen Arbeitsplatz verloren hat. Außerdem ist er geschieden und lebt alleine; seine Ex-Frau hat ihn verlassen, weil er sie im Rausch geschlagen hat. Körperlich ist Herr M. in einer schlechten Verfassung; er hat Bluthochdruck, ist unterernährt, und seine Leber ist verfettet.

Verbreitung von Alkoholismus. Die Lebenszeitprävalenz von Alkoholproblemen wird in unserer Bevölkerung bei Männern auf ca. 20 % und bei Frauen auf ca. 8 % geschätzt (Kessler et al., 1994; Wittchen, 2000). Der exzessive Alkoholkonsum beginnt häufig schon in der Jugend. Im Alter nimmt die Prävalenz des Alkoholabhängigkeitssyndroms wieder ab, einerseits weil viele Alkoholiker früh sterben und andererseits weil einige es schaffen, abstinent zu werden.

5.1.2 Cannabis

Die getrockneten Blätter und Blüten der Hanfpflanze Cannabis sativa werden als Marihuana bezeichnet. Durch Pressen des von der Pflanze abgesonderten Harzes erhält man Haschisch, das einen höheren Wirkstoffgehalt hat. Der wichtigste chemische Wirkstoff von Cannabis ist Tetrahydrocannabinol (THC), das Endocannabinoidrezeptoren im Gehirn stimuliert.

Wirkungen von Cannabis. Cannabis wird konsumiert (meistens geraucht), weil es die Sinneswahrnehmungen intensiviert und zu einer entspannten und kontaktfreudigen Stimmung führt. In hohen Dosen kann es jedoch zu Stimmungsschwankungen, Aufmerksamkeits- und Gedächtnisstörungen und einem verlangsamten Zeitgefühl kommen. In Extremfällen können Halluzinationen oder Panik auftreten. Häufig wird mehr konsumiert als gewollt, weil die Wirkung zeitverzögert einsetzt.

Durch den Konsum von Cannabis kommt es zu kognitiven Beeinträchtigungen, insbesondere des Kurzzeitgedächtnisses. Auch psychomotorische Fertigkeiten, die beispielsweise beim Autofahren wichtig sind, werden beeinträchtigt. Infolge jahrelangen regelmäßigen Konsums kann es zu dauerhaften Gedächtnisstörungen kommen (Millsaps et al., 1994). Körperlich gesehen kann Cannabis für Menschen mit Herzproblemen gefährlich werden, da es den Puls beschleunigt. Außerdem wird die Lunge durch die Inhalation geschädigt.

! Im Gegensatz zur landläufigen Meinung kann Cannabiskonsum außer zu psychischer auch zu einer körperlichen Abhängigkeit führen. Dies äußert sich in der Entwicklung einer Toleranz.

Verbreitung des Cannabiskonsums. Vor allem bei Jugendlichen und jungen Erwachsenen ist der Cannabiskonsum in den letzten Jahrzehnten angestiegen (Simon et al., 1999). Über 20 % der Erwachsenen (bis 39 Jahre) in unserer Bevölkerung geben an, schon mindestens einmal Cannabis konsumiert zu haben. Etwa 5 % gelten nach neuesten Zahlen (Suchtbericht 2006) als regelmäßige Cannabiskonsumenten. Allerdings liegt das Lebenszeitrisiko für die Entwicklung einer Abhängigkeit nur bei 0,5 % (Wittchen, 2000).

5.1.3 Sedativa und Opiate

Sedativa, auch Beruhigungsmittel, Tranquilizer, Anxiolytika oder Hypnotika genannt, verlangsamen die Aktivität des Körpers und vermindern die Reaktionsbereitschaft. Zu dieser Substanzgruppe gehören Opiate, d. h. Opium (das aus Schlafmohn gewonnen wird) und die daraus entwickelten Substanzen Morphium und Heroin, sowie die synthetischen Barbiturate und Benzodiazepine wie Larazepam (Tavor) und Diazepam (Valium).

Wirkungen von Opiaten

Opiate wirken beruhigend, schmerzlindernd, euphorisierend und schlafanstoßend. Sie stimulieren Opioidrezeptoren im Gehirn, die körpereigene Opioide (Endorphine und Enkephaline) freisetzen.

! Opiate haben ein hohes Suchtpotential. Es kommt zur Entwicklung einer Toleranz und zu Entzugserscheinungen.

Heroin wirkt besonders schnell; unmittelbar nach der Injektion erleben die Konsumenten den sog. „Rush“, d. h. ein warmes, ekstatisches Gefühl. In den Stunden danach fühlen sie sich selbstbewusst und sorgenfrei, doch dann fällt die Stimmung ab. Zu den Entzugssymptomen bei Heroinsucht, die schon acht Stunden nach einer Injektion auftreten können, gehören Niesen, Tränenfluss, Muskelschmerzen, Übelkeit und Erbrechen, Gähnen und ein Anstieg von Herzfrequenz und Blutdruck. Möglicherweise treten Muskelzuckungen und Krämpfe, Hitzewellen und Kälteschauer sowie Durchfall und Schlafstörungen auf. Die Symptome, die etwa drei Tage anhalten, verschlimmern sich in den ersten 36 Stunden und lassen dann langsam nach. Da Heroin heute in einer gummiartigen Form erhältlich ist, die zu 25 bis 50 % pur ist, besteht die erhöhte Gefahr einer tödlichen Überdosis.

Langzeitfolgen des Heroinkonsums. Unter Heroinabhängigen ist die Mortalität deutlich erhöht, etwa durch Suizid, Unfälle oder eine Überdosis. Die Beschaffung und der Konsum des Heroins werden zum Lebensmittelpunkt, so dass es häufig zur Zerstörung sozialer Beziehungen und zu Kriminalität kommt. Bei gemeinsamer Benutzung von Spritzen erhöht sich die Gefahr für eine HIV-Infektion.

Verbreitung des Heroinkonsums. Während Heroin früher v. a. in unteren sozialen Schichten in den Städten konsumiert wurde, ist es inzwischen bei vielen jungen Menschen aus der Mittelschicht beliebt. In den Jahren 1992 bis 1999 war in Deutschland ein bedenklicher Anstieg des Heroinkonsums zu verzeichnen (Simon et al., 1999). Aktuell sind die Zahlen wieder rückläufig (Suchtbericht 2006).

Wirkungen von synthetischen Sedativa

Barbiturate und Benzodiazepine sind synthetische Sedativa. Benzodiazepine werden als Schlaf- und Entspannungsmittel (Tranquilizer) verordnet. Barbiturate sind wegen ihrer hohen Risiken nicht mehr gebräuchlich. Synthetische Sedativa werden häufig missbraucht. In geringen Dosen wirken sie muskelentspannend, angstlösend und leicht euphorisierend. In hohen Dosen kommt es zu undeutlicher Sprache, Gehunsicherheiten und Störungen von Konzentration und Urteilskraft. Außerdem können Reizbarkeit und Aggressivität auftreten. Bei sehr hohen Dosen können Sedativa tödlich sein. Insbesondere die Kombination mit Alkohol kann tödlich enden.
Nach längerer Einnahme entwickelt sich eine Toleranz, es kommt zu Kontrollverlust, und beim Absetzen der Substanz kommt es zu schweren Entzugserscheinungen. Dazu gehören u. a. Wahrnehmungsstörungen und Paranoia, Unruhe und Krampfanfälle, Übelkeit, Schwächegefühle, Kopfschmerzen und Schlaflosigkeit. Abruptes Absetzen kann sogar zum Tod führen.

5.1.4 Stimulanzien

Stimulanzien haben eine anregende Wirkung, die zu erhöhter Wachheit und motorischer Aktivität führt. Bei Amphetaminen handelt es sich um synthetische (meist illegal produzierte) Substanzen, wohingegen Kokain, das aus Kokablättern gewonnen wird, ein natürliches Stimulans ist.

Wirkungen von Amphetaminen

Amphetamine bewirken eine Freisetzung von Dopamin und Noradrenalin und eine Blockade ihrer Wiederaufnahme. Dadurch kommt es zu einem beschleunigten Herzschlag, erhöhter Wachheit, einer Hemmung der Darmfunktionen und einer Appetitzügelung. Außerdem werden die Konsumenten in eine euphorische Stimmung versetzt und fühlen sich voller Energie und

Selbstvertrauen. In hohen Dosen können Erregung, Nervosität, Verwirrung, Kopfschmerzen, Benommenheit, Schlaflosigkeit, Argwohn und Aggressivität auftreten. Dauer und Intensität der Wirkungen lassen sich bei illegal synthetisierten Amphetaminen aufgrund der unbekannten Zusammensetzung kaum abschätzen. Bei regelmäßigem erhöhtem Konsum können sich paranoide Wahnvorstellungen entwickeln.

! Beim Konsum von Amphetaminen steigt die Toleranz sehr schnell an, so dass immer höhere Dosen benötigt werden, um die anregende Wirkung zu erleben.

Ecstasy. Auch die Designerdroge Ecstasy, die aus Methylendioxyamphetaminen gewonnen wird, kann den Amphetaminen zugeordnet werden. Ecstasy ist insbesondere in der Techno-Szene beliebt und wirkt durch die Freisetzung von Serotonin aufputschend und euphorisierend. Es kann auch zu Wahrnehmungsveränderungen, z. B. Halluzinationen, kommen. Zu den unangenehmen Wirkungen können Muskelspannung, Übelkeit, Angst, Niedergeschlagenheit, Wahnvorstellungen und Verwirrung gehören. Eine Überdosis kann tödlich enden.

Wirkungen von Kokain

Kokain blockiert die Wiederaufnahme von Dopamin in mesolimbischen Teilen des Gehirns und verursacht so ein Hochgefühl. Außerdem werden Schmerzen gelindert, das sexuelle Verlangen steigt, und die Konsumenten fühlen sich selbstsicher und unermüdlich. Durch Überdosierung kann es zu Schüttelfrost, Übelkeit, Paranoia und Halluzinationen kommen. Da Kokain gefäßverengend wirkt, erhöht sich die Gefahr für Herz- oder Schlaganfälle. Infolge anhaltenden Konsums entwickeln sich Reizbarkeit, paranoide Gedanken sowie Schlaf- und Essstörungen. Dadurch verschlechtern sich auch die sozialen Beziehungen. Die Entzugssymptome beim Absetzen, wie Lethargie, starkes Verlangen nach Kokain, Schlafstörungen und unangenehme Träume, sind schwerwiegend. Bei häufigem Konsum während der Schwangerschaft werden die Kinder schwer beeinträchtigt und kommen häufig bereits von der Droge abhängig zur Welt.

Konsumformen von Kokain. Kokain wird geschnupft, geschluckt oder injiziert. Durch Erhitzung mit Lösungsmitteln (Chloroform, Salmiakgeist, Äther) wird das Kokain gereinigt, und man erhält die sog. „Freebase". Diese wird geraucht und wirkt schnell und intensiv. Nach einem ca. zweiminütigen Hoch folgen Unruhe und Unbehagen. Bei „Crack" handelt es sich um eine Form der Freebase, die durch Aufkochen von Kokainhydrochlorid und Natriumhydrogencarbonat einfach und gefahrlos zu erzeugen ist und länger wirkt als Freebase. Crack muss als eine der gefährlichsten Drogen angesehen werden, da der Konsum sehr schnell zur Abhängigkeitsentwicklung führt.

Verbreitung des Kokainkonsums. Nach Schätzungen liegt der Jahresverbrauch in Deutschland bei 20 Tonnen Kokain. Im internationalen Vergleich liegt der Verbrauch damit im Mittelfeld; die USA nehmen hier den Spitzenplatz ein. Im Jahresbericht der Europäischen Beobachtungsstelle für Drogen und Drogensucht wird für das Jahr 2007 eine Zunahme der Kokainkonsumenten von ca. 3,5 Millionen 2006 auf 4,5 Millionen 2007 festgestellt. In Deutschland muss unter den unter 40-Jährigen von ca. 1 % Kokainabhängigen ausgegangen werden (Suchtbericht 2006).

5.1.5 Halluzinogene

Der Haupteffekt von Halluzinogenen liegt in der Erzeugung von Halluzinationen. Subjektiv erfahren die Konsumenten eine Bewusstseinserweiterung, die häufig als „Trip“ bezeichnet wird. Wichtige Halluzinogene sind LSD, Meskalin und Psilocybin. Zwar sind beim Absetzen von Halluzinogenen keine Entzugssymptome feststellbar, doch trotzdem entwickelt sich eine Toleranz.

Wirkungen von Halluzinogenen. Neben Halluzinationen kann es durch den Konsum von Halluzinogenen zu Angst und Paranoia, Stimmungslabilität, Depersonalisations- und Derealisationserfahrungen, Impulsivität sowie zu körperlichen Symptomen wie Zittern und Herzrhythmusstörungen kommen.

Die Wirkung hängt auch davon ab, welche Erwartungen die Konsumenten hegen und in welcher Umgebung sie sich befinden. Wenn sie Angst empfinden, ist die Gefahr für sog. „Horrortrips“ erhöht. Das bedeutet, dass die Betroffenen panikartige Zustände erleiden. Auch nachdem die pharmakologische Wirkung abgeklungen ist, können die psychedelischen Erfahrungen als sog. „Flashbacks“ wieder auftreten – auch noch Wochen oder Monate nach dem Konsum der jeweiligen Droge, besonders in Zeiten einer Krise.

5.2 Ätiologie substanzinduzierter Störungen

Substanzabhängigkeit wird allgemein als das Ergebnis einer Entwicklung gesehen (s. Abbildung 5.1). Jedoch macht nicht jeder Betroffene alle Stufen durch. Verschiedene soziokulturelle, psychische und biologische Faktoren können bei der Entstehung von schädlichem Gebrauch und Abhängigkeit von psychoaktiven Substanzen eine Rolle spielen.

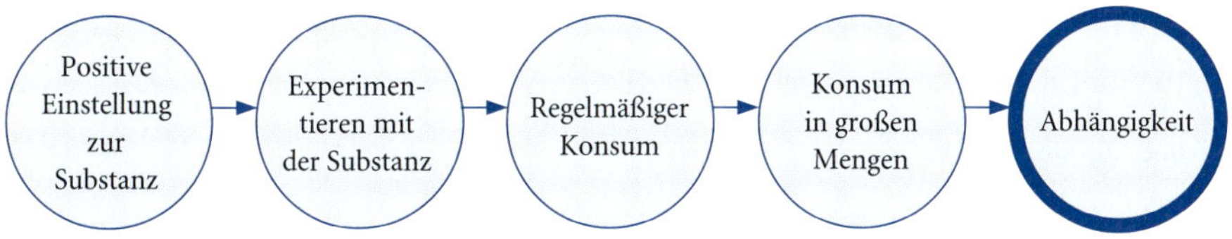
Positive Einstellung zur Substanz
Experimentieren mit der Substanz
Regelmäßiger Konsum
Konsum in großen Mengen
Abhängigkeit

Abbildung 5.1 Stufen in der Entstehung von Substanzabhängigkeit

5.2.1 Soziokulturelle Faktoren

Es gibt zwischen verschiedenen Ländern und Kulturen Unterschiede in der Akzeptanz des Alkoholkonsums. Daher überrascht es nicht, dass die kulturelle Umgebung die Wahrscheinlichkeit beeinflusst, Alkohol zu trinken und zu missbrauchen. In Zusammenhang mit der Akzeptanz einer Substanz steht in der Regel ihre Zugänglichkeit. In Deutschland können schon 16-Jährige Bier und Wein in jedem Supermarkt käuflich erwerben. In Holland wird Cannabis in Coffee-Shops verkauft. Durch die leichte Zugänglichkeit steigt der Konsum dieser Substanzen.

Auch die familiäre Umgebung beeinflusst Konsummuster. So trinken z. B. Kinder von Eltern, die viel trinken, selbst auch mehr Alkohol; Probleme und Konflikte in der Familie begünstigen Drogenkonsum. Daneben spielt auch das soziale Umfeld eine wichtige Rolle. So fördert die Peergroup bei Jugendlichen u. a. den Konsum von Nikotin, Alkohol und Marihuana (z. B. Wills & Cleary, 1999). In niedrigen sozialen Schichten ist der schädliche Gebrauch von Heroin und Crack erhöht. Auch Medien wie Fernsehen und Internet beeinflussen z. B. durch Werbung für Alkohol, Zigaretten und Medikamente den Substanzkonsum in der Bevölkerung.

5.2.2 Psychische Faktoren

Ein Hauptgrund für Drogenkonsum liegt in der Veränderung der Stimmung. Viele der beschriebenen Substanzen fördern positive und mildern negative Affekte. Die meisten Studien zur Minderung negativer Affekte und zur Spannungsreduktion befassen sich mit Alkohol. Es zeigte sich dabei, dass Menschen erwarten, durch Alkohol Stress und Ängste abzubauen, und deshalb verstärkt zur Flasche greifen (Tran et al., 1997).

Auch die persönlichen Überzeugungen über die (geringe) Schädlichkeit und Häufigkeit des Konsums einer Substanz beeinflussen ihren Gebrauch. So überschätzen z. B. regelmäßige Konsumenten von Alkohol und Zigaretten die Häufigkeit des Alkohol- und Zigarettenkonsums bei anderen (Jackson, 1997).

Man vermutet, dass gewisse Persönlichkeitsmerkmale zu verstärktem Drogenkonsum prädisponieren. Ängstlichkeit und die Suche nach Neuem („Sensation Seeking") sind Prädiktoren für den Konsum von Alkohol, Nikotin und illegalen Drogen. Die dissoziale Persönlichkeitsstörung steht allgemein im Zusammenhang mit Drogenkonsum (Ball et al., 1994).

5.2.3 Biologische Prozesse

Positive Reize wie Essen, Sexualität und Musik aktivieren das mesokortikolimbische Belohnungssystem. Es kommt zur Ausschüttung von Dopamin und Endorphinen und dadurch zur Empfindung positiver Emotionen. Suchterzeugende Substanzen bewirken eine noch stärkere Aktivierung, so dass die Konsumenten eine starke Euphorie erleben. Daher gilt das mesokortikolimbische Belohnungssystem als hauptverantwortlich für die verstärkende Wirkung von Alkohol und anderen Drogen.

Fokus

Genetische Faktoren bei Alkoholismus

Aus Familien-, Zwillings- und Adoptionsstudien geht hervor, dass bei Alkoholismus eine genetische Diathese vorliegt. Man vermutet, dass die Neigung zur Alkoholtoleranz vererbt wird. Eine geringe subjektive Intoxikation und geringere Gleichgewichtsprobleme (Schwanken des Körpers beim Stehen) nach dem Genuss von Alkohol haben sich als Prädiktoren für die Entwicklung von Alkoholismus erwiesen (Schuckit, 1994). Um zum Alkoholiker zu werden, muss man große Mengen trinken; und wenn man nur eine geringe Wirkung von Alkohol spürt, trinkt man mehr. Söhne von Alkoholikern erleben eine stärkere Spannungsminderung durch Alkohol als Kontrollprobanden, solange ihr Blutalkoholspiegel ansteigt. Beginnt er wieder zu sinken, spüren sie jedoch weniger von den sedierenden und negativen Wirkungen des Alkohols (Newlin & Thompson, 1990).

5.3 Therapie substanzinduzierter Störungen

5.3.1 Prävention

Angesichts der schwerwiegenden Folgen von substanzinduzierten Störungen für die Betroffenen und ihr Umfeld kommt der Prävention eine hohe Bedeutung zu. Präventionsprogramme in Schulen zielen darauf ab, soziale Fertigkeiten und das Selbstwertgefühl von Jugendlichen zu verbessern sowie ihnen beizubringen, in Versuchungssituationen nein zu sagen („soziale Immunisierung"). Durch Warnungen auf Verpackungen und Informationen der Verbraucher über schädliche Folgen von Nikotin und Alkohol wird versucht, die Bevölkerung zu sensibilisieren. Das Verbot von Rauchen in öffentlichen Einrichtungen, Gaststätten und Verkehrsmitteln soll helfen, vom Nikotin loszukommen, bzw. dort eine Modellwirkung verhindern. Im Fernsehen und anderen Medien warnen berühmte Persönlichkeiten vor Drogen. Trotz allem bleiben legale und illegale Drogen ein großes Problem in unserer Gesellschaft.

5.3.2 Therapie von Alkoholismus

Die erste Schwierigkeit bei der Therapie von Alkoholismus besteht darin, dass die Trinkenden in der Regel leugnen, ein Problem zu haben. Häufig kommt ihr Problem erst zutage, wenn berufliche, familiäre oder auch körperliche Schwierigkeiten überhand nehmen. Es erfordert viel Geschick, die Betroffenen zur Einsicht zu bringen.

Entgiftung

Der Alkoholentzug bzw. die Entgiftung in einer Klinik dauert etwa einen Monat. Einzel- und Gruppentherapien sollen den Betroffenen dabei helfen, „trocken" zu werden. Gelegentlich werden wegen der Entzugssymptome Tranquilizer eingesetzt. Auch Clonidin, das den Blutdruck durch Verminderung der noradrenergen Aktivität senkt, wird bei Alkohol, Opiaten und Nikotin zum Abbau von Entzugssymptomen eingesetzt. Zwar kann eine Entgiftung auch ambulant durchgeführt werden, doch bei einem schwierigen sozialen Umfeld und beim Vorliegen weiterer psychischer Probleme ist eine Klinikbehandlung unbedingt angezeigt.

Tabelle 5.2 Medikamente zur Reduktion des Alkoholverlangens

Substanz	Wirkung
Disulfiram (Antabus)	Führt zu Alkoholintoleranz und daher in Verbindung mit Alkohol zu heftigem Erbrechen.
Naltrexon und **Naloxon**	Opiatantagonisten, die sich an Opiatrezeptoren binden und so die Wirkung von Opiaten und Endorphinen aufheben.
Buspiron	Serotoninantagonist, der die Freisetzung von Serotonin blockiert.

Medikamente zur Reduktion des Alkoholverlangens (s. Tabelle 5.2) sind mit dem Risiko unerwünschter Nebenwirkungen verbunden, zumal Alkoholiker häufig eine geschädigte Leber haben. Außerdem sind sie nur von Nutzen, solange die Betroffenen sie einnehmen. Medikamentöse Maßnahmen sollten nur in Ergänzung zu psychologischen Interventionen zum Einsatz kommen. Generell wichtig ist die Unterstützung der Patienten in beruflichen und privaten Angelegenheiten.

Verhaltensorientierte und kognitive Interventionen

Kognitiv-verhaltensorientierte Interventionen sind bei Alkoholismus besonders wirksam. Dazu gehören z. B. Trainings zur Erhöhung sozialer Fertigkeiten und der Selbstsicherheit, um Patienten beizubringen, auf Alkohol zu verzichten und neue Kontakte zu knüpfen. In der Kontingenzmanagement-Therapie lernen Patienten und ihr Umfeld (z. B. Familienmitglieder), mit dem Trinken unvereinbare Verhaltensweisen (z. B. das Einnehmen von Antabus) zu verstärken. Darauf baut das selbstkontrollierte Verhaltenstraining auf, das Reizkontrolle, Veränderung des Trinkverhaltens und Belohnung von Abstinenz beinhaltet. Ein wichtiges Ziel ist dabei, dass der Therapeut den Patienten dazu bringt, die Methoden in Eigenverantwortung anzuwenden.

Kontrolliertes Trinken. Manche Alkoholiker können lernen, Alkohol in Maßen zu genießen, anstatt völliger Trunkenheit zu verfallen oder abstinent zu bleiben. Dies wird erreicht durch Selbstsicherheits-, Entspannungs- und Stressmanagement-Trainings. Die Therapeuten betonen dabei die persönliche Verantwortung der Patienten für ihr Trinkverhalten. Zudem vermitteln sie, welche negativen Konsequenzen exzessives Trinken hat.

Rückfallprophylaxe. In Zeiten von beruflichem und privatem Stress ist die Wahrscheinlichkeit für Rückfälle erhöht. Daher ist es wichtig, dass die Patienten lernen, Stress zu vermeiden bzw. zu bewältigen. Kommt es trotzdem zu einem Fehltritt, sollte dieser nicht als Katastrophe, sondern als Lernerfahrung gesehen werden (Marlatt & Gordon, 1985). Die Patienten sollten einen Fehltritt nicht persönlichem Versagen zuschreiben, sondern externen Faktoren wie z. B. belastenden Lebensereignissen. Das Ziel in der Therapie besteht darin, aus einem Fehltritt keinen Rückfall werden zu lassen.

Paar- und Familientherapie

Da Alkoholismus in der Regel zu partnerschaftlichen und familiären Problemen führt (oder auch damit zusammenhängt), kann eine Paar- oder Familientherapie indiziert sein. Eine solche Therapie befasst sich nicht nur mit der Veränderung des Trinkverhaltens, sondern auch mit Problemen in Partnerschaft und Familie. Soziale Unterstützung durch die Familie kann sehr hilfreich im Umgang mit Alkoholismus sein. Eine andere Form der sozialen Unterstützung bieten Selbsthilfegruppen.

Fokus

Die Anonymen Alkoholiker

Die Anonymen Alkoholiker (AA), die 1935 gegründet wurden, sind die größte und bekannteste Selbsthilfegruppe der Welt. Um überhaupt aufgenommen zu werden, müssen die Betroffenen eingestehen, dass sie Alkoholiker sind. Die AA vertreten die Überzeugung, dass Alkoholismus eine unheilbare Krankheit ist, so dass man ständig wachsam sein muss, um dem Alkohol zu widerstehen. Durch gegenseitige Unterstützung und Verständnis bietet die Gruppe ihren Mitgliedern Halt. Die Gruppe erachtet den Glauben und das Vertrauen in eine höhere Instanz („Gott") als besonders wichtig, um Abstinenz zu erreichen.

In der Therapie von Alkoholismus ist zu berücksichtigen, dass Menschen aus sehr unterschiedlichen Gründen zur Flasche greifen. Außerdem können weitere psychische Störungen wie Angststörungen, Depressionen und die dissoziale Persönlichkeitsstörung vorliegen, welche die Behandlung erschweren.

5.3.3 Therapie von Drogenabhängigkeit

Die erste Maßnahme in der Therapie von Drogenabhängigkeit ist die Entgiftung. Wegen der Entzugssymptome (vgl. 5.1) sollte dies unter ärztlicher Aufsicht geschehen. Zur Linderung können Medikamente wie Clonidin eingesetzt werden.

Biologische Therapien

Bei Heroinabhängigkeit wird häufig eine Heroinsubstitution durchgeführt. Das heißt, die Betroffenen erhalten chemische Substanzen, die das Verlangen nach der Droge ersetzen, da sie sich an die gleichen Rezeptoren binden. Solche Heroinsubstitute sind z. B. Methadon, Levomethadon und Buprenorphin. Sie machen zwar auch abhängig, haben aber den Vorteil, dass sie legal sind. Sie werden unter Aufsicht oral eingenommen und schrittweise abgesetzt. Da Heroinsubstitute keine euphorische Stimmung verursachen, verfallen viele Abhängige schnell wieder dem Heroin. Deshalb ist eine zusätzliche psychologische Betreuung wichtig.
Eine weitere Möglichkeit der Behandlung von Heroinabhängigkeit stellen Opiatantagonisten wie Naloxon dar. Diese blockieren die Opiatrezeptoren und verhindern so, dass die Abhängigen, wenn sie wieder Heroin nehmen, seine euphorisierende Wirkung erleben.

> ! Bei allen biologischen Behandlungsformen ist die Medikamenten-Compliance entscheidend für den Behandlungserfolg.

Psychologische Therapien

Mit Hilfe kognitiv-verhaltenstherapeutischer Methoden kann man Drogenabhängigen beibringen, riskante und verlockende Situationen zu vermeiden und alternative Verhaltensweisen zu Drogenkonsum zu entwickeln. Wichtig ist auch bei illegalen Drogen, Fehltritte nicht als Katastrophen zu sehen. Zudem ist es hilfreich, Drogenabstinenz zu belohnen.

Therapeutische Wohngemeinschaften

Ein wichtiges Hindernis, „clean" zu bleiben, stellt das soziale Umfeld der Betroffenen dar. Das ehemalige Umfeld erinnert sie häufig daran, wie es war, Drogen zu nehmen, und kann das Verlangen danach wieder auslösen. Therapeutische Wohngemeinschaften bieten die Möglichkeit, diesem Umfeld zu entkommen. Nach dem Selbsthilfeprinzip lernen Süchtige, ein Leben ohne Drogen zu führen. Sie brechen frühere Kontakte ab und werden damit konfrontiert, die Verantwortung für ihr Leben zu übernehmen. Andere ehemals Abhängige dienen als Vorbilder, und es besteht immer ein Hilfsangebot. Wichtig ist auch, dass die Betroffenen akzeptiert und nicht stigmatisiert werden.

Zusammenfassung

Die wichtigsten Erscheinungsformen substanzinduzierter Störungen sind der schädliche Gebrauch und das Abhängigkeitssyndrom. Ersterer beinhaltet körperliche oder psychische Probleme durch den Gebrauch einer Substanz. Beim Abhängigkeitssyndrom besteht zudem ein so starkes Verlangen nach der Substanz, dass sie trotzdem weiterhin missbraucht wird. Weitere wichtige Merkmale der Abhängigkeit sind Toleranz- und Entzugserscheinungen. Verschiedene psychotrope Substanzen können zu Störungen führen:

- Alkohol wirkt zunächst anregend und verursacht ein Gefühl des Wohlbefindens. Dann jedoch kommt es zur Sedierung und zu negativen Emotionen. Langfristig können körperliche Schädigungen auftreten.
- Cannabis wird konsumiert, um die Wahrnehmung zu intensivieren sowie Entspannung und Kontaktfreude herbeizuführen. Langfristig kann es zu Gedächtnisstörungen kommen.

- Sedativa und Opiate wirken beruhigend, schmerzlindernd und euphorisierend. Sie machen aber schnell abhängig.
- Stimulanzien wirken anregend und euphorisierend und machen auch schnell abhängig.
- Halluzinogene erzeugen Halluzinationen und Bewusstseinsveränderungen. Besondere Risiken sind Horrortrips und Flashbacks.

In der Entstehung substanzinduzierter Störungen spielen soziokulturelle, psychologische und biologische Faktoren eine Rolle. Bei Alkoholismus ist eine genetische Diathese belegt.

In der Therapie von Alkohol- und Drogenabhängigkeit kommen verschiedene Methoden und Prinzipien zum Einsatz:

- An erster Stelle steht die Entgiftung.
- Durch verschiedene chemische Substanzen lässt sich das Verlangen nach erneutem Konsum von Alkohol und Drogen lindern.
- Biologische Verfahren sollten jedoch durch psychologische ergänzt werden.
- Zur Rückfallprophylaxe müssen die Abhängigen lernen, ihr Leben ohne die suchterzeugenden Substanzen zu bewältigen.
- Kognitiv-verhaltensorientierte Therapien können dabei hilfreich sein.
- In Paar- und Familientherapien können Beziehungsprobleme gelindert und soziale Unterstützung gefördert werden.
- Das Prinzip der Selbsthilfe, das z. B. in therapeutischen Wohngemeinschaften vermittelt wird, kann nützlich sein.

Durch Prävention wird versucht, die Entwicklung substanzinduzierter Störungen zu verhindern.

Übungsaufgaben

- Beschreiben Sie die Wirkungen von Alkohol, Cannabis, Sedativa und Opiaten, Stimulanzien und Halluzinogenen.
- Welche Faktoren spielen in der Ätiologie substanzinduzierter Störungen eine Rolle?
- Welche biologischen und psychologischen Interventionen werden in der Behandlung von Alkoholismus eingesetzt?

Weiterführende Literatur

- Aktuelle Informationen über Drogen, ihre Wirkungen, Gefahren und Verbreitung:
  Deutsche Hauptstelle für Suchtfragen (2007). Suchtbericht 2006 (www.dhs.de)
- Entstehung, Konsequenzen, Behandlung von Alkoholproblemen:
  Lindenmeyer, J. (2005). Lieber schlau als blau. Wissenswertes über Alkohol und Alkoholprobleme. Weinheim: Beltz PVU.
- Verhaltenstherapeutische Interventionen bei Alkoholabhängigkeit:
  Burscheidt, W. (2001). Integrierte Verhaltenstherapie bei Alkoholabhängigkeit. Heidelberg: Springer.

6 Schizophrenie

Was Sie in diesem Kapitel erwartet

Kaum eine andere psychische Störung ist mit so vielen gesellschaftlichen Vorurteilen behaftet wie die Schizophrenie. Betroffene leiden auch heute noch daran, als verrückt oder wahnsinnig eingestuft zu werden. Die Schizophrenie ist eine schwere psychische Erkrankung, die Denken, Empfinden und Verhalten oft ein ganzes Leben lang beeinträchtigt. Obwohl sie schon seit über 100 Jahren erforscht wird, ist noch nicht bekannt, wie eine vollständige Heilung erreicht werden kann. Von radikalen Eingriffen wie Insulinkomatherapie und Durchtrennung von Verbindungsbahnen im Gehirn (sog. präfrontale Lobotomie) ist man mittlerweile abgekommen. Durch Antipsychotika (sog. Neuroleptika) und psychologische Interventionen lassen sich Remission bzw. deutliche Besserungen erzielen. In diesem Kapitel soll zunächst das Erscheinungsbild der Erkrankung beschrieben werden. Anschließend werden ätiologische Ansätze und Therapiemöglichkeiten ausgeführt.

6.1 Erscheinungsbild und Epidemiologie der Schizophrenie

Die Schizophrenie ist eine der schwerwiegendsten psychischen Störungen. Es gibt jedoch kein zentrales Symptom, das für eine Diagnose vorhanden sein muss. Die Störung kann sich auf sehr unterschiedliche Arten äußern. Im Vordergrund stehen jedoch Störungen des formalen Denkens und der Denkinhalte verbunden mit Einbußen der Leistungsfähigkeit. Auch der Verlauf, der weiter unten dargestellt wird, kann erheblich variieren.

Übersicht

Allgemeine Kriterien der Schizophrenie (F 20)

In einem Zeitraum von mindestens einem Monat zeigen sich die meiste Zeit über

1. mindestens eines der folgenden Symptome:
   a) Gedankenlautwerden, Gedankeneingebung, Gedankenentzug oder Gedankenausbreitung
   b) Kontrollwahn, Beeinflussungswahn, Gefühl des Gemachten
   c) kommentierende oder dialogisierende Stimmen
   d) kulturell unangemessener, bizarrer Wahn
2. oder mindestens zwei der folgenden Symptome:
   a) täglich auftretende Halluzinationen, die von Wahngedanken oder überwertigen Ideen begleitet werden
   b) Neologismen, Gedankenabreißen und Gedankeneinschiebungen
   c) katatone Symptome
   d) negative Symptome wie Apathie, Alogie (Sprachverarmung) und Affektverflachung.

Aufgrund ihrer Heterogenität wird die Schizophrenie nach den Diagnosesystemen in verschiedene Subtypen eingeteilt, bei denen bestimmte Merkmale im Vordergrund stehen:

- Bei der paranoiden Schizophrenie (F 20.0) dominieren Halluzinationen und Wahnphänomene das Bild.

- Bei der hebephrenen Schizophrenie (F 20.1) ist der Affekt verflacht oder inadäquat, und das Verhalten oder die Sprache sind desorganisiert.
- Bei der katatonen Schizophrenie (F 20.2), die heutzutage nur noch selten diagnostiziert wird, dominieren Erregungszustände, Stupor, Haltungsstereotypien, wächserne Biegsamkeit, Starre, Negativismus und Mutismus (Stummheit ohne organische Grundlage).

Positive und negative Symptome. Die Symptome der Schizophrenie werden derzeit in positive und negative Symptome unterteilt. In akuten Krankheitsphasen überwiegen positive Symptome wie Halluzinationen und Wahn. Die Positivsymptomatik ist meist gut mit Medikamenten behandelbar, während die Negativsymptomatik meist nicht gut auf Therapie anspricht. Für den Krankheitsverlauf sind daher vor allem die negativen Symptome relevant.
Zu den positiven Symptomen gehören:

- Wahnideen: Objektiv falsche Überzeugungen der Betroffenen und Verkennung der Realität. Häufige Wahnphänomene sind, von einer Macht verfolgt oder einer bestimmten Person geliebt zu werden oder dass die eigenen Handlungen oder Impulse von einer äußeren Kraft gesteuert werden.
- Halluzinationen: Subjektiv erlebte Wahrnehmungen ohne objektiv vorliegende Umweltreize. Am häufigsten sind Halluzinationen akustischer Natur. Für Schizophrenie besonders typische Beispiele des Stimmenhörens sind das Gedankenlautwerden, d. h., die Betroffenen hören eine Stimme, die ihre Gedanken wiederholt, kommentierende Stimmen, die ihr Verhalten beschreiben oder bewerten, und dialogisierende Stimmen, die sich über sie unterhalten oder streiten.
- Formale Denkstörungen: Lockerung der gedanklichen Assoziationen, Gedankenabreißen, Neologismen (Erfinden neuer Begriffe und Worte).
- Ich-Erlebnisstörung: Gedankeneingebung, d. h. die Überzeugung, dass Gedanken von außen eingegeben werden; Gedankenentzug, d. h. die Überzeugung, dass Gedanken von außen gestohlen werden; Gedankenausbreitung, d. h. die Überzeugung, dass Gedanken übertragen werden, so dass andere sie kennen.
- Desorganisierte Sprache: Denken und infolgedessen die Sprache sind unzusammenhängend, so dass Zuhörer nicht folgen können.

Zu den negativen Symptomen gehören:

- Apathie: Fehlen von Antrieb und Energie und mangelndes Interesse für Alltagsaktivitäten, in der Folge dann verlangsamte Reaktionszeiten.
- Alogie (Sprachverarmung): inhaltliche und/oder mengenmäßige Verarmung der Sprache sowie verzögertes Antwortverhalten
- Affektverflachung: fehlender Ausdruck von Emotionen
- Anhedonie: mangelnde Fähigkeit, Freude zu empfinden. Zeigt sich auch am Fehlen enger Beziehungen.
- Aufmerksamkeitsprobleme: Konzentrationsmängel, in der Folge eingeschränkte Merkfähigkeit (Erinnerungslücken) und erhöhte Fehlerrate bei Reaktionsaufgaben.

Exkurs

Störungsspezifische Diagnostik anhand der PANSS

Um das Störungsbild bei schizophrenen Patienten einzuschätzen, kann der Kliniker die Positive and Negative Syndrome Scale (PANSS – Kay et al., 1987) einsetzen. Dieses Fremdbeurteilungsinstrument enthält eine Positivsymptomskala, zu der u. a. Wahn und Halluzinationen gehören; eine Negativsymptomskala, zu der u. a. Affektverflachung und sozialer Rückzug gehören; und eine Allgemeinpsychopathologieskala, die die allgemeine Schwere der schizophrenen Erkrankung abbildet. Je höher der Summenscore, desto schwerer ist die Störung ausgeprägt. Die PANSS enthält 30 Items, bei denen jeweils auf einer siebenstufigen Rating-Skala von 1 = „nicht vorhanden" bis 7 = „extreme Ausprägung" angegeben werden soll, wie stark ein Symptom beim Patienten in der letzten Woche ausgeprägt war. Für jedes Symptom liegen eine allgemeine Definition und detaillierte Beobachtungsanker für die einzelnen Rating-Stufen vor. Die PANSS lässt sich auch zur Veränderungsmessung einsetzen.

6.1.1 Abgrenzung zu anderen psychotischen Störungen

Von der Schizophrenie abzugrenzen ist die schizotype Störung (F 21), bei der über einen Zeitraum von mindestens zwei Jahren exzentrisches Verhalten und Anomalien im Denken und in der Stimmung auftreten. Diese Diagnose wird nur vergeben, wenn die Kriterien einer Schizophrenie niemals erfüllt wurden.

Bei der wahnhaften Störung (F 22.0) steht eine Wahnidee oder ein ganzes Wahnsystem über mindestens drei Monate im Vordergrund. Allerdings treten keine Halluzinationen oder Desorganisation im Denken und Verhalten auf. Allgemein können verschiedene Wahnformen wie Verfolgungswahn, Eifersuchtswahn, Beziehungswahn, Größenwahn, Liebeswahn und hypochondrischer Wahn unterschieden werden. Die Wahnideen sind weniger bizarr als bei Schizophrenie.

Akute vorübergehende psychotische Störungen (F 23) sind gekennzeichnet von Wahn, Halluzinationen und desorganisierter Sprache, die sich innerhalb von zwei Wochen entwickeln. Diese Störungen bilden sich innerhalb von einem bis drei Monaten zurück und können in Verbindung mit einer äußeren Belastung stehen.

Beim gleichzeitigen Vorliegen schizophrener und affektiver (depressiver) Symptome wird eine schizoaffektive Störung (F 25) diagnostiziert.

6.1.2 Prävalenz und Verlauf der Schizophrenie

Die Lebenszeitprävalenz der Schizophrenie liegt weltweit bei 1–2 %. Zwar sind Männer und Frauen gleich häufig betroffen, doch bei Frauen verläuft die Krankheit etwas günstiger. Der Beginn liegt meistens in der späten Adoleszenz oder im frühen Erwachsenenalter, wobei Männer im Schnitt ca. drei Jahre früher erkranken. Der ersten Krankheitsepisode gehen häufig schon Jahre vorher die Entwicklung seltsamer Gedanken (z. B. magisches Denken oder Wahrnehmungsabweichungen) und eigenwilligen Verhaltens (z. B. eigentümliche Kleidung, Rituale und Verhaltensäußerungen) sowie das Auftreten negativer Symptome voraus. Häufig erleben die Betroffenen mehrere akute Krankheitsepisoden oder Schübe in ihrem Leben. Dazwischen können negative Symptome und Verhaltensdefizite bestehen bleiben, die die Betroffenen in ihrer Lebensführung beeinträchtigen. Ein besonderes Problem ist, dass die Hälfte der Schizophrenen psychotrope Substanzen, z. B. Alkohol und Nikotin missbrauchen (Kosten & Ziedonis, 1997).

Fallbeispiel

Herr F. ist 21 Jahre alt. Auf wochenlanges Drängen seiner Eltern hat er einen Arzt aufgesucht. Aus der Anamnese ergibt sich, dass er schon seit einem halben Jahr wenig schläft, kaum noch redet und sich häufig in sein Zimmer zurückzieht. In letzter Zeit ist er sehr misstrauisch gegenüber seiner Umgebung geworden. Er hat den Kontakt zu seinen Freunden völlig abgebrochen, aufgehört, an die Uni zu gehen, und schließt sich ein. Herr F. erzählt von Stimmen, die kommentieren, was er tut, und ihn manchmal beschimpfen. Er ist überzeugt, dass seine Gedanken auf seine Umgebung übertragen und von anderen gehört werden, wenn er seine Zimmertür offen lässt. Im Gespräch wirkt er sehr ängstlich und unkonzentriert. Es fällt ihm schwer, beim Thema zu bleiben; immer wieder schweift er ab. Er erkennt jedoch, dass er so nicht weitermachen kann, und ist bereit, sich helfen zu lassen.

6.2 Ätiologie der Schizophrenie

Man geht heutzutage von einer multifaktoriellen Verursachung der Schizophrenie aus. Neben genetischen, biochemischen, hirnstrukturellen und hirnfunktionellen Faktoren spielen auch Geburtskomplikationen und psychosoziale Stressoren (z. B. städtisches Wohngebiet) eine Rolle. Eine Integration finden diese Faktoren im Vulnerabilitäts-Stress-Modell. Dabei wird für das Auftreten einer Schizophrenie eine genetische Bereitschaft (Diathese) angenommen, auf deren Grundlage sich Auffälligkeiten bei den Neurotransmittern (z. B. Dopamin, Glutamat), den Hirnstrukturen (z. B. präfrontaler Kortex, mesolimbisches System) und den Hirnfunktionen (z. B. Aufmerksamkeit, Handlungsplanung, Gedächtnis) entwickeln. Anforderungen, Lebensbelastungen, feindselige bzw. komplexe soziale Situationen überlasten das mentale System und provozieren so die geschilderten Auffälligkeiten im Erleben und Verhalten.

6.2.1 Genetische Faktoren

Aus Familien-, Zwillings- und Adoptionsstudien geht hervor, dass die Prädisposition für Schizophrenie genetisch weitergegeben wird. In Tabelle 6.1 ist das Schizophrenierisiko bei Verwandten dargestellt. Dass die Konkordanzrate bei eineiigen Zwillingen unter 100 % liegt, zeigt, dass Gene allein nicht ausreichen, um die Störung zu erklären.

Es ist noch nicht geklärt, worin die genetische Disposition besteht und wie sie übertragen wird. Wahrscheinlich sind mehrere Gene beteiligt (Arolt et al., 2006), d. h., es liegt eine polygene Vererbung vor. Untersuchungen von Schizophrenen und ihren Verwandten weisen darauf hin, dass z. B. die langsamen Augenfolgebewegungen bei einigen beeinträchtigt sind. Diese Fähigkeit, mit den Augen einem bewegten Objekt zu folgen, wird von genetischen Faktoren beeinflusst. Es könnte sich bei der „eye tracking dysfunction" also um einen Endophänotyp für Schizophrenie handeln (Holzman, 2000).

6.2.2 Biochemische Faktoren

Dopamin. Ein in der Verursachung der Schizophrenie viel diskutierter Neurotransmitter ist Dopamin. Antipsychotika, die zur medikamentösen Therapie der Schizophrenie eingesetzt werden (vgl. 6.3.1), blockieren postsynaptische Dopaminrezeptoren und senken so die Dopaminak-

Tabelle 6.1 Schizophrenierisiko (Lebenszeit), ermittelt aus Familien- und Zwillingsstudien (nach Gottesman, 2001)

Beziehung zum schizophrenen Patienten	Anteil der Schizophrenie bei Angehörigen (%)
Ehepartner (Allgemeinbevölkerung)	1
Onkel/Tante	2
Nichte/Neffe	4
Enkel	5
Eltern, Halbgeschwister	6
Bruder/Schwester	9
Kind	13
Zweieiiger Zwilling	17
Eineiiger Zwilling	48

tivität. Daher dachte man zunächst, Schizophrenie sei auf einen Dopaminüberschuss zurückzuführen. Inzwischen geht man jedoch davon aus, dass Schizophrene im mesolimbischen Bereich des Gehirns zu viele oder überaktive Dopaminrezeptoren haben. Daraus ergibt sich in den mesolimbischen Verbindungen eine Hyperaktivität des Dopamins, was die positiven Symptome verursacht. Antipsychotika bessern über die Reduktion der Hyperaktivität des Dopamins vor allem positive Symptome der Schizophrenie. Sie haben jedoch wenig Wirkung auf die Negativsymptomatik. Diese scheint mit einer Hypoaktivität des Dopamins im präfrontalen Kortex in Verbindung zu stehen. In diesem Gehirnbereich haben Antipsychotika wenig Wirkung. Die Hypoaktivität des Dopamins im präfrontalen Kortex verhindert die Hemmung der Dopaminneurone im limbischen System, und infolgedessen kommt es zur dopaminergen Überaktivierung des mesolimbischen Systems. So lässt sich verstehen, warum negative und positive Symptome bei Schizophrenie gleichzeitig auftreten können.
Das Dopaminsystem steht in multiplen Verbindungen mit anderen Neurotransmittersystemen. Im präfrontalen Kortex reguliert Dopamin z. B. die GABA-Neuronen, und in den mesolimbischen Verbindungen wird es durch Serotonin reguliert. Bis heute sind außerdem mehrere Dopaminrezeptoren identifiziert, die in unterschiedlicher Weise (inhibitorisch, exzitatorisch) bei der Schizophrenie beteiligt sind bzw. mit anderen Neurotransmittersystemen interagieren.

Glutamat. Auch der erregende Neurotransmitter Glutamat könnte eine Rolle spielen. Glutamat ist im menschlichen Gehirn weit verbreitet und ist bei Sinneswahrnehmungen, Motorik und höheren Gehirnfunktionen beteiligt. Die Menge des Glutamats scheint bei Schizophrenen verringert zu sein. Ein verringerter Input von Glutamat aus dem präfrontalen Kortex oder Hippocampus zum Corpus Striatum im Temporallappen könnte die Dopaminaktivität steigern und so zur schizophrenen Symptomatik beitragen (Konradi & Hecker, 2003).

! Die Dopamintheorie reicht zur Erklärung der Schizophrenie nicht aus. Die Symptome sind zu vielfältig, als dass sie durch einen einzigen Neurotransmitter verursacht werden könnten.

6.2.3 Veränderungen im Gehirn

Bei einem Teil der schizophrenen Patienten lassen sich Anomalien im Gehirn feststellen. Sowohl aus Post-Mortem-Untersuchungen als auch aus CT- und MRT-Untersuchungen geht hervor, dass einige Schizophrene, v. a. männlichen Geschlechts, vergrößerte Ventrikel haben. Diese scheinen mit einem besonders ungünstigen Verlauf einherzugehen (Andreasen et al., 1982). Weitere Befunde sind eine Abnahme der kortikalen Substanz in temporalen und frontalen Regionen sowie ein verringertes Volumen der Basalganglien und der limbischen Strukturen. Es scheint also zu einer Atrophie des Gehirngewebes zu kommen.

Anhand von bildgebenden Verfahren konnte bei schizophrenen Patienten beim Durchführen neuropsychologischer Tests wiederholt eine präfrontale Hypoaktivierung nachgewiesen werden (Jahn & Rockstroh, 2006). Diese korreliert mit dem Schweregrad der Negativsymptomatik (O'Donnell & Grace, 1998). Beinahe 80 % aller Schizophrenen zeigen neuropsychologische Defizite (Lautenbacher & Möser, 2004) wie z. B. bei der Aufmerksamkeit, im Gedächtnis, in der Handlungsplanung und der kognitiven Flexibilität.

Ursachen der Gehirnveränderungen

Eine mögliche Ursache der genannten Veränderungen sind Geburtskomplikationen, die sich bei vielen Schizophrenen finden. Eine weitere Möglichkeit ist eine Virusinfektion der Mutter im zweiten Schwangerschaftsdrittel (Mednick et al., 1988). Dies ist eine entscheidende Phase für die Entwicklung des Kortex, und eine Infektion in dieser Zeit könnte den Prozess der Einwanderung der Nervenzellen in den präfrontalen und temporalen Kortex stören.

Trotz früher Schädigungen des Gehirns entwickelt sich die Schizophrenie jedoch erst in der Jugend oder im frühen Erwachsenenalter. Die „neuronale Entwicklungshypothese" der Schizophrenie (Marenco & Weinberger, 2000) erklärt dies mit einem komplexen Wechselspiel zwischen neuronaler Entwicklung, Umwelt und Genetik. Der präfrontale Kortex beginnt erst in der Adoleszenz das Verhalten verstärkt zu beeinflussen. Schädigungen in dieser Region könnten – gemeinsam mit der gesteigerten Dopaminaktivität in der Adoleszenz – die Entwicklung einer Schizophrenie begünstigen.

6.2.4 Psychosoziale Belastungen und Stress

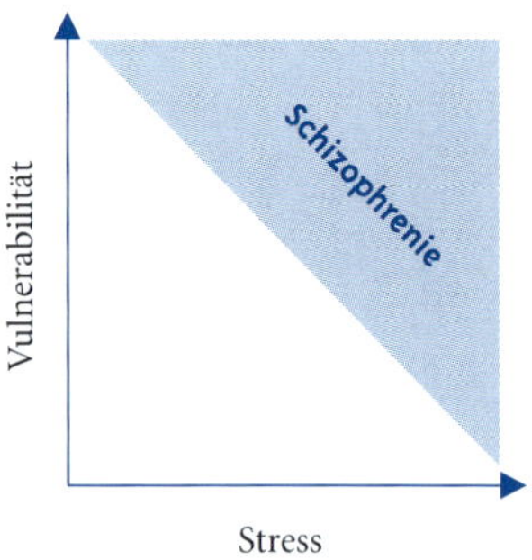

Abbildung 6.1 Vulnerabilitäts-Stress-Modell (schematisch) der Schizophrenie. Je höher die Vulnerabilität, desto weniger Stress ist nötig, um die Krankheit auszulösen

Während die biologischen Faktoren eine Vulnerabilität für die Krankheit darstellen, kommt es erst durch Belastungen und psychosoziale Stressoren zur Entwicklung der Schizophrenie. Zudem spielt Stress auch bei Rückfällen eine wichtige Rolle. Bei einer hohen Vulnerabilität (z. B. bei einem eineiigen Zwilling eines schizophrenen Patienten) reichen allerdings schon kleinere Stressoren, um die Krankheit auszulösen. Dieser empirisch belegte Zusammenhang ist in Abbildung 6.1 illustriert.

Soziale Schicht

Es ist seit langem bekannt, dass die Schizophrenie in den untersten sozialen Schichten am häufigsten auftritt (Kohn, 1968). Zwei sich widersprechende Hypothesen versuchen, dies zu begründen:

- **Soziogene Hypothese der Schizophrenie:** Die Stressoren und Benachteiligungen, denen Menschen in niedrigen sozialen Schichten ausgesetzt sind, tragen zur Entwicklung der Schizophrenie bei.

- **Social-Drift-Theorie der Schizophrenie:** Aufgrund ihrer Erkrankung und der damit einhergehenden Beeinträchtigungen driften Menschen mit Schizophrenie in niedrigere soziale Schichten ab.

Verschiedene längsschnittliche Untersuchungen konnten Belege für beide Hypothesen finden. Neuere Daten sprechen eher für die Social-Drift-Hypothese. Jedoch kann das Leben unter ungünstigen sozialen Bedingungen bei für Schizophrenie anfälligen Personen trotzdem als Belastungsfaktor und Krankheitsprädiktor wirken.

Familiäre Stressoren

Eine gestörte Kommunikation der Eltern hat sich als Prädiktor für die spätere Entwicklung einer Schizophrenie bei den Kindern erwiesen (Goldstein & Rodnick, 1975). In einer Längsschnittstudie konnten Tienari et al. (2004) feststellen, dass ein fehlangepasstes familiäres Umfeld bei adoptierten Kindern schizophrener Mütter ein Prädiktor für die Entwicklung psychotischer Störungen war.

Expressed Emotion. Ein weiterer bedeutender familiärer Faktor wird durch das Konzept der Expressed Emotion erfasst. Es stellt ein Maß für eine ungünstige emotionale Atmosphäre in der Familie der Patienten dar. Expressed Emotion gilt als hoch, wenn Kritik und Feindseligkeit gegenüber dem Patienten und/oder emotionales Überengagement bei den Angehörigen stark ausgeprägt sind. In diversen Studien hat sich gezeigt, dass hohe Expressed Emotion die Rückfallwahrscheinlichkeit bei Schizophrenie erhöht (vgl. Butzlaff & Hooley, 1998). Eine vermutlich wichtige Ursache der von den Angehörigen gegenüber den Betroffenen geäußerten Kritik ist, dass kritische Angehörige der Meinung sind, die Patienten hätten Kontrolle über ihre Symptome (Barrowclough & Hooley, 2003). Dies lässt sich möglicherweise auf mangelndes Krankheitswissen zurückführen. Expressed Emotion ist aber nicht nur eine Ursache für eine Verschlechterung der Symptomatik beim Patienten, sondern auch eine Reaktion der Angehörigen auf problematisches Verhalten des Patienten, z. B. auf bizarres Verhalten oder seltsame Äußerungen (Rosenfarb et al., 1994).

Exkurs

Stress und Dopamin

Die Frage, wie Stress die Rückfallgefahr erhöht, lässt sich möglicherweise biologisch erklären. Bei Stress wird die Hypothalamus-Hypophysen-Nebennieren-Achse aktiviert und Kortisol ausgeschüttet. Dieses erhöht die Dopaminaktivität, so dass schizophrene Symptome zunehmen. Umgekehrt kann Dopamin zu einer stärkeren Aktivierung der Hypothalamus-Hypophysen-Nebennieren-Achse beitragen, so dass die Betroffenen besonders stressempfindlich sind. Darüber hinaus neigen Menschen unter Stress zu vermehrtem Substanzmissbrauch. Viele Drogen wiederum stimulieren das Dopaminsystem und können so die positiven Symptome der Schizophrenie verschlimmern.

6.3 Therapie der Schizophrenie

Obwohl sich die Symptome der Schizophrenie mit einem gewissen Erfolg behandeln lassen, bleibt eine vollständige Heilung noch unerreicht. Die Therapie gestaltet sich schon zu Anfang schwierig, da viele Patienten sich nicht für krank halten und daher keine Notwendigkeit für eine

Behandlung sehen. In akuten Krankheitsphasen ist eine Zwangseinweisung manchmal unumgänglich.

6.3.1 Medikamentöse Therapien

In der Behandlung der Schizophrenie stehen Medikamente an erster Stelle. Antipsychotika blockieren Dopamin-2-Rezeptoren im Gehirn und senken so die dopaminerge Überaktivität. Dadurch kommt es zu einer Linderung der Positivsymptomatik. Zu den klassischen oder konventionellen Antipsychotika gehören u. a. die Substanzgruppen der Phenothiazine, Butyrophenone und Thioxantene. Sie haben wenig Wirkung auf die Negativsymptomatik. Die neueren oder atypischen Antipsychotika (z. B. Risperidon, Olanzapin und Clozapin) bewirken weniger extrapyramidalmotorische Störungen und sind bei Negativsymptomatik wirksamer. Weitere Vorteile sind antidepressive Eigenschaften und eine bessere Wirksamkeit bei kognitiven Störungen. Antipsychotika sind auch für die Rückfallprophylaxe von hoher Bedeutsamkeit. Allerdings haben sie oft schwerwiegende Nebenwirkungen.

Übersicht

Mögliche Nebenwirkungen von Antipsychotika

- **Extrapyramidalmotorische Störungen:** Akathisie (Unfähigkeit, ruhig zu sitzen), Dyskinesie (ungewöhnliche Bewegungen der Muskulatur), parkinsonähnliche Symptome (z. B. Einschränkungen von Feinmotorik, Bewegungen und Mimik; kleinschrittiger Gang, Muskelsteifheit), tardive oder Spätdyskinesie (unwillkürliche Bewegungsstörungen der Mundmuskeln, die Monate bis Jahre verzögert eintreten und irreversibel sind) und in bis zu 0,5 % der Fälle malignes neuroleptisches Syndrom (schwere Muskelstarre, begleitet von Fieber, Herzrasen und Blutdruckanstieg; Gefahr, ins Koma zu fallen, und bei 20 % tödlicher Verlauf)
- **Zentralnervöse Wirkungen:** EEG-Veränderungen, Krampfanfälle, Müdigkeit und Konzentrationsstörungen
- **Stoffwechselstörungen:** Gewichtszunahme, Veränderungen des Blutzuckerspiegels, erhöhtes Risiko für Diabetes mellitus, sexuelle Funktionsstörungen, Zyklusstörungen, Milchfluss
- **Vegetative Störungen:** Mundtrockenheit, vermehrter Speichelfluss, Schwindel, Verstopfung oder Durchfall, Kreislaufstörungen
- **Sonstige:** EKG-Veränderungen, Blutbildveränderungen, Sehstörungen

Wegen dieser Nebenwirkungen stellt die Medikamenten-Compliance bei Schizophrenen ein großes Problem dar. Nach einem Jahr nehmen nur noch etwa 50 % der Patienten die Antipsychotika; nach zwei Jahren sind es nur noch etwa 25 %. Manche Patienten werden daher mit Langzeit-Antipsychotika behandelt, die alle zwei bis sechs Wochen gespritzt werden. Außerdem werden die Patienten zwischen den Schüben mit der geringstmöglichen Dosis behandelt. Zur Bekämpfung von Bewegungsstörungen lassen sich Parkinsonmedikamente einsetzen.

! Trotz der verbesserten Behandlungsmöglichkeiten durch neuere Antipsychotika dürfen soziale Aspekte, familiäre Faktoren und psychologische Mechanismen bei der Therapie und der Rehabilitation nicht vernachlässigt werden. Für einen günstigen Verlauf der Krankheit sind frühzeitige Interventionen wichtig.

6.3.2 Psychologische Therapien

Ein wichtiges Ziel psychologischer Interventionen ist die Unterstützung der Patienten bei der Bewältigung alltäglicher Anforderungen. Im Training sozialer Fertigkeiten sollen die Patienten lernen bzw. wieder lernen, zwischenmenschliche und alltägliche Situationen zu bewältigen. Erfolgreiche Methoden sind dabei Modelllernen, Rollenspiele und Verstärkung.

Exkurs

Ein klassisches Projekt zur psychologischen Behandlung schizophrener Patienten in der Klinik

In den 1960er Jahren wurde von Verhaltenstherapeuten das Münzverstärkersystem eingeführt. In einer beeindruckenden Therapievergleichsstudie von Paul und Lentz (1977) wurde seine Wirksamkeit erprobt. Die Stichprobe bestand aus schwer gestörten hospitalisierten Schizophrenen, die parallelisiert einer von drei Stationen zugewiesen wurden (siehe Tabelle 6.2).

Auf der Station für Milieutherapie konnten innerhalb von viereinhalb Jahren folgende Verbesserungen erzielt werden: Es kam zu einer Verminderung des Symptomverhaltens, die Patienten konnten sich selbst versorgen, den Haushalt führen und soziale und sprachliche Kompetenzen entwickeln. 7 % konnten das Therapiezentrum verlassen, um ein unabhängiges Leben zu führen. Nur noch 18 % benötigten Medikamente.

Die Station für soziales Lernen kam zu noch günstigeren Ergebnissen: Zusätzlich zu den Verhaltensverbesserungen konnten 10 % der Patienten das Zentrum verlassen, um ein unabhängiges Leben zu führen. Der Bedarf an Medikamenten sank auf 11 %. Außerdem kamen die Patienten, die von der Station für soziales Lernen in betreute Einrichtungen entlassen wurden, dort mit Abstand am besten zurecht.

Im Gegensatz dazu brauchten 100 % der Patienten in der Routinebehandlung Medikamente, und keiner konnte entlassen werden, um ein unabhängiges Leben zu führen. Diese Ergebnisse zeigen, wie wichtig eine psychosoziale Betreuung bei schizophrenen Patienten ist. Das soziale Lernen ging dabei weit über bloße operante Konditionierung hinaus.

Tabelle 6.2 Therapeutisches Vorgehen in der Vergleichsstudie von Paul und Lentz (1977)

Routinebehandlung	„Milieutherapie“	„Soziales Lernen“
▶ Starke antipsychotische Medikation ▶ Überwachung ▶ Beschäftigung 5 % der wachen Zeit (Freizeitaktivitäten, Beschäftigungs-, Einzel- und Gruppentherapien)	▶ Positive Erwartungen an die Patienten: verantwortliches Handeln und Partizipation an Entscheidungen ▶ Behandlung der Patienten wie „normale“, kompetente Menschen durch Personal ▶ Lob für jedes positive Verhalten ▶ Individuelle Betreuung bei Symptomverhalten ▶ Beschäftigung 85 % der wachen Zeit	▶ Münzverstärkersystem: Belohnung von gepflegter äußerer Erscheinung, gemachten Betten, gutem Benehmen, Teilnahme am Unterricht und sozialem Verhalten mit Münzen. Die Münzen konnten gegen Luxusartikel u. a. eingetauscht werden. ▶ Modelllernen, direkte Hilfen und Instruktionen, Verhaltensformung, Kommunikationstraining, Problemlöse-Gruppen ▶ Individuelle Verhaltenstherapien ▶ Beschäftigung 85 % der wachen Zeit

Familieninterventionen

In den letzten Jahrzehnten haben die Familien eine hohe Bedeutung in der Betreuung und Unterstützung der schizophrenen Patienten erlangt. Die Patienten werden, sobald es ihre Lage zulässt, aus der Klinik entlassen und kehren häufig in ihre Familien zurück. Um einerseits eine

Entlastung der Familien zu erreichen und andererseits ungünstige familiäre Faktoren wie Expressed Emotion zu reduzieren, wurden diverse, zum Teil sehr unterschiedliche Familieninterventionen entwickelt. Manchmal sind die Patienten bei den Sitzungen dabei, manchmal nicht. Manche Interventionen richten sich nur an eine einzelne Familie, andere an mehrere Familien (in Form einer Gruppenintervention). Allen Familieninterventionen gemeinsam ist, dass sie Informationen über Symptomatik, Entstehung, Verlauf und Therapie der Schizophrenie vermitteln. Besonders betont wird dabei die Wichtigkeit einer regelmäßigen Medikamenteneinnahme. Allgemein sollen die Kommunikations- und Problemlösefähigkeiten in der Familie verbessert werden, um Schuldzuweisungen und Kritik gegenüber den Patienten zu vermeiden. Da soziale Unterstützung das Belastungserleben von Patienten und Angehörigen verringert, werden sie ermutigt, soziale Kontakte auszubauen. Zudem sollen die Angehörigen lernen, wie sie einen drohenden Rückfall erkennen und möglicherweise verhindern können.

!

Familieninterventionen können das Krankheitswissen der Angehörigen und Betroffenen verbessern, die Medikamenten-Compliance erhöhen, Kritik und Belastung der Angehörigen reduzieren und das Rückfallrisiko der Patienten senken.

Individuelle Therapien

In den letzten Jahrzehnten haben Kliniker sich verstärkt bemüht, individuelle Therapieansätze für schizophrene Patienten zu entwickeln. Ein kognitiv-verhaltensorientierter Ansatz ist die „persönliche Therapie" von Hogarty und Kollegen (1995). Dabei wird den Patienten einerseits vermittelt, dass sie emotional anfällig für Belastungen sind und daher auf die Einhaltung der Medikation achten sollen. Andererseits wird betont, dass sie Fertigkeiten erlernen können, die ihnen helfen, mit Belastungen besser umzugehen. In der Therapie lernen die Patienten v. a., unangemessene Affekte zu erkennen und so unangemessenes Verhalten zu verhindern. Negative Affekte und Anspannungen können durch Entspannungstechniken abgebaut werden. Zudem lernen sie, drohende Rückfälle zu erkennen und ihnen vorzubeugen. Sie werden darin trainiert, unvermeidliche Schwierigkeiten im Alltag nicht als Katastrophe zu werten, gelassener darauf zu reagieren und konstruktives Bewältigungsverhalten einzusetzen. Die Patienten werden auch im Umgang mit Kritik und Konflikten geschult. Hogarty hält auf Seiten des Therapeuten empathische Akzeptanz und einen (realistischen) Optimismus für besonders wichtig.

Ein anderer, neuropsychologischer Ansatz konzentriert sich auf die kognitiven Störungen bei Schizophrenie. In verschiedenen Trainings wird versucht, kognitive Funktionen wie Aufmerksamkeit und Gedächtnis zu verbessern. Auch das Sozialverhalten (z. B. sich in andere hineinversetzen und angemessen auf andere reagieren) kann dabei trainiert werden.

Übersicht

Rückfallprophylaxe

Zur Rückfallprophylaxe schlagen Klingberg et al. (2003) ein erfolgreiches Therapieprogramm mit fünf Behandlungselementen vor:

1. Erarbeitung von Krankheitsverständnis und Therapiekonzept
2. Erkennung von Frühsymptomen und Umgang mit Krisen
3. Erkennung und Bewältigung von Belastungen
4. Umgang mit anhaltenden Krankheitssymptomen
5. Einbeziehung von Partnern und Familien.

Nachsorge. Ein großes Problem in der Behandlung der Schizophrenie bleibt die Nachsorge. Die Betroffenen versuchen, wieder ein „normales Leben" zu führen – auch außerhalb der Familie –, und sehen sich dabei mit einigen Schwierigkeiten konfrontiert. Diese betreffen sowohl den privaten Bereich (z. B. Kontakte, Beziehungen) als auch berufliche Bereiche (z. B. Wiedereingliederung, Ausbildung). Vielen fällt es schwer, wieder an frühere Leistungen anzuknüpfen. Oft beginnen die Probleme schon bei der Suche nach einem geeigneten Arbeits- bzw. Ausbildungsplatz. Dies macht dann betreutes Wohnen oder geschützte Arbeits- bzw. Ausbildungsstätten mit speziellen Trainingsprogrammen erforderlich.

Zusammenfassung

Die Schizophrenie ist eine der schwerwiegendsten psychischen Störungen, die 1–2 % der Bevölkerung betrifft. Die Symptome lassen sich verschiedenen Kategorien zuordnen:

- Zu den positiven Symptomen gehören Wahn, Halluzinationen, formale Denkstörungen und Desorganisation der Sprache.
- Zu den negativen Symptomen gehören Apathie, Alogie, Affektverflachung und Anhedonie.
- Katatone Symptome sind verschiedene motorische Auffälligkeiten.

An der Entstehung können genetische Faktoren, biochemische Veränderungen von Dopamin und anderen Neurotransmittern sowie strukturelle und funktionelle Veränderungen des Gehirns beteiligt sein. Erst durch Stress kommt es zur Auslösung der Krankheit. Stress spielt auch bei Rückfällen eine Rolle. Ein bedeutender psychosozialer Stressor ist die erfahrene negative Emotionalität (Expressed Emotion) in der Familie.

In der Therapie stehen Antipsychotika an erster Stelle. Sie lindern v. a. die positiven Symptome und sind auch für die Rückfallprophylaxe von hoher Bedeutung, können aber schwerwiegende Nebenwirkungen mit sich bringen.

Die medikamentöse Therapie sollte durch psychosoziale Interventionen ergänzt werden. Dazu gehören Familieninterventionen und kognitiv-verhaltensorientierte individuelle Therapien. Wichtige Ziele sind:

- Psychoedukation und Informationsvermittlung über Erscheinungsbild, Entstehung, Verlauf und Therapie der Schizophrenie
- Aufbau und Erweiterung emotionaler, sozialer und kognitiver Kompetenzen im Alltag
- Erhöhung der Medikamenten-Compliance
- Erkennung und Verhinderung von Rückfällen.

Übungsaufgaben

- Beschreiben Sie die verschiedenen Symptomgruppen der Schizophrenie.
- Was weiß man über die Entstehung der Schizophrenie?
- Welches sind die Vor- und Nachteile von Antipsychotika?
- Welche Elemente und Ziele beinhalten die psychologischen Interventionen?

Weiterführende Literatur

- Umfassende Darstellung der Schizophrenie: Sartory, G. (2006). Schizophrenie. München: Elsevier.
- Manual zur Rückfallprophylaxe bei Schizophrenie: Klingberg, S., Schaub, A. & Conradt, B. (2003). Rezidivprophylaxe bei schizophrenen Störungen. Weinheim: Beltz PVU.
- Manual zur Familienarbeit bei Schizophrenie: Hahlweg, K., Dürr, H., Dose, M. & Müller, U. (2006). Familienbetreuung schizophrener Patienten. Göttingen: Hogrefe.

7 Affektive Störungen

Was Sie in diesem Kapitel erwartet

Die wohl bekannteste affektive Störung ist die Depression, die auch zu den häufigsten psychischen Störungen weltweit gehört. Fast jeder Fünfte (jede vierte Frau und jeder achte Mann) ist mindestens einmal im Leben davon betroffen. Die Mehrzahl dieser Störungen und Beeinträchtigungen werden von den Betroffenen und den Ärzten gar nicht erkannt. Die Depressionen, die erkannt werden, werden dann meistens nicht bzw. unzureichend behandelt. Oft verbirgt sich eine Depression hinter körperlichen Beschwerden (z. B. Schmerzen, Erschöpfung, Burn-out, Herz-Kreislauf-Problemen), was dazu verleitet, wegen dieser körperlichen Störungen zum Arzt zu gehen. Hinzu kommt, dass es unverändert weniger stigmatisierend und sozial eher akzeptiert ist, wegen Schmerzen oder Burn-out in Behandlung zu sein als wegen einer Depression. In diesem Kapitel sollen zunächst die Erscheinungsbilder verschiedener affektiver Störungen vorgestellt werden. Dann wird auf psychologische und biologische Entstehungsfaktoren und Behandlungsmöglichkeiten eingegangen. Zum Abschluss wird das Thema Suizidalität erörtert, das bei vielen psychischen Störungen, doch insbesondere bei Depressionen, ein großes Problem darstellt.

7.1 Erscheinungsbild und Epidemiologie der affektiven Störungen

Die affektiven Störungen sind durch Störungen der Stimmungslage, des Antriebs und der Motivation (Interessen) charakterisiert, die zu starken Beeinträchtigungen der Betroffenen führen. Die Stimmung und der Antrieb können, wie z. B. im Falle einer Manie, ungewöhnlich gehoben bzw. gesteigert oder, wie bei der Depression, ungewöhnlich gedrückt bzw. reduziert sein.

7.1.1 Bipolare affektive Störungen

Bei bipolaren affektiven Störungen (F 31) treten manische oder hypomanische Episoden im Wechsel mit depressiven oder gemischten Episoden auf. Bei unipolaren affektiven Störungen hat jemand nur depressive oder nur manische Phasen. Manien (F 30) sind Zustände intensiver gehobener Stimmung. Nur in sehr seltenen Fällen hat jemand nur manische Phasen, aber keine Depressionen.

Übersicht

Kriterien der Manie (F 30.1, ohne psychotische Symptome)

A. Ungewöhnlich gehobene oder gereizte Stimmung über mindestens eine Woche

B. Vorliegen von mindestens drei der folgenden Merkmalen (bzw. vier bei gereizter Stimmung), was eine schwere Störung der Lebensführung bewirkt:

1. Steigerung der Aktivität oder motorische Unruhe
2. erhöhte Gesprächigkeit (Rededrang)
3. Ideenflucht oder Gefühl, dass die Gedanken rasen
4. Verlust der sozialen Hemmungen und daher unangemessenes Verhalten

5. Verminderung des Schlafbedürfnisses
6. Überhöhung der Selbsteinschätzung oder Größenwahn
7. Ablenkbarkeit oder dauernder Wechsel von Aktivitäten/Plänen
8. Tollkühnes oder leichtsinniges Verhalten, wobei Risiken nicht erkannt werden
9. Steigerung der Libido oder sexuelle Taktlosigkeit

C. Keine Halluzinationen oder Wahnphänomene; evtl. aber Wahrnehmungsstörungen

D. Die Episode geht nicht auf den Missbrauch psychotroper Substanzen oder eine organische psychische Störung zurück

Bei der Diagnose einer Hypomanie (F 30.0) sind die Symptome etwas abgeschwächt, und die gehobene oder gereizte Stimmung muss nur für vier Tage andauern. Gemischte Episoden (F 31.6) sind durch eine Mischung oder einen schnellen Wechsel manischer und depressiver Symptome gekennzeichnet, die mindestens zwei Wochen anhalten.

Epidemiologie. Die Lebenszeitprävalenz bipolarer affektiver Störungen liegt weltweit bei ca. 1 %. Die Ersterkrankung manifestiert sich meistens im zweiten Lebensjahrzehnt, und über die Hälfte der Betroffenen erleiden mehrere Episoden. Männer und Frauen sind etwa gleich häufig betroffen, aber Frauen haben mehr depressive und weniger manische Episoden. Auch nach stationären Behandlungen bleiben die meisten Erkrankten noch lange beeinträchtigt.

Fallbeispiel

Herr G. ist 25 Jahre alt. Bis vor anderthalb Wochen war er ein unauffälliger junger Mann, der seiner Arbeit nachging. Doch innerhalb weniger Tage hat er sich radikal verändert: Er hat einen hohen Kredit aufgenommen und seine Arbeit gekündigt, um neue radikale Geschäftsideen zu verwirklichen. Mit dem Geld hat er sich jedoch gleich zwei teure Sportwagen gekauft. Seine Stimmung ist außergewöhnlich gut, er schläft fast gar nicht mehr und kann kaum noch ruhig sitzen. Er ist der Meinung, er könne alles schaffen, was er sich vornehme, und werde bald Millionär sein. Was seine Geschäftsideen angeht, so fallen ihm immer neue Möglichkeiten ein, wobei er nie lange bei einer Idee bleibt.

7.1.2. Depression

Die Depression ist ein emotionaler Zustand, der sich in einer niedergeschlagenen Stimmung, Antriebsschwäche oder dem Verlust von Freude und Interesse äußert. Nach ICD-10 werden depressive Episoden eingeteilt in: leichte (F 32.0), mittelgradige (F 32.1) und schwere, und zwar ohne (F 32.2) oder mit psychotischen Symptomen (F 32.3).

Übersicht

Kriterien einer depressiven Episode (F 32)

A. Allgemein: Die Dauer der Symptome beträgt mindestens zwei Wochen, und die Symptome lassen sich nicht auf psychotrope Substanzen oder eine organische Störung zurückführen. Es gab noch keine manische oder hypomanische Episode.

B. Bei leichter und mittelgradiger mindestens zwei und bei schwerer Episode alle drei der folgenden Symptome:
1. ungewöhnlich depressive Stimmung über die meiste Zeit des Tages und fast täglich, unabhängig von äußeren Umständen

▶

2. Verlust von Freude und Interesse an angenehmen Aktivitäten
3. Antriebsminderung oder erhöhte Ermüdbarkeit

C. Bei leichter Episode ein bis vier, bei mittelgradiger bis zu sechs und bei schwerer Episode alle der folgenden Symptome:

1. Verlust von Selbstvertrauen oder Selbstwertgefühl
2. unbegründete Selbstvorwürfe oder unangebrachte Schuldgefühle
3. wiederholte Gedanken an den Tod oder an Suizid
4. Denk-/Konzentrationsstörungen oder Unentschlossenheit
5. psychomotorische Unruhe oder Hemmung
6. Schlafstörungen
7. Verlust oder Steigerung des Appetits, was zu Gewichtsveränderungen führt

Wenn jemand mehr als einmal depressiv ist, wird eine rezidivierende depressive Störung (F 33) diagnostiziert. Die Symptome der Depression können sich zwischen verschiedenen Altersgruppen und Kulturen unterscheiden. Kinder klagen eher über körperliche Beschwerden wie Bauchschmerzen, ältere Menschen sind häufiger ablenkbar und klagen über Gedächtnisprobleme. Etwa zwei Drittel aller Depressiven leidet an weiteren körperlichen Beschwerden, wie Schmerzen im Bereich von Kopf oder Rücken oder Magen-Darm-Problemen. Diese sind nicht Teil der diagnostischen Kriterien und können dazu führen, dass die Depression nicht als solche erkannt wird. Die Kultur bestimmt, welche Beschwerden akzeptabel sind und daher häufiger genannt werden. Beispielsweise klagen Patienten mit lateinamerikanischem Hintergrund vermehrt über Kopfschmerzen.

Epidemiologie und Komorbidität. Die Depression gehört zu den häufigsten psychischen Störungen. Ihre Einjahresprävalenz liegt weltweit zwischen 5 und 7 %, ihre mittlere Lebenszeitprävalenz bei 16 %; die Lebenszeitprävalenz für eine Dysthymia (s. u.) liegt bei 3–4 % (Kessler et al., 2005; Wittchen & Jacobi, 2005). Interkulturell kann es zu Schwankungen kommen, die durch soziale, wirtschaftliche und politische Faktoren erklärt werden. So ist die Prävalenz der Depression höher in Zeiten wirtschaftlicher Krisen. Bei Frauen tritt die Depression ca. zwei bis dreimal so häufig auf wie bei Männern. Außerdem findet sich die Störung öfter in niedrigen sozialen Schichten. In ca. 80 % der Fälle ist die Depression, die meistens Mitte bis Ende 20 einsetzt, rezidivierend. Zwar gehen depressive Episoden auch unbehandelt vorüber, aber sie können mehr als ein halbes Jahr andauern und die Betroffenen schwer beeinträchtigen. Zudem ist die Suizidgefahr in depressiven Phasen erhöht. Komorbid finden sich häufig Angststörungen, Substanzmissbrauch, sexuelle Funktionsstörungen und Persönlichkeitsstörungen.

Fallbeispiel

Frau O. ist 42 Jahre alt und arbeitet als Kassiererin in einem Supermarkt. Sie hatte schon in ihrer Jugend und später während einer einjährigen Arbeitslosigkeit depressive Episoden. Seit die beiden Kinder aus dem Haus sind, gab es viele Streitigkeiten mit ihrem Mann. In den letzten Monaten hat sie das Interesse an ihren Hobbys verloren und schläft schlecht. Auch ihr Appetit hat abgenommen. Dazu kamen Konzentrationsschwierigkeiten und eine ständige Müdigkeit bei der Arbeit, so dass sich Frau O. vorletzte Woche krankschreiben ließ. Seither sitzt sie nur noch zu Hause vor dem Fernseher und grübelt über ihr sinnlos erscheinendes Leben. Sie fühlt sich nicht einmal mehr in der Lage, einfache Aktivitäten wie Putzen auszuführen. Um besser zu schlafen, nimmt sie abends Beruhigungsmittel, die sie von einer Freundin bekommen hat. Ihr Mann macht sich nun Sorgen und hat sie deshalb überredet, einen Psychiater aufzusuchen.

7.1.3 Weitere Merkmale und Formen affektiver Störungen

Affektive Störungen können sich sehr heterogen äußern. In manchen Fällen leiden die Betroffenen chronisch unter Stimmungsstörungen. Zu den anhaltenden affektiven Störungen gehören die Zyklothymia (F 34.0), die durch einen Wechsel von Symptomen von Depression und Hypomanie gekennzeichnet ist, und die Dysthymia (F 34.1), bei der konstant Symptome einer Depression vorliegen. Die Dauer dieser Störungen liegt bei mindestens zwei Jahren.

Manche Patienten haben psychotische Symptome. So können sowohl in der Manie als auch in der Depression Wahnideen und Halluzinationen auftreten. Typische Wahnformen bei Manie sind Größen- und Liebeswahn, bei Depression Schuldwahn, hypochondrischer oder nihilistischer Wahn. Ein weiteres psychotisches Symptom, das bei schweren depressiven Episoden auftreten kann, ist Stupor (vgl. 6.1). Beim Vorliegen einer psychotischen Depression sprechen die Patienten weniger gut auf Antidepressiva an und erleben eine größere Beeinträchtigung.

Einige depressive Patienten erleben ein bestimmtes Muster von Symptomen, das früher als endogene Depression bekannt war. In den aktuellen Klassifikationssystemen wird es als Melancholie (DSM-IV) bzw. als somatisches Syndrom (ICD-10) bezeichnet. Patienten mit somatischen Symptomen erleben stärkere Beeinträchtigungen, haben mehr Episoden und mehr komorbide Störungen.

Übersicht

Kriterien des somatischen Syndroms

Mindestens vier der folgenden Symptome:

1. deutlicher Verlust von Interesse oder Freude an angenehmen Aktivitäten
2. Verlust der Fähigkeit, emotional zu reagieren
3. mindestens zwei Stunden zu frühes morgendliches Erwachen
4. Morgentief
5. psychomotorische Hemmung oder Erregung
6. deutlicher Appetitverlust
7. Gewichtsverlust von mindestens 5 % innerhalb des letzten Monats
8. deutlicher Libidoverlust

Wenn eine Depression bei Frauen in den ersten vier Wochen nach einer Entbindung auftritt, wird sie als postpartale Depression bezeichnet. Bei manchen Patienten treten depressive Episoden v. a. im Winter auf, d. h., sie sind saisonabhängig. Dies könnte mit den kürzeren Tageslichtphasen zusammenhängen, die zu einer verringerten Serotoninaktivität führen (vgl. 7.2.4).

Störungsspezifische Diagnostik

Ein nützliches Selbstbeurteilungsinstrument zur Einschätzung depressiver Symptomatik ist die Allgemeine Depressions-Skala (ADS – Hautzinger & Bailer, 1993). Die ADS besteht aus 20 Items, bei denen die Befragten jeweils angeben sollen, wie oft sie während der vergangenen Woche bestimmte Symptome hatten (z. B.: „Während der letzten Woche hatte ich kaum Appetit"). Die Beantwortung erfolgt auf einer vierstufigen Skala von 0 = „selten" (d. h. weniger als 1 Tag) bis 3 = „meistens" (d. h. 5 bis 7 Tage lang). Bei einem Summenwert von 23 oder mehr liegt der Verdacht auf eine ernsthafte depressive Störung nahe. Die ADS eignet sich aber nicht nur als Screening-Instrument, sondern auch zur Einschätzung der Schwere der depressiven Symptomatik. Sie kann sowohl bei nichtklinischen Stichproben, z. B. in epidemiologischen Untersuchungen, als auch bei klinischen Stichproben und Patienten eingesetzt werden.

Ein anderer Selbstbeurteilungsfragebogen, der sehr häufig zum Einsatz kommt, ist das Beck-Depressions-Inventar (BDI, inzwischen als Revision vorliegend – Hautzinger et al., 2006). Das BDI dient nicht der Diagnose einer Depression, sondern der Messung des Schweregrades einer bereits diagnostizierten depressiven Störung. Die 21 Items beziehen sich auf den Zustand der Betroffenen in den letzten zwei Wochen. Die Befragten sollen von jeweils vier Aussagen zu einem Symptom diejenige Aussage auswählen, die am besten auf sie zutrifft, z. B. bezogen auf Selbstmordgedanken:

0 „Ich denke nicht daran, mir etwas anzutun."

1 „Ich denke manchmal an Selbstmord, aber ich würde es nicht tun."

2 „Ich möchte mich am liebsten umbringen."

3 „Ich würde mich umbringen, wenn ich die Gelegenheit dazu hätte."

Je höher der Summenscore, desto schwerer ist die Depression ausgeprägt. Werte bis 11 gelten noch als unauffällig. Sowohl das BDI als auch die ADS lassen sich auch zur Veränderungsmessung einsetzen.

7.2 Ätiologie der affektiven Störungen

Bei der Entstehung affektiver Störungen spielen psychologische und biologische Faktoren eine Rolle. Insbesondere die Depression wurde aus diversen psychologischen Perspektiven beleuchtet. Für bipolare affektive Störungen liegen bislang kaum empirisch belegte psychologische Erklärungen vor. Daher gehen wir im Folgenden vor allem auf die Ätiologie der Depression ein.

7.2.1 Die psychodynamische Theorie der Depression

Nach Freud (1917) entwickeln sich die Grundlagen für eine Depression in der frühen Kindheit: Während einer frühen (oralen) Entwicklungsphase (vgl. 1.1.1) finden die Bedürfnisse des später depressiv werdenden Menschen keine bzw. unzureichende Befriedigung, was negative Gefühle gegenüber der geliebten primären Bezugsperson mit sich bringt. Die empfundene Ambivalenz zwischen positiven und negativen Empfindungen führt zu einer Fixierung auf dieser Entwicklungsstufe, was zur Folge hat, dass die Betroffenen für die Aufrechterhaltung ihres Selbstwertgefühls übermäßig von anderen abhängig werden. Kommt es später zum (realen oder symbolischen) Verlust eines geliebten Objekts (z. B. Trennung von einer Person usw.), so entwickeln sich erneut negative Gefühle, die jedoch nicht zugelassen werden können. In der Folge identifiziert sich der Betroffene z. B. mit der verlorenen Person, so dass die eigene Person zum Ziel der negativen Gefühle (Introjektion von Hass auf das Selbst) wird. Außerdem entwickeln die Betroffenen Schuldgefühle wegen ihrer negativen Empfindungen gegenüber dem Verlustobjekt. Jede Verlusterfahrung wird von einer Phase der Trauerarbeit gefolgt, um die Introjektion zu lösen und die Libido auf neue Objekte auszurichten. Gelingt diese Trauerarbeit nicht, was auf dem Hintergrund der konflikthaften Fixierung wahrscheinlich ist, so bleiben die Betroffenen in einem Prozess von nach innen gerichtetem Hass und Selbstbeschuldigungen gefangen und entwickeln eine „Melancholie", wie Freud damals die Depression nannte.

Evaluation. Tatsächlich kann man belegen, dass depressive Patienten sehr abhängig von anderen Personen sind. Andererseits neigen dependente Persönlichkeiten eher zu Depressionen, v. a.

wenn sie Zurückweisungen erleben. Außerdem finden sich bei vielen Depressiven Verlustängste und Rückversicherungsverhalten (Joiner & Metalsky, 2001). Verlusterlebnisse, z. B. Scheidungen, können zur Auslösung von Depressionen beitragen. Allerdings konnte nicht bestätigt werden, dass die Störung aus nach innen gerichtetem Hass entsteht; viel eher können Depressive zu Hass und Feindseligkeit gegenüber anderen nahestehenden Menschen neigen (Caspi et al., 1996; Weissman et al., 1971).

7.2.2 Kognitive Theorien der Depression

Die kognitiven Theorien der Depression gehen davon aus, dass ungünstige kognitive Prozesse zu ihrer Entstehung beitragen. Einer der wichtigsten Vertreter dieses Ansatzes ist Aaron Beck.

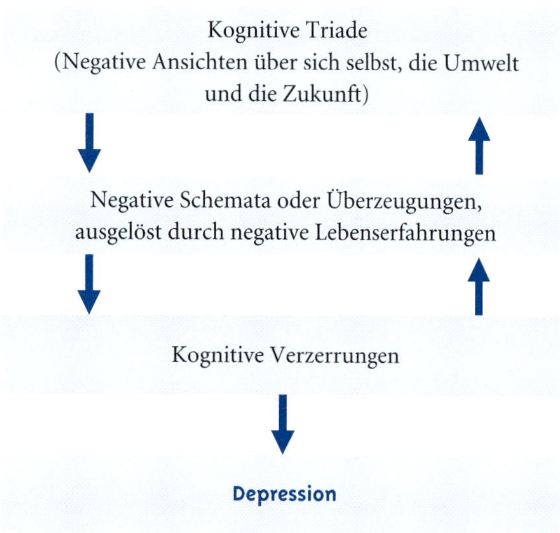

Abbildung 7.1 Die kognitive Theorie der Depression nach Beck (1967). Drei verschiedene Ebenen kognitiver Vorgänge sind bei Depressiven gestört

Becks kognitive Theorie der Depression

Beck (1967) nimmt drei verschiedene Ebenen kognitiver Vorgänge an, die zu Depressionen führen: Er geht davon aus, dass die Betroffenen in ihrer Kindheit und Jugend negative Lebenserfahrungen gemacht haben, z. B. Zurückweisung durch Gleichaltrige oder Verlust eines Elternteils. Diese Erfahrungen führten zum Erwerb negativer Schemata, z. B. der Überzeugung, hilflos zu sein, nicht gut genug zu sein oder immer perfekt sein zu müssen. In Situationen, die an die ungünstigen Erfahrungen erinnern, werden die negativen Schemata aktiviert. Sie veranlassen die Betroffenen zu kognitiven Verzerrungen oder Fehlschlüssen, welche wiederum die Schemata bestätigen. So kommt es zu einer verzerrten Wahrnehmung der Realität, die Beck als kognitive Triade der Depression bezeichnet. Die kognitive Triade beinhaltet negative Ansichten über sich selbst, die (persönliche) Umwelt und die (persönliche) Zukunft.
Die wichtigsten kognitiven Verzerrungen nach Beck sind:

- **willkürliche Schlussfolgerungen:** Schussfolgerungen werden ohne stützende Fakten oder Beweise gezogen.
- **selektive Abstraktion:** Schlüsse werden nur auf der Grundlage eines Details gezogen, so dass andere wichtige Merkmale einer Situation ignoriert werden.
- **Übergeneralisierung:** Eine allgemeine Schlussfolgerung wird aufgrund eines einzelnen Ereignisses gezogen.
- **Maximieren und Minimieren:** Negativen Ereignissen oder Leistungen wird ein übertriebener Wert beigemessen, wohingegen die Bedeutung positiver Leistungen oder Ereignisse untertrieben wird.
- **Personalisierung:** Negative äußere Ereignisse werden grundlos auf die eigene Person bezogen.
- **Schwarzweißdenken:** Es gibt für eine Person nur gut oder schlecht, alles oder nichts.

Aufgrund dieser verzerrten Interpretation der Welt kommt es nach Beck zu depressiven Reaktionen.

Evaluation. In zahlreichen Studien konnte gezeigt werden, dass das Denken depressiver Menschen ungünstig verzerrt ist. Allerdings muss man wahrscheinlich von einer bidirektionalen

Wirkungsweise ausgehen: Einerseits sind negative Kognitionen eine Ursache für negative Emotionen, andererseits können negative Emotionen auch eine Ursache für negative Kognitionen sein. In Langzeituntersuchungen konnte gezeigt werden, dass eine Interaktion dysfunktionaler Einstellungen (im Sinne einer kognitiven Diathese für Depression) mit negativen Ereignissen die Entwicklung depressiver Symptome vorhersagt (Hankin et al., 2004).

Theorien der Hilf- und Hoffnungslosigkeit

Die Theorie der erlernten Hilflosigkeit von Seligman (1974) ist eigentlich eine Lerntheorie. Sie geht davon aus, dass Menschen, wenn sie unangenehme Erfahrungen machen, die sie nicht kontrollieren können, eine Überzeugung der Hilflosigkeit entwickeln. Diese Überzeugung führt dann z. B. über Passivität zur Depression.

Eine Erweiterung fand diese Theorie durch das Konzept der Attribution. Es besagt allgemein, dass Menschen Ereignissen und Verhalten immer eine Ursache zuschreiben. Die attributionstheoretische Umformulierung der Hilflosigkeitstheorie von Abramson et al. (1978) geht davon aus, dass die Ursachenzuschreibungen bestimmen, wie jemand auf negative Ereignisse und Misserfolge reagiert. Hat ein Mensch einen sog. „depressiven Attributionsstil", so kann dies in Kombination mit negativen Erfahrungen zur Entwicklung einer Depression führen. Menschen mit einem depressiven Attributionsstil schreiben Misserfolge internalen, globalen und stabilen Faktoren zu. Beispielsweise wird eine Studentin, die bei einer sehr schweren Prüfung durchgefallen ist, dann depressiv werden, wenn sie sich für „dumm" und für das Studienfach „ungeeignet" (unbegabt) hält. Ihr (gelerntes) Attributionsverhalten, d. h. die Ursache für den Misserfolg bei sich selbst (internal), an ihrer mangelnden Begabung (stabil) und ihrer „Dummheit" (global) zu vermuten, versetzt sie in einen Zustand der Hilflosigkeit, was die depressiven Symptome zu Folge hat. Würde diese Studentin den Misserfolg auf die schwere Prüfung (external), auf zu wenig Vorbereitung (variabel) oder auf eine mangelnde Fähigkeit in dem einen Bereich ihres Studienfaches (spezifisch) zurückführen, dann wäre die emotionale Konsequenz weniger lähmend und resignativ und ihr Verhalten eher problem- und handlungsorientiert.

Eine Erweiterung dieses Erklärungsansatzes stellt die Hoffnungslosigkeitstheorie von Abramson et al. (1989) dar. Ihr zufolge führt eine kognitive Diathese für Depression – sei es ein depressiver Attributionsstil, ein geringes Selbstwertgefühl oder die Tendenz, aus negativen Ereignissen schwerwiegende Konsequenzen zu ziehen – in Interaktion mit negativen Lebensereignissen bzw. Misserfolgen zu einem Zustand der Hoffnungslosigkeit. Dies wiederum kann eine Depression bedingen. Gleichzeitig beansprucht diese Hoffnungslosigkeitstheorie nicht, generell für Depressionen eine Erklärung zu liefern, sondern nur für die Depressionen, bei denen Hoffnungslosigkeit auftritt.

Definition

Hoffnungslosigkeit beinhaltet die Erwartung, dass positive Ereignisse nicht eintreten werden oder dass negative Ereignisse eintreten werden, und die Überzeugung, dass der Mensch daran nichts ändern kann, dem also hilflos ausgeliefert ist.

Evaluation. In einigen Studien fanden sich Zusammenhänge zwischen den beschriebenen kognitiven Faktoren und Depression (Abramson et al., 2002). So konnte beispielsweise gezeigt werden, dass ein depressiver Attributionsstil infolge eines Misserfolgs zu einer depressiven Stim-

mung führen kann. Auch ein geringes Selbstwertgefühl kann ein Prädiktor für die Entwicklung einer Depression sein. Allerdings gibt es Hinweise, wonach Menschen nicht immer aktiv nach Ursachen für ihr Verhalten suchen. Außerdem unterscheiden sich die Attributionen depressiver Menschen nicht immer von denen gesunder Menschen.
Hilflosigkeit kann erklären, warum Depressionen häufig Angststörungen vorausgehen: Die Erwartung von Hilflosigkeit führt zunächst zu Angst bei den Betroffenen. Wenn dann tatsächlich negative Ereignisse eintreten, kann es zu einem Gefühl der Hoffnungslosigkeit und zur Depression kommen (Alloy et al., 1990). Es ist jedoch noch nicht hinreichend geklärt, ob Gefühle der Hoffnungslosigkeit der Entwicklung einer schweren Depression tatsächlich vorausgehen oder eher eine Begleiterscheinung der Erkrankung sind.

7.2.3 Interpersonales Verhalten und Persönlichkeitsmerkmale Depressiver

Depressive Menschen können sich nicht nur durch ihre Kognitionen, sondern auch durch ihr zwischenmenschliches Verhalten von gesunden Menschen unterscheiden. Es hat sich wiederholt gezeigt, dass Depressive über geringe soziale Fertigkeiten verfügen. Dies in Kombination mit einem negativen Selbstbild kann dazu führen, dass sie ständig nach Bestätigung suchen, was andere möglicherweise irritiert. Solch ein Verhalten kann Ablehnung durch Mitmenschen hervorrufen, so dass es zu einem Mangel an positiver Verstärkung kommt (Lewinsohn, 1974). Viele depressive Patienten erfahren nur wenig Unterstützung durch ihre sozialen Netze. Deshalb fällt es ihnen besonders schwer, negative Ereignisse zu bewältigen. Auch die Partnerschaften depressiver Patienten sind oft wenig zufriedenstellend.

! Mangelnde soziale Fertigkeiten sind sowohl ein Prädiktor für Depressionen als auch ein Faktor, der eine weitere Verschlechterung bedingen kann.

Zudem gibt es Zusammenhänge zwischen Depressivität und Persönlichkeitseigenschaften wie zwischenmenschlicher Abhängigkeit, Zwanghaftigkeit, Rigidität und Neurotizismus (Hautzinger, 1998). Solche Eigenschaften führen zu einer besonders ungünstigen Verlaufsprognose.

7.2.4 Biologische Erklärungsansätze für affektive Störungen

Aus Familien-, Zwillings- und Adoptionsstudien geht hervor, dass die Verwandten ersten Grades von Patienten mit bipolaren affektiven Störungen ein deutlich erhöhtes Risiko für alle Formen affektiver Störungen haben. Die Wahrscheinlichkeit liegt bei 25–30 %, wobei unipolare Depressionen bei den Verwandten überwiegen (McGuffin et al., 2003). Bei bipolaren Störungen scheinen Gene also eine wichtige Rolle zu spielen. Auch bei der unipolaren Depression gibt es eine genetische Komponente, die bei Frauen stärker zum Tragen kommt als bei Männern. Aber genetische Faktoren haben bei unipolaren affektiven Störungen einen geringeren Einfluss als bei bipolaren. Angehörige von unipolar depressiven Patienten haben ein 15–20 %iges Risiko für die Entwicklung einer Depression, was verglichen mit gesunden Kontrollpersonen (7–10 %) dennoch deutlich erhöht ist (Schumacher et al., 2002). Wie bei fast allen psychischen Störungen muss auch bei den affektiven Störungen von einer komplexen genetischen Grundlage ausgegangen werden.

Neurochemische Prozesse

Noradrenalin und Serotonin. Da Antidepressiva wie Trizyklika, MAO-Hemmer, selektive Serotonin- bzw. Noradrenalin-Wiederaufnahmehemmer auf die Neurotransmitter Serotonin und Noradrenalin wirken (vgl. 7.3.4), ist davon auszugehen, dass bei affektiven Störungen neurochemische Prozesse gestört sind. Die Noradrenalintheorie geht davon aus, dass ein niedriger Noradrenalinspiegel Depression und ein hoher Manie verursacht. Tatsächlich gibt es Zusammenhänge zwischen einem niedrigen Noradrenalinspiegel und Depression bzw. zwischen einem hohen Noradrenalinspiegel und Manie. Jedoch könnte dies auch auf ein verändertes Aktivitätsniveau in depressiven und manischen Phasen zurückzuführen sein. Die Serotonintheorie behauptet, dass ein niedriger Serotoninspiegel Depression verursacht. Auch dafür gibt es Hinweise: Zum einen findet man einen niedrigen Serotoninspiegel bei Depressiven. Zum anderen vermehren sich depressive Symptome durch Substanzen, die den Serotoninspiegel verringern. Allerdings hat sich gezeigt, dass Trizyklika und MAO-Hemmer nur in den ersten Tagen die Noradrenalin- und Serotoninspiegel erhöhen. Danach gehen die Neurotransmitterspiegel wieder auf ihr ursprüngliches Niveau zurück. Erst nach ca. zwei Wochen entfalten jedoch die Medikamente ihre antidepressive Wirkung. Ein zu niedriger Spiegel von Serotonin oder Noradrenalin reicht deshalb nicht aus, um die Depression zu erklären. Die neurochemischen Prozesse bei affektiven Störungen sind wohl komplizierter, als durch die Noradrenalin- und Serotonintheorie zunächst angenommen wurde.

G-Proteine. Das wichtigste Medikament zur Behandlung bipolarer Störungen, Lithium, reguliert u. a. die G-Proteine. Diese sind bei der Regulation der Aktivität in der postsynaptischen Zelle von Bedeutung und könnten bei bipolaren Störungen eine Rolle spielen. Dafür spricht, dass Maniker große und Depressive geringe Mengen an G-Proteinen aufweisen.

Hormonelle Prozesse

Ein anderer biologischer Erklärungsansatz nimmt an, dass die Hypothalamus-Hypophysen-Nebennieren-Achse, die bei Stress aktiviert wird, bei Depression hyperaktiv ist. Dafür spricht, dass Depressive einen erhöhten Kortisolspiegel haben. Dies kann wiederum dazu führen, dass die Dichte der Serotoninrezeptoren verringert wird und die Funktion der Noradrenalinrezeptoren gestört wird. Bei Patienten mit bipolaren Störungen, die eine Erkrankung der Schilddrüse haben, können Schilddrüsenhormone eine Manie auslösen (Goodwin & Jamison, 1990).

Neuronale Veränderungen

Bei vielen depressiven Patienten wurden hirnfunktionelle und -strukturelle Veränderungen festgestellt (vgl. Hautzinger, 2006):

- Eine Hypoaktivität des linken präfrontalen Kortex führt zu einer Dominanz der rechten Hirnhälfte, wo negative Emotionen überrepräsentiert sind.
- Eine Hypoaktivität des anterioren zingulären Kortex im oberen und unteren Bereich führt zu Aufmerksamkeitsstörungen, Antriebshemmungen und Anhedonie.
- Eine Hyperaktivität des anterioren zingulären Kortex im vorderen Bereich verstärkt negative Affekte wie Angst.
- Eine Hyperaktivität und Vergrößerung der Amygdala bedingt leichtere negative emotionale Reaktionen.
- Eine Atrophie des Hippocampus steht im Zusammenhang mit Gedächtnisstörungen.

! Man geht heute davon aus, dass komplexe Interaktionen zwischen Erfahrungen, kognitiven Vorgängen und biologischen Prozessen zur Entstehung affektiver Störungen führen.

7.3 Therapie der affektiven Störungen

Aus den verschiedenen Erklärungsansätzen für affektive Störungen ergeben sich unterschiedliche Behandlungsmöglichkeiten.

7.3.1 Psychodynamische Therapien der Depression

In der Psychoanalyse wird versucht, die angenommenen unbewussten Ursachen der Depression aufzudecken. Die Patienten sollen ihren nach innen gerichteten Hass oder die Unerreichbarkeit ihrer Ich-Ideale hinter sich lassen. Die klassische Form der Psychoanalyse ist bis heute nicht Gegenstand wissenschaftlicher Untersuchungen gewesen, so dass über deren Wirksamkeit keine Aussage gemacht werden kann. Es gibt aber Hinweise darauf, dass die psychodynamische Kurztherapie, deren Fokus mehr auf gegenwärtigen Problemen liegt, zur Besserung depressiver Symptomatik beiträgt (Leichsenring et al., 2004).

7.3.2 Die Interpersonale Psychotherapie bei Depression

Die Interpersonale Psychotherapie (IPT) wurde speziell für die Behandlung unipolarer Depressionen entwickelt. In der Therapie, meist in Kombination mit einer Pharmakotherapie, geht es um die Bewältigung zwischenmenschlicher Probleme, die im Zusammenhang mit der Depression stehen. Der Therapieprozess lässt sich in drei Phasen gliedern.

Übersicht

Therapiephasen der IPT bei Depression (vgl. Schramm, 1998)

1. Information des Patienten über die Störung und Behandlungsmöglichkeiten; Vermittlung von Hoffnung; Psychoedukation eines psychobiologischen Krankheitsmodells; Identifikation relevanter zwischenmenschlicher Problembereiche und Definition der Therapieziele
2. Bearbeitung der vereinbarten Bereiche anhand verschiedener Methoden (z. B. Klärung, Ressourcenaktivierung, interpersonelle Strategien)
3. Bearbeitung des Therapieendes als Trauer- und Abschiedsprozess; Zusammenfassung der erzielten Fortschritte; Rückfallprophylaxe

Die IPT hat sich in der Behandlung von unipolaren Depressionen als wirksam erwiesen. Verglichen mit unbehandelten Kontrollbedingungen kommt es zu deutlichen Verbesserungen. Es bestehen nur geringe Unterschiede zur kognitiven Verhaltenstherapie und zur medikamentösen Therapie bei Depression (vgl. Metaanalyse von Jorgensen et al., 1998).

7.3.3 Kognitive Verhaltenstherapie bei Depression

Ausgehend von Becks kognitiver Theorie der Depression gehört es zu den Zielen in der kognitiven Verhaltenstherapie (KVT), dass die Patienten sich von ihren kognitiven Verzerrungen lösen.

Man nimmt an, dass sich durch eine Reduktion der Verzerrungen auch die negativen Gefühle verringern. Die Patienten sollen lernen, automatische verzerrte Gedanken zu erkennen und auf ihre Angemessenheit zu überprüfen sowie neue Sichtweisen, Erklärungen und Interpretationen zu entwickeln. Dafür müssen sie sich zunächst dessen bewusst werden, welche emotionalen Folgen automatische, negativ verzerrte Gedanken haben.

Übersicht

Methoden der Erkennung und Veränderung verzerrter Kognitionen

- **Gedankenprotokolle:** Protokolle zum schriftlichen Festhalten automatischer Gedanken und deren emotionalen Folgen in konkreten Situationen
- **Sokratischer Dialog:** Technik, bei der der Patient durch Fragen angeleitet wird, seine Gedanken auf ihre Evidenz zu überprüfen, z. B. indem Argumente für und gegen einen Gedanken gesammelt werden
- **Realitätstests:** Erarbeitung und Vorbereitung von Situationen, in denen Gedanken und Überzeugungen durch Ausprobieren auf ihre Gültigkeit hin überprüft werden

Im Verlauf der Therapie werden nicht nur automatische Gedanken (z. B. „Ich war mal wieder zu blöd, das richtig zu machen"), sondern auch zugrundeliegende Überzeugungen bzw. Schemata (z. B. „Ich bin unfähig, mein Leben zu bewältigen") verändert.

Aktivitätsaufbau und Kompetenztraining. Weitere grundlegende Elemente der KVT bei Depression sind der Aktivitätsaufbau und die Verbesserung sozialer Fertigkeiten (vgl. Hautzinger, 2003). Ausgehend von interpersonalen und verstärkungspsychologischen Überlegungen (vgl. 7.2.3) geht es dabei darum, den Mangel an positiver Verstärkung, den die Patienten erleben, durch Alltagsstrukturierung aufzuheben. Beim Aktivitätsaufbau sollen die Patienten eine Balance zwischen angenehmen und belastenden Aktivitäten finden. Zudem sollen ungünstige Verhaltensweisen wie Grübeln und Rückzug vermindert werden. Als Umsetzungshilfe können Tages- oder Wochenpläne eingesetzt werden. Anhand von Tagebucheinträgen können zudem Aktivitäten oder Ereignisse ermittelt werden, die zu einer schlechten Stimmung führen. Diese können dann in der Therapie bearbeitet werden. Durch das Training sozialer Fertigkeiten und anderer Kompetenzen, z. B. in Rollenspielen, lernen die Patienten, ihre sozialen Interaktionen zu verbessern. Gegen Ende der Therapie werden sie auch darauf vorbereitet, mit künftigen Krisen besser umzugehen.

Evaluation. In der Behandlung der Depression hat sich die kognitive Verhaltenstherapie wiederholt als die wirksamste Psychotherapie erwiesen. Sie ist sowohl einer rein medikamentösen Therapie als auch anderen Psychotherapien überlegen. Ein besonderer Vorteil liegt auch darin, dass sie die Rückfallrisiko deutlich verringert (De Jong-Meyer et al., 2007).

7.3.4 Psychotherapie bei bipolaren affektiven Störungen

Ergänzend zur Pharmakotherapie sind auch Psychotherapien bei bipolaren Störungen von Nutzen. Die Zahl der Rückfälle kann verringert und die psychosoziale Anpassung der Patienten verbessert werden (Hautzinger & Meyer, 2007). Sowohl interpersonale und familienbezogene Ansätze als auch kognitiv-verhaltenstherapeutische Methoden kommen zum Einsatz. Sie haben verschiedene Elemente gemeinsam:

Übersicht

Elemente der Psychotherapie bipolarer Störungen

- Aufklärung und Psychoedukation über Entstehung, Symptome, Verlauf und Behandlung der Erkrankung
- Vermittlung der Notwendigkeit von Medikation
- Selbst- und Fremdbeobachtung zur Erkennung von Symptomverschlechterungen
- Förderung einer regelmäßigen Tages- und Schlaf-Wach-Struktur
- Vermittlung neuer Bewältigungs- und Problemlösestrategien und sozialer Kompetenzen
- Notfallplanung zur Rückfallverhinderung

7.3.5 Medikamentöse Therapie affektiver Störungen

Medikamente spielen in der Behandlung affektiver Störungen eine wichtige Rolle. Zur Stimmungsaufhellung bei unipolaren Depressionen werden Antidepressiva (s. Tabelle 7.1) eingesetzt, zur Stimmungsstabilisierung bei bipolaren Störungen v. a. Lithium (s. u.). In der Praxis werden Antidepressiva häufig mit Psychotherapie kombiniert. Auch bei Stimmungsstabilisierern kann eine zusätzliche Psychotherapie hilfreich sein, z. B. um die Medikamenten-Compliance zu erhöhen.

Tabelle 7.1 Die Hauptgruppen der Antidepressiva (vgl. Benkert, Hautzinger & Graf-Morgenstern, 2008)

Kategorie	Substanzen	Wirkungsweise	Nebenwirkungen
Trizyklische Antidepressiva (TZA)	Imipramin Amitriptylin	Verhinderung der Wiederaufnahme von Noradrenalin und Serotonin durch die präsynaptische Nervenzelle	Herz-Kreislauf-Störungen, Hypotonie, Müdigkeit, Unruhe, Angst, Mundtrockenheit, sexuelle Funktionsstörungen, Gewichtszunahme
MAO-Hemmer	Moclobemid Tranylcypromin	Verhinderung des Abbaus von Noradrenalin und Serotonin durch das Enzym Monoaminoxidase	Evtl. Blutdruckkrisen, Schlafstörungen, Unruhe, Mundtrockenheit, leichte Übelkeit, Schwindel, Kopfschmerzen
Selektive Serotonin-Wiederaufnahmehemmer (SSRI)	Citalopram Fluoxetin Sertralin	Verhinderung der Wiederaufnahme von Serotonin durch die präsynaptische Nervenzelle	Magen-Darm-Beschwerden, Müdigkeit, Kopfschmerzen, Schlafstörungen, Unruhe, Schwindel, sexuelle Funktionsstörungen

Bei Antidepressiva ist zu beachten, dass ihre Hauptwirkung erst nach mehreren Wochen eintritt. Nebenwirkungen hingegen können sich schon in der ersten Zeit der Einnahme zeigen. Da SSRI die wenigsten Nebenwirkungen haben und bei Überdosierung die geringste Lebensgefährdung aufweisen, werden sie am häufigsten verschrieben. Leider wirken Antidepressiva nicht bei allen Patienten, so dass bei manchen schweren Depressionen die Elektrokrampftherapie indiziert ist.

Medikamentöse Therapie bei bipolaren affektiven Störungen

Zur medikamentösen Behandlung der bipolaren Störungen wird am häufigsten Lithium eingesetzt. Es wirkt sowohl in depressiven als auch in manischen Phasen und dient der Stabilisierung der Stimmung. Allerdings setzt auch die Wirkung des Lithiums nur langsam ein, so dass zu Beginn der Therapie häufig zusätzlich Antipsychotika oder Antidepressiva gegeben werden, die zur Beruhigung oder Stimmungsaufhellung beitragen. Lithium hat diverse zentralnervöse Wirkungen, z. B. auf Serotonin, Kalzium und G-Proteine, wobei noch unklar ist, wie es zur Reduktion der bipolaren Symptomatik beiträgt. Ein Nachteil der Substanz ist, dass es zu schwerwiegenden Nebenwirkungen kommen kann. Dazu gehören u. a. Tremor, kognitive Störungen, Gewichtszunahme, Magenprobleme, hormonelle Veränderungen, verstärkter Durst und Harndrang. Bei zu hohen Konzentrationen kann es zu Intoxikationserscheinungen bis hin zum Tod kommen (vgl. Benkert, Hautzinger & Graf-Morgenstern, 2008). Daher ist beim Gebrauch von Lithium Vorsicht geboten. Alternative Medikamente, die zur Stimmungsstabilisierung eingesetzt werden können, sind Antikonvulsiva und atypische Antipsychotika, bei denen v. a. die antimanische Wirksamkeit nachgewiesen ist.

!

Stimmungsstabilisierende Medikamente sollten bei bipolaren affektiven Störungen regelmäßig und langfristig eingenommen werden, um Rückfällen vorzubeugen.

7.4 Suizid

Suizidalitätt, die bei verschiedenen psychischen Störungen und Krisen auftreten kann, stellt bei Depressionen ein besonderes Problem dar. Mehr als die Hälfte aller vollendeten Suizide geschehen im Verlauf einer depressiven Erkrankung. Etwa 15 % aller Depressiven nehmen sich das Leben (Maris et al., 1992). Andere psychische Störungen, die mit einem erhöhten Suizidrisiko einhergehen, sind Schizophrenie, Borderline-Persönlichkeitsstörung und Substanzabhängigkeit (insbesondere Alkoholismus).

Übersicht

Zahlen und Fakten (vgl. Althaus & Hegerl, 2004)

- Jährlich sterben in Deutschland ca. 10.000 Menschen durch Suizid. Weltweit sind es jährlich ca. eine Million. Allerdings ist die Dunkelziffer vermutlich wesentlich höher, und die Tendenz ist steigend.
- Die Lebenszeitprävalenz von vollendetem Suizid beträgt bei Frauen ca. 0,7 % und bei Männern ca. 1,5 %. Mehr Frauen als Männer begehen Suizidversuche.
- Die Zahl der Suizidversuche ist etwa um das Zehnfache höher als die Zahl der vollendeten Suizide.
- Bei jüngeren Menschen (insbesondere jungen Frauen) ist die Wahrscheinlichkeit für Suizidversuche höher, während bei Älteren (insbesondere Männern) etwa ab dem 70. Lebensjahr die Zahl der vollendeten Suizide deutlich ansteigt.
- Bei Suizidversuchen kommen meist Methoden mit geringer Letalität (wie Medikamente oder Schnitte) zum Einsatz. Die Mehrheit der vollendeten Suizide wird durch drastischere Methoden wie Erschießen, Erhängen und Sturz aus der Höhe verübt.

7.4.1 Entstehungsbedingungen von Suizidalität

Vielen suizidalen Handlungen gehen kritische Ereignisse oder belastende Lebensumstände voraus. Daher sehen viele Kliniker Suizid als einen Versuch der Betroffenen, ihre Probleme zu lösen, wenn sie keinen anderen Ausweg sehen. Ein bedeutender Vertreter dieser Annahme ist Shneidman, auf den wichtige Ansätze zur Suizidprävention zurückgehen (s. 7.4.2). Er geht davon aus, dass Hoffnungslosigkeit das emotionale Befinden der Betroffenen dominiert (Shneidman, 1985). Beispielsweise kann das schmerzliche Erleben eigener Mängel und Unzulänglichkeit, häufig bedingt durch unerfüllte oder unrealistische Erwartungen, in dem Versuch münden, diesem Leid durch den Tod zu entkommen (Baumeister, 1990). Auch Naturkatastrophen wie z. B. Erdbeben und Überflutungen führen zu einem deutlichen Anstieg der Suizidraten. Mögliche Erklärungen sind der Verlust von geliebten Menschen, Eigentum, Einkommen und sozialen Netzen. Dadurch kommt es vermutlich zu einem Anstieg von Depression und Hoffnungslosigkeit.

Allerdings begehen bei weitem nicht alle Menschen, die Krisen durchmachen, Suizid oder einen Suizidversuch. Neben psychosozialen Krisen spielen psychologische und biologische Faktoren in der Entstehung von Suizidalität eine Rolle.

Biologische Faktoren

In Post-Mortem-Untersuchungen fanden sich in den Gehirnen von Suizidanten eine erhöhte Anzahl von Serotoninrezeptoren und eine verminderte Konzentration der Metaboliten von Serotonin. Dies ist ein Hinweis auf einen niedrigen Serotoninspiegel. Ein niedriger Serotoninspiegel scheint im Zusammenhang mit erhöhter Autoaggressivität und Impulsivität zu stehen. Auch genetische Faktoren könnten bei Suizidalität eine Rolle spielen. Dafür spricht, dass die Konkordanzraten bei eineiigen Zwillingen höher sind als bei zweieiigen (Althaus & Hegerl, 2004).

Psychologische Faktoren

Zu den psychologischen Faktoren, die mit einem erhöhten Suizidrisiko verbunden sind, gehört neben bestimmten psychischen Störungen (s. o.) ein Zustand der Hoffnungslosigkeit. Diese ist zwar ein häufiges Merkmal von Depressionen, kann jedoch auch aus anderen Gründen entstehen. Sie lässt sich im Gespräch oder auch anhand von Fragebögen erfassen. Eine weitere Besonderheit einiger suizidgefährdeter Menschen ist eine erhöhte Rigidität im Denken, aufgrund deren es ihnen schwer fällt, alternative Lösungen für ihre Probleme zu sehen.

Obwohl verschiedene Risikofaktoren für Suizid bekannt sind, lässt er sich schwer vorhersagen. Zu den wichtigsten Risikofaktoren gehören:

- psychische Störungen (Depression, Substanzabhängigkeit, Schizophrenie, Persönlichkeitsstörungen, v. a. Borderline)
- frühere Suizidversuche
- Hoffnungslosigkeit
- hohes Alter
- Impulsivität
- männliches Geschlecht
- mangelnde soziale Bindungen und Unterstützung
- chronische körperliche Erkrankungen
- akute psychosoziale Krisen (z. B. Arbeitslosigkeit, Scheidung, Traumatisierung)
- Suizidalität in der Familiengeschichte.

7.4.2 Umgang mit Suizidalität

Wenn eine psychische Störung der Suizidalität eines Patienten zugrunde liegt, sollte diese behandelt werden. Der Ansatz von Shneidman (1985) zur Suizidprävention konzentriert sich stärker auf die besonderen Merkmale der Suizidalität. Dazu gehört eine eingeschränkte Wahrnehmung von Handlungsalternativen, die eine zwiespältige Einstellung zum Suizid bedingt. Die Betroffenen wollen vielleicht nicht sterben, sehen jedoch keine andere Möglichkeit, mit ihren Problemen fertig zu werden. Daher sollte im Umgang mit suizidalen Patienten versucht werden, ihren eingeschränkten Blickwinkel zu erweitern und ihr psychisches Leid zu vermindern. Auch kognitiv-verhaltenstherapeutische Ansätze versuchen, den Betroffenen durch das Vermitteln von neuen Bewältigungsstrategien andere Möglichkeiten zur Lösung von Problemen aufzuzeigen.

Zentren für Suizidprävention. Zentren für Suizidprävention wie die Telefonseelsorge bieten einen 24-stündigen Beratungsdienst für suizidale Menschen. Die Mitarbeiter schätzen anhand von Risikofaktoren und der Konkretheit von Suizidgedanken und -plänen ein, wie hoch die Suizidgefahr ist. Dann versuchen sie, einen persönlichen Kontakt zum Anrufer herzustellen, um ihn von seinen Plänen abzubringen. Wichtig ist, den Betroffenen Verständnis und Empathie entgegenzubringen. Da die meisten Suizidalen ihre Absicht vorher kundtun bzw. auf irgendeine Art um Hilfe bitten, können Zentren zur Suizidprävention für sozial isolierte Menschen die letzte Rettung sein.

Regeln im Umgang mit suizidalen Patienten

Psychologen und Ärzte sind verpflichtet, ihre Patienten daran zu hindern, sich selbst zu verletzen oder zu töten. Daher kann es manchmal nötig sein, Maßnahmen einzuleiten, die dem Willen des Patienten zuwiderlaufen (z. B. Sedierung). Eine Unterbringung in einer Klinik gegen den Willen des Patienten muss durch eine richterliche Verfügung gestützt werden (vgl. 4.1.2). Um zu verhindern, dass ein Patient sich Schaden zufügt, sollten angemessene Vorsichtsmaßnahmen eingeleitet werden. Dazu gehört, direkt zu fragen, ob Suizidabsichten vorliegen. Es kann nötig werden, viel Energie und Zeit in die Behandlung eines suizidgefährdeten Patienten zu investieren. Die meisten suizidalen Krisen gehen vorüber, so dass es zunächst wichtig ist, Zeit zu gewinnen.

Übersicht

Leitlinien zum Umgang mit Suizidalität

- Suizidalität offen ansprechen
- geduldiges Zuhören
- Wärme und Aufmerksamkeit
- Erfassung von Ressourcen
- nach alternativen Problemlösungen suchen
- viel Zeit einplanen
- erreichbar sein
- wichtige Bezugspersonen einbeziehen
- Kollegen um Rat fragen
- Krisenplan entwickeln
- Antisuizidvertrag schließen
- bei Bedarf: Sedierung oder Einweisung in Klinik

Zusammenfassung

Affektive Störungen sind Störungen der Stimmungslage. Das Hauptmerkmal von Manie und Hypomanie ist eine stark gehobene oder gereizte Stimmung. Die wichtigsten Merkmale der Depression sind:

- eine depressive Verstimmung
- der Verlust von Freude und Interesse
- ein verminderter Antrieb.

Bei bipolaren affektiven Störungen gibt es einen Wechsel zwischen manischen oder hypomanischen und depressiven Phasen. Bei einer Dauer von mehr als zwei Jahren spricht man von Zyklothymia. Liegen mehr als zwei Jahre depressive Symptome vor, spricht man von Dysthymia. Eine besonders schwere Form der Depression ist das somatische Syndrom.

Verschiedene psychologische Theorien versuchen, die Depression zu erklären:

- Die psychodynamische Theorie sieht Depression als misslungene Trauerarbeit aufgrund eines nach innen gekehrten negativen Affekts (z. B. Hass) infolge des Verlust eines Liebesobjekts, zu dem ein ambivalentes Verhältnis bestand.
- Die kognitiven Theorien sehen die Ursachen der Depression in gestörten kognitiven Vorgängen. Nach Beck handelt es sich dabei um kognitive Verzerrungen, die aus dysfunktionalen Schemata resultieren und eine verzerrte Wahrnehmung der Realtität bedingen.
- Die Attributionstheorie sieht einen depressiven Attributionsstil als Verursacher der Depression.
- Die Theorien der Hilflosigkeit und Hoffnungslosigkeit sehen Überzeugungen der Hilflosigkeit bzw. Hoffnungslosigkeit als Ursachen von Depression.
- Verhaltensorientierte Theorien schreiben geringen sozialen Fertigkeiten in der Entstehung der Depression eine wichtige Rolle zu.

Biologische Erklärungsansätze für affektive Störungen befassen sich mit verschiedenen biologischen Prozessen:

- Gene spielen insbesondere bei bipolaren affektiven Störungen, doch auch bei Depressionen eine Rolle.
- Neurotransmitter wie Noradrenalin und Serotonin sind bei affektiven Störungen beteiligt. Bei Depression finden sich niedrige Serotonin- und Noradrenalinspiegel; in der Manie ist der Noradrenalinspiegel erhöht.
- Es finden sich bei Depression Veränderungen des Hormonhaushalts, z. B. ein erhöhter Kortisolspiegel.
- Auch hirnfunktionelle und -strukturelle Veränderungen sind festzustellen.

Aus den Erklärungsansätzen lassen sich verschiedene Behandlungsmöglichkeiten ableiten:

- Vielversprechend für die Behandlung unipolarer Depressionen ist die Interpersonale Psychotherapie, deren Fokus auf zwischenmenschlichen Problemen liegt.
- Die am besten untersuchte und wirksamste Psychotherapie für Depressionen ist die kognitive Verhaltenstherapie. Sie beinhaltet die Veränderung kognitiver Prozesse, das Training sozialer Fertigkeiten und den Aufbau positiver Aktivitäten.
- Medikamentös werden Depressionen durch Antidepressiva behandelt, welche die Aktivität von Serotonin und Noradrenalin beeinflussen und so die Rezeptoren an den Synapsen der Nervenzellen verändern.
- Die wichtigste Therapieform bei bipolaren Störungen sind stimmungsstabilisierende Medikamente, die durch Psychotherapie ergänzt werden sollten.

Bei der Entstehung von Suizidalität können neben Krisen und Belastungssituationen auch biologische Faktoren wie ein niedriger Serotoninspiegel und psychologische Faktoren wie Depression und Hoffnungslosigkeit von Bedeutung sein.

Zur Suizidprävention ist es wichtig, das Thema offen anzusprechen, Verständnis zu zeigen und für die Betroffenen da zu sein, das psychische Leid gefährdeter Menschen zu mindern und ihnen alternative Problemlösungen aufzuzeigen. Manchmal sind freiheitseinschränkende Maßnahmen unumgänglich.

Übungsaufgaben

- Beschreiben Sie die Symptomatik und die Epidemiologie der Depression und der bipolaren affektiven Störungen.
- Vergleichen Sie verschiedene psychologische Erklärungsansätze für die Depression.
- Welche Elemente beinhaltet die Therapie der bipolaren affektiven Störungen?
- Beschreiben Sie wirksame psychologische und medikamentöse Therapien bei Depression.
- Was ist im Umgang mit Suizidalität zu beachten?

Weiterführende Literatur

- Diagnostik bei affektiven Störungen:
  Hautzinger, M. & Meyer, T.D. (2002). Diagnostik affektiver Störungen. Göttingen: Hogrefe.
- Therapie von Depressionen:
  Hautzinger, M. (2003). Kognitive Verhaltenstherapie bei Depressionen. Weinheim: Beltz PVU.
- Therapie von bipolaren Störungen:
  Meyer, T.D. & Hautzinger, M. (2004). Manisch-Depressive Störungen. Kognitive Verhaltenstherapie bei Bipolaren Störungen. Weinheim: Beltz PVU.
- Umgang mit Suizidalität:
  Dorrmann, W. (1998). Suizid. Therapeutische Interventionen bei Selbsttötungsabsichten. München: Pfeiffer.

8 Angst-, Zwangs-, Belastungs-, dissoziative und somatoforme Störungen

Was Sie in diesem Kapitel erwartet

Die in diesem Kapitel behandelten Störungen wurden früher unter dem Begriff Neurosen zusammengefasst. Da diese Diagnose sehr vielschichtig, umgangssprachlich und somit heterogen war, litt ihre Verwendung an geringer Zuverlässigkeit, mangelhafter Übereinstimmung zwischen Klinikern und fraglicher Validität. Folglich wurde dieser alte Begriff für ein modernes Diagnosesystem unbrauchbar. Heute werden im ICD-10 verschiedene Angststörungen (z. B. phobische Störungen, Panikstörung, generalisierte Angststörung), Zwangsstörungen, Belastungsstörungen sowie dissoziative und somatoforme Störungen unterschieden. Die Gruppe der Angststörungen (Phobien, Panik, Zwänge, Belastungsreaktionen) stellt die häufigsten psychischen Störungen dar. Bei dissoziativen Störungen kommt es zu einer Trennung von zusammengehörenden Bewusstseinsinhalten. Somatoforme Störungen sind gekennzeichnet durch körperliche Symptome, für die es keine (ausreichende) physiologische Erklärung gibt. In diesem Kapitel werden jeweils das Erscheinungsbild, Erklärungsansätze und Behandlungsmöglichkeiten für die genannten Störungsbilder vorgestellt.

8.1 Phobische Störungen

Phobien beinhalten die objektiv grundlose Furcht (Angst) vor und die Meidung von Gegenständen oder Situationen, was zu einer deutlichen Beeinträchtigung der Betroffenen führt. Je nachdem, wodurch die Angst ausgelöst wird, haben sich verschiedene Bezeichnungen eingebürgert. Bekannt sind z. B. die Akrophobie (Höhenangst), die Klaustrophobie (Angst vor geschlossenen Räumen) und die Agoraphobie (Angst vor öffentlichen Plätzen).

8.1.1 Agoraphobie und Panikstörung

Ängste im Rahmen einer Agoraphobie beziehen sich nicht nur auf öffentliche Plätze, sondern allgemein auf Situationen, in denen es für die Betroffenen schwierig ist, sich schnell an einen sicheren Ort zurückzuziehen. Häufig treten Agoraphobie und Angstanfälle (Panikstörungen) zusammen auf, weswegen sie hier gemeinsam behandelt werden sollen.

Übersicht

Kriterien für Agoraphobie (F 40.0)

A. Deutliche Angst vor oder Meidung von mindestens zwei Situationen:
1. Menschenmengen
2. öffentliche Plätze
3. allein mit öffentlichen Verkehrsmitteln oder dem Auto reisen
4. weite Reisen

▶

B. In den gefürchteten Situationen kam es wenigstens einmal nach dem Beginn der Störung zu mindestens zwei der folgenden Symptome (wobei eines aus 1 bis 4 stammt):

1. Herzklopfen oder beschleunigter Puls
2. Schweißausbrüche
3. Zittern
4. Mundtrockenheit
5. Atembeschwerden
6. Gefühl der Beklemmung
7. Schmerzen im Brustbereich
8. Übelkeit oder andere Magenbeschwerden
9. Gefühl von Schwindel, Schwäche oder Benommenheit
10. Derealisation oder Depersonalisation
11. Angst, die Kontrolle zu verlieren oder verrückt zu werden
12. Angst zu sterben
13. Hitzewallungen oder Kälteschauer
14. Gefühllosigkeit oder Kribbeln

C. Die Betroffenen fühlen sich emotional belastet und sehen ein, dass die Angst bzw. Vermeidung übertrieben ist.

D. Die Symptome treten vornehmlich in den oder beim Gedanken an die gefürchteten Situationen auf.

E. Die Symptome von A sind nicht durch eine organische, psychotische, affektive oder Zwangsstörung verursacht und nicht durch eine kulturell akzeptierte Überzeugung bedingt.

F 40.00: Agoraphobie ohne Panikstörung
F 40.01: Agoraphobie mit Panikstörung

Eine Agoraphobie mit Panikstörung (F 40.01) wird diagnostiziert, wenn die Betroffenen in den agoraphobischen Situationen Panikattacken haben. Die Panikstörung allein (F 41.0) wird diagnostiziert, wenn wiederholt Angstattacken auftreten, die sich nicht auf bestimmte Situationen oder Gegenstände beziehen. Es sollten mindestens vier der bei Agoraphobie in B genannten Symptome gemeinsam auftreten, um von einer Panikattacke zu sprechen. Wenn die Attacken mindestens viermal pro Woche über einen Zeitraum von wenigstens einem Monat auftreten, spricht man von schwerer Panikstörung (F 41.01).

Definition

Panik- oder Angstattacken sind Episoden intensiver Angst, die plötzlich beginnen und innerhalb von wenigen Minuten ihren Höhepunkt erreichen. Sie können reizgebunden oder reizunabhängig auftreten.

Die Betroffenen entwickeln in der Regel Angst vor weiteren Attacken und meiden Situationen, in denen eine Panikattacke peinlich oder gefährlich sein kann. Wird die Vermeidung auf viele Situationen ausgeweitet, kann so eine Agoraphobie entstehen. Die Agoraphobie kann so weit gehen, dass die Betroffenen sich nicht mehr in der Lage fühlen, das Haus zu verlassen.

Epidemiologie. Die Lebenszeitprävalenz der Panikstörung, die meist bei jungen Erwachsenen einsetzt, wird derzeit in der westlichen Gesellschaft bei Frauen auf 12 % und bei Männern auf 5 % geschätzt (Hettema et al., 2005). Kulturabhängig kann es Unterschiede geben. Auch die Agoraphobie tritt bei Frauen mit einer Lebenszeitprävalenz von ca. 9 % viel häufiger auf als bei Männern mit ca. 4 % (Hettema et al., 2005). Die erste Panikattacke tritt oft im Zusammenhang mit belastenden Ereignissen auf. Mehr als 80 % aller Patienten mit anderen Angststörungen haben ebenfalls Panikattacken. Die Panikstörung wird neben Agoraphobie häufig komorbid mit Depression, generalisierter Angststörung, Phobien, Alkoholismus und Persönlichkeitsstörungen diagnostiziert.

Fallbeispiel

Frau B. war 19 Jahre alt, als sie zum ersten Mal eine Panikattacke erlitt. Sie stand kurz vor den mündlichen Abitursprüfungen und hatte große Angst zu versagen. Die Attacke kam im Bus auf dem Weg zur Schule. Sie fing an zu hyperventilieren, brach in Schweiß aus, zitterte, fühlte sich schwindelig und bekam Angst, ohnmächtig zu werden. Obwohl die anderen Passagiere kaum etwas mitbekamen, war sie sehr erleichtert, als die Fahrt zu Ende war; und sie vermied es künftig, mit dem Bus oder Zug zu fahren. Einige Zeit später bemerkte sie beim Einkauf auf einem Wochenmarkt, dass sie wieder anfing zu zittern und zu schwitzen. Sie verließ den Markt so schnell wie möglich und zog sich an einen einsamen Ort zurück, um sich zu beruhigen. Obwohl es ihr unvernünftig erschien, begann sie doch, Menschenmengen zu meiden. Wenn dies nicht möglich war, bekam sie es mit der Angst zu tun und besorgte sich deshalb über einen Freund Beruhigungsmittel. Ohne Beruhigungsmittel in der Handtasche (als Sicherheit) verließ sie das Haus bald nicht mehr.

8.1.2 Soziale und spezifische Phobien

Soziale Phobien. Bei sozialen Phobien steht die Angst der Patienten im Zusammenhang mit der Anwesenheit anderer Menschen. Gefürchtete Situationen können z. B. das Essen, das Sprechen oder das Schreiben in der Öffentlichkeit sein. Diese Störung kann zu einer starken Beeinträchtigung der Betroffenen im Alltag und im Berufsleben führen.

Übersicht

Kriterien für soziale Phobien (F 40.1)

A. Entweder 1. Angst, im Mittelpunkt der Aufmerksamkeit zu stehen oder sich peinlich oder erniedrigend zu verhalten; oder 2. Vermeidung von Situationen, in denen dies eintreten könnte.

B. In den gefürchteten Situationen kam es mindestens einmal zu mindestens zwei Angstsymptomen wie in Kriterium B der Agoraphobie (F 40.0, s. o.) sowie zusätzlich zu mindestens einem der folgenden Symptome:
1. Erröten oder Zittern
2. Angst zu erbrechen
3. Harn- oder Stuhldrang bzw. Angst davor

C. Die Betroffenen sind deutlich emotional belastet und sehen ein, dass die Angst bzw. das Vermeidungsverhalten übertrieben und unvernünftig ist.

D. Die Symptome treten vornehmlich in den oder beim Gedanken an die gefürchteten Situationen auf.

E. Die Symptome von A sind nicht durch eine organische, psychotische, affektive oder Zwangsstörung verursacht und nicht durch eine kulturell akzeptierte Überzeugung bedingt.

Spezifische Phobien. Spezifische oder isolierte Phobien (F 40.2) sind im Gegensatz zu Agoraphobie und sozialer Phobie auf bestimmte Gegenstände oder Situationen eingegrenzt. Sie können nach Auslösern unterteilt werden:

- Tiere (z. B. Spinnen, Hunde)
- Naturgewalten (z. B. Wasser, Donner)
- Gegenstände (z. B. Spritzen, Blut)
- Situationen (z. B. Aufzug, Flugzeug).

Kriterium A beinhaltet die Angst vor oder die Vermeidung des Auslösers. Kriterium B und C entsprechen denen der Agoraphobie. Welche Objekte oder Situationen Angst auslösen, kann kulturabhängig variieren.

Epidemiologie. Die Lebenszeitprävalenz der sozialen Phobien wird auf 6 % bei Männern und 11 % bei Frauen geschätzt. Bei den spezifischen Phobien beträgt sie ca. 10 % bei Männern und 12 % bei Frauen (Hettema et al., 2005). Komorbid zu sozialen Phobien treten häufig generalisierte Angststörungen, spezifische Phobien, Panikstörungen, affektive Störungen und eine ängstlich-vermeidende Persönlichkeitsstörung auf. Soziale Phobien beginnen meistens in der Jugend, können sich aber auch schon im Kindesalter entwickeln.

8.1.3 Ätiologie der phobischen Störungen

Biologische Erklärungsansätze

Aus Familien- und Zwillingsstudien geht hervor, dass es bei der Panikstörung und Phobien eine genetische Diathese gibt (Bandelow & Wedekind, 2006).

Panikstörung. Bei einer Minderheit von Patienten führen krankheitsbedingte körperliche Empfindungen wie Herzklopfen oder Schwindel zur Entwicklung einer Panikstörung. Bei Personen, die Angst vor ihren körperlichen Empfindungen haben, kann z. B. Hyperventilation Panikattacken auslösen. Panikpatienten scheinen ihre Aufmerksamkeit verstärkt auf angstauslösende Reize zu richten und diese intensiver zu verarbeiten. Dies könnte auf einer Fehlfunktion im Bereich von Amygdala und Hippocampus basieren. Auch neurochemische Prozesse könnten beteiligt sein: Eine Theorie geht von einer noradrenergen Überaktivität bei Panikstörung aus. Dafür spricht, dass Panikpatienten weniger GABA-Rezeptoren als Kontrollprobanden zu haben scheinen (Malizia et al., 1998), so dass die noradrenerge Aktivität durch GABA weniger gehemmt wird.

Phobien. Phobiker haben vermutlich ein leicht erregbares autonomes Nervensystem, was z. T. ebenfalls genetisch determiniert ist. Auch Eigenschaften wie Gehemmtheit oder Scheu, die möglicherweise erblich sind, können zur Entwicklung von Phobien prädisponieren (Biederman et al., 1990). Wie wichtig genetische Faktoren sind, lässt sich nur schwer einschätzen, da Verwandte neben den gemeinsamen Genen oft auch eine gemeinsame Umwelt haben.

Psychologische Erklärungsansätze

Agoraphobie mit Panikstörung. Die wichtigste psychologische Erklärung der Agoraphobie mit Panikstörung, die auch biologische Prozesse umfasst, ist die „Angst vor der Angst". Sie besagt, die Betroffenen haben Angst, in der Öffentlichkeit eine Panikattacke zu bekommen. Ein wichtiger Grund dafür könnte die Angst vor Kontrollverlust sein. Ausgangspunkt der Theorie sind ein übererregbares Nervensystem sowie die Tendenz, sich vor körperlichen Empfindungen zu ängstigen. Kommt es zu körperlicher Erregung, wird diese als Zeichen von Gefahr interpretiert, und die Betroffenen bekommen es mit der Angst zu tun. Dadurch werden die physiologischen Symptome verschlimmert, und es kommt zu einer Panikattacke. Dieser Teufelskreis ist in Abbildung 8.1 dargestellt.

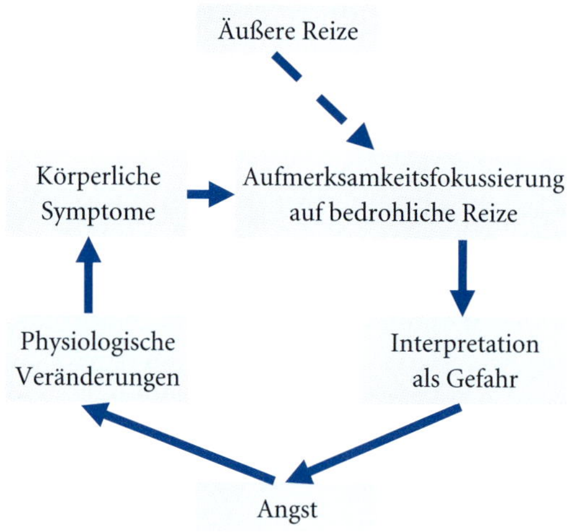

Abbildung 8.1 Teufelskreis der Angst bei Panikattacken. Manche Menschen interpretieren körperliche Symptome als bedrohlich, so dass äußere Reize gar nicht nötig sind, um Angst bei ihnen auszulösen

Wenn solche Anfälle wiederholt auftreten, entwickeln die Betroffenen verstärkt Angst vor ihren körperlichen Empfindungen und machen sie damit noch schlimmer. Die Erwartung weiterer Angstattacken führt zu einer erhöhten Aktivität des autonomen Nervensystems, wodurch die Wahrscheinlichkeit für weitere Panikattacken steigt. Hinzu kommt die zunehmende Angst vor und Vermeidung von Situationen, in denen Panikattacken bereits aufgetreten sind (oder peinlich wären), wobei das Vermeidungsverhalten durch den Wegfall der Angst verstärkt wird. So entwickelt sich aus einer anfänglichen Panikstörung eine Agoraphobie.

Lerntheoretische Erklärungsansätze. Ein klassisches lerntheoretisches Modell zur Entstehung von Phobien ist die Zwei-Faktoren-Theorie der Angst (Mowrer, 1947). Ihr zufolge führen zwei Arten von Lernprozessen zur Entstehung von Phobien:

1. Durch klassische Konditionierung (vgl. 1.2.1) lernt jemand, einen ursprünglich neutralen Reiz zu fürchten.
2. Durch operante Konditionierung (vgl. 1.2.2) lernt der Betroffene dann, die erworbene Angst durch Meidung oder Flucht zu reduzieren.

Das Modell sieht Phobien also als gelernte Vermeidungsreaktionen. Beispielsweise kann jemand die Angst vor Hunden dadurch erwerben, dass er von einem Hund gebissen wird (klassische Konditionierung). Wenn er danach den Kontakt mit Hunden meidet oder aus entsprechenden Situationen flieht, wird dieses Meidungsverhalten durch das Ausbleiben der Angst negativ verstärkt (operante Konditionierung). So kann eine Hundephobie entstehen.

Tatsächlich können Ängste durch Konditionierung entstehen; allerdings werden bei weitem nicht alle Phobien auf diesem Weg erworben. Bei vielen Phobikern finden sich keine negativen Erfahrungen mit gefürchteten Objekten oder Situationen. Eine mögliche Erklärung dafür ist das Modelllernen (vgl. 1.2.3): Phobien können auch durch die Nachahmung der Reaktionen anderer entstehen. Auch verbale Mitteilungen oder Berichte über schlimme Ereignisse können zur Entwicklung von Ängsten beitragen.

In verschiedenen Studien an Tieren und Menschen hat sich herauskristallisiert, dass bestimmte Reize leichter durch Lernprozesse zu einem Angstauslöser werden können als andere. Beispielsweise lässt sich die Angst vor Schlangen bei Menschen relativ gut konditionieren, nicht aber Angst vor Gesichtern oder Lämmern. Reize, auf die Mensch und Tier aufgrund ihrer physiologischen Prädisposition empfindlich reagieren, können durch klassische Konditionierung Angst

auslösen (Seligman, 1971). Dieses Phänomen wird physiologische Bereitschaft („preparedness") genannt.
Bei sozialen Phobien werden mangelnde soziale Fertigkeiten als eine weitere Ursache sozialer Ängste diskutiert. In mehreren Studien konnte gezeigt werden, dass einige Sozialphobiker geringe soziale Fertigkeiten besitzen. Es ist aber möglich, dass sie diese Defizite erst infolge der Vermeidung sozialer Interaktionen erworben haben; d. h., die Wirkrichtung bleibt noch zu klären.

Kognitive Erklärungsansätze. Kognitive Prozesse können – neben einer genetischen Diathese – möglicherweise erklären, warum manche Menschen nach einem traumatischen Erlebnis eine Phobie entwickeln und andere nicht. Phobiker neigen dazu, zu glauben, dass sich ähnliche Ereignisse in Zukunft wiederholen werden, und entwickeln deshalb Angst. Sie interpretieren mehrdeutige Informationen eher als bedrohlich (Mathews & MacLeod, 1994). Sozialphobiker scheinen sich besonders viele Sorgen darum zu machen, welchen Eindruck sie bei anderen erwecken, und neigen zu einem negativen Selbstbild trotz guter Leistungen (Wallace & Alden, 1997).
Obwohl die erlebte Angst den Betroffenen in der Regel irrational erscheint, bleibt sie bestehen. Das ist ein Hinweis darauf, dass Angst durch frühe kognitive Prozesse verursacht wird, die dem Bewusstsein nicht zugänglich sind (Öhmann & Soares, 1994).

Psychobiologische Erklärung

Von außen kommende Reize werden über den anterioren Thalamus zur Amygdala geleitet. Aber auch Informationen über den Zustand des Organismus erreichen die Amygdala. In Gefahrensituationen gibt es zwei Schaltkreise, einen schnellen für die (Überleben sichernde) Sofortreaktion und einen langsameren für die Bewertung und Analyse einer Situation. Die schnelle Verbindung über Thalamus und Amygdala umgeht den Kortex und damit das Bewusstsein (wir handeln und empfinden, ohne zu wissen). Auf dieser Ebene finden auch (klassische) Konditionierungsvorgänge statt. Der langsamere (bewusste) Schaltkreis analysiert und vergleicht, wozu Gedächtnisinhalte und frühere Erfahrungen (Handlungsmuster) aus kortikalen und hippocampalen Strukturen herangezogen werden. Dieser (kognitive) Schaltkreis greift in die (vegetative, affektive und motorische) Spontanabläufe (damit auch in die Amygdala) ein. Überwindung (Therapie) von Angst ist nur bei intaktem kortikalem Schaltkreis möglich, während Angstlernen (Konditionierung) auch ohne Kortex möglich ist (LeDoux, 2002; Hamm, 2006).

8.1.4 Therapie der phobischen Störungen

Nur wenige Menschen begeben sich wegen einer Phobie in Behandlung. Stattdessen versuchen sie – oft über Jahre – die gefürchteten Situationen oder Gegenstände zu meiden.

Medikamentöse Therapie

Agoraphobie und Panikstörung. Zur medikamentösen Behandlung von Panikstörung und Agoraphobie sind Antidepressiva zu bevorzugen. Nachteile sind jedoch eine verzögerte Hauptwirkung und die möglichen Nebenwirkungen (vgl. 7.3.5). Außerdem ist beim Absetzen mit erneuten Symptomen zu rechnen. Benzodiazepine (z. B. Aprazolam) wirken zwar schneller gegen Angstsymptome, haben jedoch ein hohes Suchtpotential (vgl. 5.1.3). Sie sollten deshalb nicht über einen längeren Zeitraum verordnet werden. Benzodiazepine steigern die Aktivität des hemmenden Neurotransmitters GABA.

Soziale und spezifische Phobien. Auch zur Behandlung von sozialen und spezifischen Phobien können Antidepressiva, v. a. MAO-Hemmer und SSRI, wirksam verwendet werden. Das größte Problem dabei ist jedoch, dass es beim Absetzen in der Regel zu Rückfällen kommt. Benzodiazepine werden wegen ihres Suchtpotentials selten bei diesen Phobien eingesetzt.

Kognitiv-verhaltenstherapeutische Methoden

Agoraphobie und Panikstörung. Ein wichtiges verhaltensorientiertes Therapieelement bei Agoraphobie ist die Konfrontation mit angstauslösenden Situationen (s. u.). Entspannungsverfahren können helfen, die körperliche Erregung der Patienten zu senken. Bei Agoraphobikern ist es nützlich, die Partner in die Therapie mit einzubeziehen. Die Partner werden angeregt, das Vermeidungsverhalten des Patienten nicht (mehr) zu akzeptieren, sondern diese zu ermutigen, das Haus zu verlassen. Mit sinkender Angst der Patienten kommt es auch zu Verbesserungen in der Partnerschaft.

Beim Vorliegen einer Panikstörung sollte berücksichtigt werden, dass körperliche Empfindungen bei den Patienten Panik auslösen können. Daher wurde von Barlow und seinen Mitarbeitern eine Therapie entwickelt, die eine Konfrontation mit den angstauslösenden inneren Reizen beinhaltet (z. B. Barlow, 1988). Unter Aufsicht übt der Patient, z. B. durch Hyperventilation, Symptome der Panik zunächst bewusst herbeizuführen. Dann wendet er vorher gelernte Bewältigungs- und Entspannungsmechanismen an, um seine Angst zu dämpfen. Dadurch verlieren körperliche Empfindungen an subjektiver Gefährlichkeit, und der Patient entwickelt eine gewisse Kontrolle über seine Angst.

Phobien allgemein. Eine klassische verhaltenstherapeutische Methode zur Therapie von Phobien ist die systematische Desensibilisierung, bei der sich der Patient in entspanntem Zustand eine hierarchisch aufsteigende Reihe von angstauslösenden Szenen vorstellt, um die Angst zu mindern bzw. zu verlernen (vgl. 4.4.2). Mittlerweile hat sich gezeigt, dass die direkte Konfrontation (in vivo) effektiver ist und rascher zur Reduktion von Angst führt.

Definition

Konfrontation bzw. **Exposition** bedeutet, sich einer angstauslösenden Situation auszusetzen und die Angst auszuhalten, bis es zur Habituation kommt. Sie kann „in sensu“, d. h. in der Vorstellung, oder „in vivo“, d. h. unmittelbar in der Realität, erfolgen.

Es ist jedoch erforderlich, die Patienten ausführlich und gut auf eine Exposition vorzubereiten, z. B. durch die Vermittlung eines überzeugenden Erklärungsmodells und die von Angstkontrolltechniken. Die meisten Patienten bevorzugen eine schrittweise Konfrontation. Dabei wird auch eine Hierarchie von Angstreizen erarbeitet, die dann nach und nach in der Realität aufgesucht und bewältigt werden.

Eine besonders erfolgreiche Art der Exposition ist die Reizüberflutung oder massierte Exposition. Hierbei wird nach einer gründlichen Vorbereitung und Erklärung direkt mit den am heftigsten gefürchteten Angstsituationen begonnen. Die Therapiesitzungen dauern dabei mehrere Stunden, da hintereinander mehrere der gefürchteten Situationen aufgesucht und bewältigt werden.

Definition

Bei der **Reizüberflutung** (engl. **Flooding**) setzt sich der Patient einer sehr stark angstauslösenden Situation so lange und ohne Vermeidung aus, bis die Angst nachlässt und Habituation stattfindet. Dadurch erlernt der Patient neues Verhalten und verlernt die Vermeidungsreaktion (Angst).

Auch Modelllernen kann helfen, Ängste zu verringern. Dabei beobachten die Patienten ein Modell, das angstfrei mit einem gefürchteten Gegenstand umgeht. Diese Methode kann zudem auch im Rahmen eines Trainings sozialer Kompetenzen bei sozialen Phobien eingesetzt werden. Besonders wirksam zur Verbesserung sozialer Fertigkeiten von Sozialphobikern sind Rollenspiele. Sie vermitteln einerseits neue Kompetenzen und stellen andererseits auch eine Konfrontation mit einer angstauslösenden Situation dar.

Manche Verhaltenstherapeuten ergänzen Konfrontationstechniken durch operante Verfahren. So können sukzessive Annäherungen an eine bislang gemiedene Situation beispielsweise durch soziale Verstärkung belohnt werden.

Definition

Bei der **Verhaltensformung** (engl. **Shaping**) wird ein gewünschtes Verhalten (hier Annäherung an angstbesetzte Situationen) schrittweise verstärkt.

Phobien lassen sich durch rein kognitive Verfahren zwar nicht völlig überwinden, diese können aber verhaltenstherapeutische Interventionen sinnvoll ergänzen, z. B. indem sie ungünstige Überzeugungen verändern. So können Sozialphobiker durch kognitive Interventionen lernen, ihr Selbstbild weniger von der Anerkennung anderer abhängig zu machen, weniger perfektionistische Ansprüche an sich zu haben und zu entkatastrophisieren (Stangier et al., 2003).

!

Das wichtigste Element aller Therapien von phobischen Störungen ist, dass sich die Betroffenen ihrer Angst stellen müssen, ohne Flucht bzw. Vermeidung zu zeigen.

8.2 Generalisierte Angststörung

Die generalisierte Angststörung ist keine phobische Störung, da die Ängste der Betroffenen sich nicht auf bestimmte Gegenstände oder Situationen eingrenzen lassen.

8.2.1 Erscheinungsbild und Epidemiologie der generalisierten Angststörung

Bei der generalisierten Angststörung leiden die Betroffenen allgemein und anhaltend unter vielen Sorgen und Ängsten. Da diese nicht auf bestimmte Situationen beschränkt sind, spricht man auch von frei flottierender Angst. Ein besonderes Merkmal ist, dass die Sorgen und Befürchtungen als unkontrollierbar erlebt werden.

Übersicht

Kriterien der generalisierten Angststörung (F 41.1)

A. Vorherrschen von Anspannung, Besorgnis und Befürchtungen bezüglich alltäglicher Dinge über einen Zeitraum von mindestens sechs Monaten.

B. Es bestehen mindestens vier der folgenden Symptome (wobei eines aus 1 bis 4 stammt):

1. Herzklopfen oder beschleunigter Puls
2. Schweißausbrüche
3. Zittern
4. Mundtrockenheit
5. Atembeschwerden
6. Gefühl der Beklemmung
7. Schmerzen im Brustbereich
8. Übelkeit oder andere Magenbeschwerden
9. Gefühl von Schwindel, Schwäche oder Benommenheit
10. Derealisation oder Depersonalisation
11. Angst, die Kontrolle zu verlieren oder verrückt zu werden
12. Angst zu sterben
13. Hitzewallungen oder Kälteschauer
14. Gefühllosigkeit oder Kribbeln
15. Muskelverspannung oder Schmerzen
16. Ruhelosigkeit und Unfähigkeit zu entspannen
17. Aufgedrehtsein, Nervosität und psychische Spannung
18. Gefühl, einen Kloß im Hals zu haben, oder Schluckbeschwerden
19. Überreaktionen auf Unvorhergesehenes oder Schreckhaftigkeit
20. Konzentrationsstörungen, Gefühl der Leere im Kopf wegen der Sorgen und Ängste
21. persistierende Reizbarkeit
22. Einschlafstörungen wegen der Sorgen

C. Die Symptome erfüllen nicht die Kriterien für eine phobische, Panik-, Zwangs- oder hypochondrische Störung.

D. Ausschluss der Verursachung durch eine organische oder substanzinduzierte psychische Störung.

Epidemiologie. Die generalisierte Angststörung ist mit einer Lebenszeitprävalenz von 15 % bei Männern und sogar 26 % bei Frauen weit verbreitet (Hettema et al., 2005). In der Regel setzt sie in der Jugend ein; viele Patienten geben jedoch an, sie seien schon immer überbesorgt gewesen. Für die Auslösung der Krankheit sind wahrscheinlich belastende Lebensereignisse von Bedeutung. Komorbid liegen oft andere Angststörungen und affektive Störungen vor.

Fallbeispiel

Herr T. ist 40 Jahre alt, als er sich auf die Bitte seiner Frau hin in Therapie begibt. Auf die Nachfrage, was ihn zum Therapeuten führe, schildert er Folgendes: Er mache sich ständig Sorgen und lebe in Angst. Beispielsweise mache er sich Gedanken um den Verbleib seiner Frau, wenn sie zu spät nach Hause käme. Dann male er sich die schlimmsten Szenerien aus: Sie könnte einen tödlichen Autounfall haben, sie könnte überfallen werden, sie könnte ihn verlassen … Er fühle sich ständig unter Spannung. Auch bei der Arbeit könne er sich kaum konzentrieren, weil er ständig befürchte, dass ein Unglück geschehe. Schon seit Jahren könne er kaum einschlafen, weil ihn seine Sorgen, z. B. um seine finanzielle Zukunft oder seine Gesundheit, wach hielten. Der Therapeut beobachtet in der Sitzung, dass der Patient kaum ruhig sitzen kann und sich ständig nervös die Lippen leckt. Die Schultern hat er verkrampft hochgezogen.

8.2.2 Ätiologie der generalisierten Angststörung

Die wichtigsten Erklärungsansätze der generalisierten Angststörung liefern das biologische und das kognitiv-verhaltenstheoretische Paradigma.

Biologische Erklärungsansätze

Einige Familienstudien legen nahe, dass genetische Faktoren bei der generalisierten Angststörung eine Rolle spielen. Neurotizismus ist eine erbliche Persönlichkeitseigenschaft, die besonders bei dieser, aber auch bei anderen Angststörungen gehäuft auftritt. Der wichtigste biologische Erklärungsansatz der generalisierten Angststörung befasst sich mit neurochemischen Prozessen. Man vermutet eine Störung im GABA-System, so dass es nicht zu einer angemessenen Hemmung der Angst kommt. Belege dafür sind die angstlösende Wirkung von Benzodiazepinen und die angststeigernde Wirkung von Substanzen, die das GABA-System blockieren oder hemmen.

Kognitiv-verhaltenstheoretische Erklärungsansätze

Eine verhaltenstheoretische Erklärung sieht generalisierte Angst als Ergebnis klassischer Konditionierung, bei der vielfältige Reize zu Angstauslösern wurden. Ein anderer Ansatz geht davon aus, dass Angst durch das Erleben von Unkontrollierbarkeit entsteht. Belastende, aber kontrollierbare Ereignisse sind weniger beängstigend als unkontrollierbare Belastungen. Patienten mit generalisierter Angststörung neigen zu Hilflosigkeitsgefühlen, d. h., sie glauben, über bedrohliche Ereignisse keine Kontrolle zu haben. Das kann dazu führen, dass sie in ständiger Angst und Sorge leben. Dazu kommt, dass die Betroffenen Informationen verzerrt verarbeiten: Sie richten ihre Aufmerksamkeit vermehrt auf potentielle Bedrohungen und interpretieren harmlose und mehrdeutige Reize häufig als bedrohlich. Ihr Denken scheint davon bestimmt, mögliche Katastrophen zu antizipieren (z. B. Kendall & Ingram, 1989).

Eine andere kognitive Erklärung für die ständige Besorgnis der Patienten stammt von Borkovec und Kollegen (z. B. Borkovec & Newman, 1998): Die Autoren sind der Auffassung, Sorge diene als negativer Verstärker, indem sie von unangenehmeren negativen Emotionen ablenke. Untersuchungen belegen, dass die Betroffenen sich durch Sorgen um Alltägliches von erlebten traumatischen Ereignissen ablenken. Dadurch wird ihre Angst vor diesen Traumata jedoch aufrechterhalten (Becker & Hoyer, 2005).

8.2.3 Therapie der generalisierten Angststörung

Nur wenige Menschen mit generalisierter Angststörung suchen eine psychologische Behandlung auf. Wegen der vielfältigen Ängste lässt sich die Störung auch nur schwer erfolgreich behandeln.

Medikamentöse Therapie

Am häufigsten werden Anxiolytika eingesetzt. Sie helfen den Patienten, angstbesetzte Situationen über Stunden auszuhalten. Da Benzodiazepine wegen ihres Suchtpotentials nicht langfristig eingesetzt werden sollten, empfiehlt es sich, andere Substanzen wie z. B. Buspiron zu verschreiben. Auch Antidepressiva haben sich in der Behandlung der generalisierten Angststörung als wirksam erwiesen. Der größte Nachteil der medikamentösen Behandlung der generalisierten Angststörung liegt darin, dass die Symptome beim Absetzen zurückkehren. Die Betroffenen halten sich weiterhin für unfähig, mit ihren Ängsten fertig zu werden.

Kognitive Verhaltenstherapie

Wenn sich ermitteln lässt, welche Situationen bei den Patienten besonders viel Angst auslösen, können verhaltenstherapeutische Konfrontationsmethoden, wie z. B. systematische Desensibilisierung, angewandt werden. In der Regel erweist es sich jedoch als schwierig, spezielle Ursachen der Angst zu finden. Daher wird den Betroffenen in der Therapie oft ein Entspannungsverfahren beigebracht. Sie sollen lernen, beginnende Angst mit Entspannung zu bekämpfen. Bei Patienten, die sich besonders hilflos vorkommen, können Methoden zur Vermittlung von Kompetenzgefühlen angebracht sein. Ein besonderer Fokus in der Therapie sollte auf der ständigen Besorgnis der Patienten liegen. Eine Möglichkeit ihrer Behandlung besteht darin, die Patienten anzuleiten, sich möglichst lebhaft auszumalen, ihre schlimmsten Befürchtungen würden eintreten. Diese Vorstellungen sollen mindestens eine halbe Stunde andauern, damit die Angst allmählich nachlässt. Dann sollen sie sich möglichst viele alternative Ausgänge vorstellen, die weniger schlimm sind. Dadurch soll den Patienten bewusst werden, wie unwahrscheinlich ihre Befürchtungen sind. Dieses Vorgehen kann als „Entkatastrophisieren“ bezeichnet werden.

Obwohl die Ängste der Patienten selten völlig verschwinden, ist die kognitive Verhaltenstherapie bei generalisierter Angststörung erfolgversprechender als die Behandlung mit Anxiolytika (Becker & Hoyer, 2005).

8.3 Zwangsstörung

Bei der Zwangsstörung handelt es sich um eine Störung, bei der die Betroffenen unter Zwangsgedanken und Zwangshandlungen leiden. Diese Gedanken und Handlungen werden als sich aufdrängende, einschießende Impulse empfunden. Sie werden als widersinnig erlebt, ohne dass die Betroffenen die Denk- und Handlungsimpulse abstellen können. Zwangsrituale nehmen sehr viel Zeit und Energie in Anspruch und führen deshalb zu großen Beeinträchtigungen im Alltag.

8.3.1 Erscheinungsbild und Epidemiologie der Zwangsstörung

Zwangsgedanken. Zwangsgedanken sind unangenehme, sich aufdrängende und wiederholende Gedanken, Ideen oder Vorstellungen, die den Betroffenen unkontrollierbar erscheinen. Häufige Inhalte von Zwangsgedanken sind z. B. Angst vor Infektionen oder davor, eine Gewalttat oder etwas Obszönes zu tun. Manche Patienten leiden auch unter Grübelzwängen.

Zwangshandlungen. Zwangshandlungen oder -rituale sind äußere oder mentale Handlungen, zu denen sich die Betroffenen immer wieder genötigt fühlen, um befürchtetes Leid oder Unheil abzuwenden. Zwangshandlungen stehen in keinem realistischen Zusammenhang mit dem, was sie verhindern sollen. Sie nehmen meistens sehr viel Zeit in Anspruch, da sie sehr oft wiederholt werden. Häufige Arten von Zwangshandlungen sind z. B. Waschzwänge, Ordnungszwänge, Kontrollzwänge, Zählzwänge und Vermeidung von bestimmten Gegenständen.

Die Emotion Angst muss nicht notwendig Teil der Zwangsstörung sein. Oft ist es eher eine innere Anspannung oder Unruhe, welche die Betroffenen dazu bringt, Zwangshandlungen auszuführen, bzw. sind es Erregungszustände, die sich durch Ausführung der Zwänge abbauen. Daher wird die Zwangsstörung im ICD-10 nicht als Angststörung im engeren Sinn betrachtet.

Übersicht

Kriterien der Zwangsstörung (F 42)

A. Es bestehen mindestens zwei Wochen lang Zwangsgedanken und/oder Zwangshandlungen an den meisten Tagen.

B. Die Zwangsgedanken und -handlungen sind durch die folgenden Merkmale gekennzeichnet:

1. Sie werden als eigene Gedanken bzw. Handlungen, d. h. nicht als fremdbeeinflusst, angesehen.
2. Sie werden als unangenehm erlebt und wiederholen sich dauernd. Mindestens ein Gedanke bzw. eine Handlung wird als übertrieben und unsinnig erkannt.
3. Die Betroffenen bemühen sich, Widerstand zu leisten, wobei dies bei mindestens einem Gedanken bzw. einer Handlung erfolglos ist.
4. Die Ausführung der Zwangsgedanken oder Zwangshandlungen an sich ist nicht angenehm.

C. Die Symptome verursachen Leid oder schränken die Betroffenen in ihrer Leistungsfähigkeit ein.

D. Ausschluss der Verursachung durch eine psychotische oder affektive Störung.

Epidemiologie. Die Lebenszeitprävalenz der Zwangsstörung wird auf etwa 2–3 % geschätzt. Männer und Frauen scheinen gleich häufig betroffen zu sein. Die Störung entwickelt sich meistens im frühen Erwachsenenalter, wobei oft belastende Ereignisse vorausgehen. Bei Männern treten öfter Kontrollzwänge auf, bei Frauen Waschzwänge. Der Krankheitsverlauf ist meistens chronisch. Komorbid bestehen oft andere Angststörungen, Depression und (z. B. zwanghafte) Persönlichkeitsstörungen.

Störungsspezifische Diagnostik. Neben Interviews und Verhaltensbeobachtung können Fragebögen zur Einschätzung von Zwangssymptomatik eingesetzt werden. Ein in Deutschland entwickelter Selbstbeurteilungsfragebogen ist das Hamburger Zwangsinventar (HZI – Zaworka et al., 1982). Es erfasst motorische und kognitive Zwänge sowie die damit verbundene Beeinträchtigung. Die Items, die mit „stimmt" oder „stimmt nicht" beantwortet werden, lassen sich sechs Faktoren zuordnen:

- Kontrollieren, Wiederholen, Gedanken nach einer Handlung
- Waschen, Putzen
- Ordnen
- Berühren, Zählen, Sprechen
- Gedankenketten, Gedanken vor einer Handlung, Gedanken an bestimmte Worte, Sätze oder Bilder
- Gedanken, aktiv sich selbst oder anderen ungewollt ein Leid zuzufügen.

Zudem bietet der Fragebogen die Möglichkeit, Verfälschungstendenzen wie z. B. sozial erwünschtes Antwortverhalten oder Simulation aufzudecken. Er kann auch zur Veränderungsmessung genutzt werden.

Fallbeispiel

Frau N. steht morgens um vier Uhr auf. Sie muss erst um acht zur Arbeit, doch wenn sie später aufsteht, schafft sie es nicht rechtzeitig aus dem Haus. Sie beginnt mit einer Dusche. Dabei geht sie nach einem festen Schema vor: Erst werden die Haare gewaschen, dann der Oberkörper, die Arme, der Schambereich, die Beine und die Füße. Dann wird alles wiederholt. Und noch einmal und noch einmal. Insgesamt muss sie es 20-mal tun, bis sie das Gefühl hat, sie sei sauber und könne jetzt aufhören. Anschließend nimmt sie ein frisches Handtuch, um sich abzutrocknen. Jeder Körperteil muss damit noch 8-mal abgerubbelt werden, bis er vollständig vom Schmutz befreit ist. Das Handtuch wandert dann in die Wäsche. Nach dem Frühstück, das lange dauert, weil sie jeden Bissen 33-mal kauen muss, sind die Zähne an der Reihe. Frau N. muss dabei aufpassen, dass sie sich nicht verzählt. Sonst muss sie wieder von vorne anfangen …

8.3.2 Ätiologie der Zwangsstörung

Bei der Zwangsstörung scheinen biologische Prozesse eine wichtige Rolle zu spielen. Aber auch psychologische Theorien bieten Erklärungsmöglichkeiten.

Biologische Erklärungsansätze

Biologische Erklärungsansätze der Zwangsstörung (Kordon et al., 2006) befassen sich mit Auffälligkeiten im Gehirn:

- Man findet bei Zwangspatienten eine Überaktivität im Frontallappen, v. a. im orbitofrontalen Kortex. Dieser steht u. a. in einer erregenden Verbindung mit dem Thalamus und dem Nucleus caudatus, welche Teile der Basalganglien sind. Man nimmt an, dass bei Zwangsstörungen eine Dysfunktion dieser Kreisläufe besteht.
- Die Basalganglien, die motorisches Verhalten steuern, werden auch deshalb mit der Zwangsstörung in Verbindung gebracht, weil viele Patienten mit Tourette-Syndrom komorbid eine Zwangsstörung aufweisen. Diesem Syndrom, bei dem die Betroffenen v. a. unter wiederholten plötzlichen Zuckungen (Tics) im Gesicht, am Hals oder an den Schultern leiden, liegt vermutlich eine Fehlfunktion der Basalganglien zugrunde.
- Durch Gehirnentzündungen, -tumoren und Kopfverletzungen, die die Basalganglien betreffen, können Zwangssymptome ausgelöst werden.

Aus Familien- und Zwillingsstudien ergeben sich zudem Hinweise darauf, dass eine genetische Komponente bei der Zwangsstörung beteiligt ist. Es wird ferner vermutet, dass Serotonin sowie weitere Neurotransmitter (Dopamin, Acetylcholin) bei der Zwangsstörung beteiligt sind.

Psychologische Erklärungsansätze

Ein psychodynamischer Ansatz führt Zwangssymptome auf das starke Bedürfnis zurück, alles richtig machen zu wollen. Der Grundkonflikt geht auf die anale Entwicklungsphase und die Sauberkeitserziehung zurück. Aus verhaltenstheoretischer Sicht sind Zwangshandlungen ein erlerntes Verhalten, das durch die Reduktion von Angst oder Anspannung negativ verstärkt und aufrechterhalten wird. Es konnte gezeigt werden, dass Zwangshandlungen Angst mindern können. Man hat auch vermutet, dass Kontrollzwänge sich aus der Unfähigkeit ergeben, sich an ausgeführte Handlungen zu erinnern. Es konnte jedoch nicht bestätigt werden, dass Menschen mit Kontrollzwängen generell ein schwaches Gedächtnis haben (Tallis et al., 1999). Bei der Entstehung von Zwangsgedanken spielen vermutlich kognitive Prozesse eine Rolle: Zwangspatienten fällt es schwer, Reize zu ignorieren, so dass sie sich aufdrängende Gedanken schlecht wegschieben können. Der Versuch, Gedanken zu unterdrücken, kann sogar einen paradoxen Effekt hervorrufen: Wenn man bewusst versucht, nicht an etwas Bestimmtes zu denken, denkt man umso mehr daran. Zudem ist der Versuch, unangenehme und beängstigende Gedanken zu unterdrücken, in der Regel mit einer negativen Emotion verbunden, so dass diese Emotion mit dem Gedanken assoziiert wird. So kann dann der Gedanke auch durch die Emotion wieder ausgelöst werden, was zu einem weiteren Anstieg von Angst oder Beunruhigung führt.

8.3.3 Therapie der Zwangsstörung

Die Zwangsstörung lässt sich nur schwer, doch erfolgreich behandeln. Obwohl verschiedene Methoden wirksam sein können, kommt es selten zu einem vollständigen Verschwinden der Zwänge.

Biologische Therapie

Medikamentös werden überwiegend Antidepressiva eingesetzt, die die Wiederaufnahme von Serotonin verhindern, d. h. Trizyklika und SSRI (vgl. 7.3.5). Da SSRI weniger Nebenwirkungen haben, sind sie zu bevorzugen. Die Symptome lassen sich durch Antidepressiva zwar lindern, allerdings verschwinden sie nicht. Es ist möglich, dass zu beobachtende Besserungen v. a. auf eine Verringerung depressiver Symptome zurückgehen. Beim Absetzen ist in der Mehrheit der Fälle mit Rückfällen zu rechnen.

Andere biologische Behandlungsmöglichkeiten, die als letzter Ausweg beim Versagen anderer Methoden gelten, sind neurochirurgische Eingriffe, bei denen bestimmte Hirngebiete bzw. -verbindungen zerstört werden (z. B. bei der Cingulotomie im Gyrus cinguli, d. h. in einer Windung im Kortex, die u. a. an der Steuerung von vegetativen Funktionen, Motorik und Emotion beteiligt ist).

Psychologische Therapie

Die wichtigste kognitiv-verhaltenstherapeutische Methode ist die Exposition mit Reaktionsverhinderung. Sie beinhaltet zum einen die Konfrontation mit Reizen oder Situationen, die Zwangsimpulse auslösen, zum anderen die Unterlassung, die entsprechende Zwangshandlung auszuführen. So könnte ein Patient mit einem Waschzwang z. B. etwas Schmutziges anfassen, ohne sich die Hände waschen zu dürfen. Durch diese Unterlassung soll der Patient lernen, dass die gefürchteten Katastrophen auch ohne Rituale nicht eintreten werden. So soll es zur Löschung der Angst kommen. Wenn die Betroffenen bereit sind, sich solchen Situationen häufig und lange auszusetzen, kann die Methode zu stabilen Verbesserungen führen. Die Expositionstherapie muss jedoch in den meisten Fällen ergänzt werden um Interventionen zum Aufbau angemessenen und kompetenten Verhaltens in den bislang gemiedenen Situationen (vgl. Oelkers et al., 2007).

In der Behandlung der Zwangsstörung ist die Exposition mit Reaktionsverhinderung das Mittel der Wahl. !

In Kliniken sollte das Personal darin geschult werden, Patienten von ihren Zwangsritualen abzuhalten. Bei ambulanten Therapien ist es sinnvoll, Familienmitglieder mit einzubeziehen, damit die Patienten ihren Zwangsritualen zu Hause nicht weiterhin nachgehen. Familien- oder Paartherapien können auch deshalb indiziert sein, weil die Zwangsstörung sich negativ auf Beziehungen auswirkt. Andererseits können familiäre oder partnerschaftliche Probleme eine Ursache der Symptomatik sein und sollten daher in der Therapie thematisiert werden.

Die Exposition mit Reaktionsverhinderung ist oft Teil einer umfassenden kognitiven Verhaltentherapie. Dabei sollen die Patienten auch lernen, dass sie nicht immer alles perfekt machen müssen. Ähnliche Ziele verfolgt der psychodynamische Ansatz von Salzman (1985). Hierbei sollen die Patienten lernen auszuhalten, dass im Leben nichts vollkommen gewiss oder kontrollierbar ist.

8.4 Posttraumatische Belastungsstörung

Die posttraumatische Belastungsstörung ist eine von mehreren Störungen, die als Reaktion auf eine schwere Belastung auftreten können. Zwar können belastende Ereignisse bei den meisten psychischen Störungen eine Rolle als Auslöser einer Krankheitsentwicklung spielen, doch hier ist die Belastung (das Trauma) selbst Teil des Störungsbildes.

8.4.1 Erscheinungsbild und Epidemiologie der posttraumatischen Belastungsstörung

Die posttraumatische Belastungsstörung (PTBS) wurde erstmals 1980 als Störung in die Diagnosesysteme aufgenommen. Dadurch wurde formell anerkannt, dass traumatische Ereignisse, wie z. B. Kriegserlebnisse, bei einigen Menschen extreme Reaktionen auslösen können.

Übersicht

Kriterien der posttraumatischen Belastungsstörung

A. Die Betroffenen sind einem Ereignis oder Geschehen von außergewöhnlicher Bedrohung oder mit katastrophalem Ausmaß ausgesetzt, das bei fast jedem eine tiefgreifende Verzweiflung auslösen würde.

B. Es kommt zu anhaltenden Erinnerungen oder zum Wiedererleben der Belastung in sich aufdrängenden Nachhallerinnerungen (Flashbacks), wiederholten Träumen oder innerer Bedrängnis in ähnlichen oder mit der Belastung zusammenhängenden Situationen.

C. Ähnliche oder mit der Belastung zusammenhängende Situationen werden möglichst vermieden.

D. Entweder Unfähigkeit, wichtige Aspekte der Belastung zu erinnern, oder anhaltende Symptome erhöhter Erregung mit mindestens zwei der folgenden Merkmale:
1. Ein- und Durchschlafstörungen
2. Reizbarkeit oder Wutausbrüche
3. Konzentrationsstörungen
4. Hypervigilanz (d. h. übermäßige Wachsamkeit)
5. Schreckhaftigkeit

E. Die Symptome entwickeln sich innerhalb von sechs Monaten nach der Belastung.

Das DSM-IV enthält eine weiter gefasste Definition von Trauma. Danach können alle Ereignisse, die eine Gefahr für die körperliche Unversehrtheit der eigenen oder einer anderen Person darstellen, eine posttraumatische Belastungsstörung auslösen. Zudem kann es ausreichen, ein solches Ereignis zu beobachten; man muss es nicht selbst erleben. Daher fallen amerikanische Prävalenzschätzungen der PTBS höher aus als europäische.

Epidemiologie. Die Lebenszeitprävalenz der PTBS wird auf ca. 1–3 % geschätzt. Frauen entwickeln die Störung nach einem Trauma wesentlich öfter als Männer. Ereignisse, die mit deutlich erhöhter Wahrscheinlichkeit eine PTBS auslösen, sind z. B. der gewaltsame Tod eines geliebten Menschen, Entführung, Vergewaltigung, Folter und Kriegserfahrungen. Betroffene entwickeln oft weitere Probleme wie Angst, Depression, Substanzmissbrauch, Suizidalität, Neigung zu Ärger und Gewaltsausbrüchen sowie körperliche Beschwerden. In der Folge kommt es häufig zu familiären und beruflichen Problemen (Hoge et al., 2008).

Fallbeispiel

Frau S. begab sich im Alter von 34 in Therapie. Etwa neun Monate zuvor war sie nachts auf dem Nachhauseweg von einem Fremden überfallen, ausgeraubt und bis zur Bewusstlosigkeit zusammengeschlagen worden. Im Krankenhaus kämpfte man zwei Tage um ihr Überleben. Seither konnte sie kaum noch durchschlafen, weil sei fast jede Nacht von dem Ereignis träumte. Sie traute sich nach der Dämmerung nur noch in Begleitung aus dem Haus. Bei der Arbeit konnte sie sich kaum konzentrieren, weil sie auch tagsüber immer wieder von Erinnerungen an das Ereignis heimgesucht wurde. Sie war ständig angespannt und befürchtete, dem Fremden wieder zu begegnen. Immer öfter griff sie zur Flasche, um das Ereignis wenigstens für kurze Zeit zu vergessen.

8.4.2 Ätiologie der posttraumatischen Belastungsstörung

Ein traumatisches Ereignis an sich reicht nicht aus, um die Entstehung der posttraumatischen Belastungsstörung zu erklären. Es ist schließlich normal, auf ein solches Ereignis zunächst mit subjektiver Belastung zu reagieren. Die Frage ist, warum manche Menschen eine anhaltende Störung entwickeln.

Risiko- und Schutzfaktoren

In diversen Studien konnten Faktoren ermittelt werden, die mit einem erhöhten Risiko für die Entwicklung einer PTBS einhergehen:

- niedrige Intelligenz
- weibliches Geschlecht
- unstabile familiäre Verhältnisse in der Kindheit
- Neurotizismus
- eine bereits bestehende affektive oder Angststörung
- Vorliegen einer psychischen Störung in der Familie
- frühere traumatische Erlebnisse, z. B. Missbrauch in der Kindheit
- dissoziative Symptome während des Traumas
- Verabreichung von Notfallmedikation zur Beruhigung.

Eine hohe Intelligenz scheint mit einer besseren Fähigkeit, Stress zu bewältigen, einherzugehen und kann daher als Schutzfaktor gesehen werden (Macklin et al., 1998). Ein weiterer Schutzfaktor ist vermutlich soziale Unterstützung.

Biologische Erklärungsansätze

Man geht davon aus, dass genetische Faktoren für die Entwicklung der PTBS prädisponieren. Auch das noradrenerge System scheint eine Rolle zu spielen:

- Traumatische Erlebnisse können das noradrenerge System aktivieren, so dass es zu einem Anstieg des Noradrenalinspiegels kommt. Dadurch werden die Betroffenen vermutlich schreckhafter und emotional reaktiver (Krystal et al., 1989).
- Patienten mit PTBS haben einen höheren Noradrenalinspiegel als Patienten mit anderen psychischen Störungen.
- In einer Studie zeigte sich, dass eine Stimulierung des noradrenergen Systems bei 70 % der Patienten mit PTBS Panikattacken und bei 40 % von ihnen Rückschläge auslöste (Southwick et al., 1993).

Die biologische Forschung zur PTBS hat sich auch mit dem Hippocampus befasst. Zunächst dachte man, durch einen chronisch erhöhten Stresshormonspiegel kommt es bei den Patienten zu einer hippocampalen Atrophie. Dafür spricht, dass PTBS-Patienten kleinere Hippocampi als gesunde Kontrollpersonen haben. Allerdings zeigte sich, dass dies auch auf traumatisierte eineiige Zwillingsgeschwister zutrifft. Daher könnten (möglicherweise genetisch bedingte) kleine Hippocampi einen Vulnerabilitätsfaktor für PTBS darstellen (vgl. Gilbertson et al., 2002).

Psychologische Erklärungsansätze

Verhaltenstheoretisch wird die Entstehung der posttraumatischen Belastungsstörung durch die Zwei-Faktoren-Theorie der Angst (vgl. 8.1.3) erklärt: Durch klassische Konditionierung erwirbt der Betroffene Angst vor mit dem Trauma zusammenhängenden Reizen und Situationen. Darauf entwickelt er Vermeidungsreaktionen, die durch eine Abnahme der Angst negativ verstärkt werden. Ebenfalls bedeutsam ist der subjektive Verlust von Kontrolle über das eigene Leben und sich daraus ergebende ungünstige, negative, sich selbst beschuldigende Kognitionen (Ehlers, 1999). Aus psychodynamischer Sicht werden die Betroffenen von den schmerzhaften Erinnerungen ständig verfolgt und versuchen, sie zu verdrängen (Horowitz, 1990).

8.4.3 Therapie der posttraumatischen Belastungsstörung

Generell wichtig nach einem traumatischen Ereignis ist eine frühzeitige Intervention, um möglicherweise das Auftreten einer PTBS zu verhindern. Beim Bestehen der Störung werden medikamentös mit mäßigem Erfolg Antidepressiva eingesetzt. Vorübergehend können zur Linderung von Angstsymptomen Benzodiazepine verabreicht werden.

Kognitiv-verhaltenstherapeutische Methoden

Die wohl wichtigste Intervention bei PTBS ist die Exposition gegenüber Vorstellungen und Gedanken von dem traumatischen Ereignis. Dazu gehört auch die Konfrontation mit Reizen und Situationen, die aufgrund eines Zusammenhanges mit dem Trauma gemieden werden. Die Exposition kann z. B. durch Gruppengespräche erfolgen, in denen die Patienten das Erlebnis rekonstruieren, um eine Normalisierung ihrer Angst zu erreichen. Ein anderes Verfahren ist imaginatives Flooding (vgl. 8.1.4). Allerdings sollten Therapeuten zunächst Folgen der Traumatisierung, wie fehlendes Vertrauen in sich selbst und die Umwelt oder Substanzmissbrauch (als Selbstmedikation), behandeln. Zur Vorbereitung auf die Exposition gehört auch, den Patienten zu vermitteln, warum diese helfen kann, die Angst zu verringern (vgl. Foa & Meadows, 1997):

- Durch Konfrontation können Patienten lernen, dass objektiv sichere Situationen, die an das traumatische Ereignis erinnern, keine Gefahr darstellen.
- Den Patienten wird bewusst, dass Erinnerung nicht Wiedererleben gleichkommt.
- Die Patienten lernen in gefürchteten Situationen oder bei angsteinflößenden Erinnerungen, dass die Angst mit der Zeit abnimmt.

Durch die imaginative Konfrontation mit dem Erlebten soll die Angst gelöscht werden. Und angstbesetzte Reize oder Situationen können ihre Bedeutung verlieren, so dass auch das Vermeidungsverhalten abnimmt. Konfrontationsbasierte Methoden können durch Entspannungstrainings und kognitive Methoden erweitert werden.

Weitere Behandlungsansätze

Eine speziell für die PTBS entwickelte Kurzzeitintervention ist die Augenbewegungs-Desensibilisierung und Verarbeitung, kurz EMDR (engl. eye movement desensitization and reprocessing) genannt. Sie kombiniert hypnotherapeutische Elemente mit Konfrontation und kognitiven Strategien. Dabei stellt sich der Patient ein gefürchtetes Ereignis vor und folgt gleichzeitig mit den Augen dem Finger des Therapeuten, den dieser vor den Augen des Patienten hin- und herbewegt. Wenn die Angst des Patienten nachlässt, verbalisiert er negative Gedanken. Danach wird er ermutigt, diese durch positivere Gedanken zu ersetzen, während er weiterhin den Finger des Therapeuten verfolgt.

Die EMDR scheint wirksam zu sein, wobei vermutet wird, dass dies v. a. auf der imaginativen Exposition beruht. Auch im psychodynamischen Ansatz von Horowitz (1990) wird der Patient angehalten, über das traumatische Erlebnis zu sprechen. Zudem werden Abwehrmechanismen thematisiert, um die Verdrängung aufzuheben.

Was bei allen Interventionen zur weiteren Besserung beiträgt, ist soziale Unterstützung. Daher sollten die Patienten ermutigt werden, sich anderen Menschen gegenüber nicht zu verschließen.

8.5 Dissoziative Störungen

Die dissoziativen Störungen (F 44) sind gekennzeichnet durch eine Veränderung oder Aufhebung des Bewusstseinszusammenhangs von Wahrnehmung, Gedächtnis und Identität, die durch ein belastendes Ereignis ausgelöst wird. Nach dem ICD-10 müssen die Symptome zwei allgemeine Bedingungen erfüllen, damit eine dissoziative Störung diagnostiziert werden kann:

1. Eine körperliche Krankheit, welche die Symptome erklären könnte, ist nicht nachweisbar.
2. Es besteht ein zeitlicher Zusammenhang zwischen den Symptomen und belastenden Ereignissen, Problemen oder Bedürfnissen.

8.5.1 Erscheinungsbild und Epidemiologie dissoziativer Störungen

Im Folgenden sollen die dissoziative Amnesie, die dissoziative Fugue, die multiple Persönlichkeitsstörung sowie die dissoziativen Störungen der Bewegung und der Sinnesempfindung vorgestellt werden. Die Letztgenannten werden im DSM-IV als Konversionsstörung diagnostiziert und den somatoformen Störungen zugeordnet. Im ICD-10 hingegen gelten alle dissoziativen Störungen als Konversionsstörungen.

Dissoziative Amnesie. Die dissoziative Amnesie (F 44.0) ist gekennzeichnet durch einen teilweisen oder vollständigen Gedächtnisverlust in Bezug auf belastende Ereignisse oder Probleme. Die Erinnerungslücke geht dabei über gewöhnliche Vergesslichkeit hinaus. Eine vollständige Amnesie, die sich auf das ganze Leben bezieht, kommt sehr selten vor. Meistens sind Ereignisse in einem begrenzten Zeitraum nach einem traumatischen Erlebnis betroffen. Die Dauer amnestischer Episoden kann zwischen Stunden und Jahren variieren. Die Episoden verschwinden meistens genauso plötzlich, wie sie eingetreten sind. Danach ist die Erinnerung wieder vollständig hergestellt, und es kommt selten zu Rückfällen.

Dissoziative Fugue. Die dissoziative Fugue (F 44.1) beinhaltet ein unerwartetes Weggehen von zu Hause und der Arbeit, wobei die Betroffenen eine teilweise oder vollständige Amnesie für ihr zurückgelassenes Leben haben. Nach außen hin erscheint die Reise geordnet. Bei diesem Ortswechsel nehmen die Betroffenen eine neue Identität an. Dies kann in manchen Fällen so weit gehen, dass sie sich ein neues Leben aufbauen. Meistens handelt es sich jedoch eher um ein begrenztes Weggehen mit wenig sozialen Kontakten. Nach der Rückkehr in das gewohnte Leben haben die Betroffenen meist keine Erinnerungen an das Weggehen und das Leben in der anderen Umgebung. Als Auslöser der Fugue gelten belastende Lebensereignisse.

Exkurs

Differentialdiagnose bei Amnesien

Bevor bei einem Patienten mit Gedächtnisverlust eine psychisch bedingte Amnesie diagnostiziert wird, sollten alternative Erklärungen ausgeschlossen werden:

- Bei degenerativen Störungen, z. B. Demenz, stellen sich allmählich und unabhängig von Belastungen Gedächtnis- und weitere kognitive Probleme ein.
- Bei Hirnschädigungen, z. B. durch einen Unfall oder übermäßigen Substanzkonsum, kann der Gedächtnisverlust darauf zurückgeführt werden.
- Unter Umständen handelt es sich um bewusste Simulation. Es sollte geprüft werden, ob dafür Motivatoren, z. B. eine drohende Gefängnisstrafe, vorliegen.

Multiple Persönlichkeitsstörung. Eine besonders kontroverse Diagnose ist die multiple Persönlichkeitsstörung, die im DSM-IV „dissoziative Identitätsstörung" genannt wird. Viele Kliniker zweifeln ihre Existenz an. Manche werfen Therapeuten, die über solche Fälle berichten, vor, ihren Patienten multiple Persönlichkeiten zu suggerieren. Dennoch hat die Zahl der Berichte über die multiple Persönlichkeitsstörung in den letzten Jahrzehnten zugenommen, und es steht außer Zweifel, dass es derartige dissoziative Störungen gibt.

Übersicht

Kriterien der multiplen Persönlichkeitsstörung (F 44.81)

A. Es finden sich mindestens zwei unterschiedliche Persönlichkeiten in einem Individuum, wobei jeweils immer nur eine nachweisbar ist.
B. Jede der Persönlichkeiten hat ein eigenes Gedächtnis, eigene Vorlieben und Verhaltensmuster und steuert zu einer bestimmten Zeit das Verhalten.
C. Die Betroffenen sind unfähig, sich an wichtige persönliche Informationen zu erinnern.
D. Die Symptome gehen nicht auf eine organische oder substanzbedingte psychische Störung zurück.

In der Regel gibt es unter zwei bis vier sehr verschiedenen Persönlichkeiten eine Hauptpersönlichkeit, die sich in Behandlung begibt. Im Verlauf der Therapie können weitere Persönlichkeiten hinzukommen. In neueren Fällen wird oft über weit höhere Zahlen an Persönlichkeiten in einem Individuum berichtet. Mindestens eine davon weiß nichts über die anderen, so dass Erinnerungslücken entstehen.

Dissoziative Störungen der Bewegung und der Sinnesempfindung. Bei diesen Störungen gibt es im Gegensatz zu den bisher beschriebenen dissoziativen Störungen keinen Gedächtnisverlust. Stattdessen kommt es trotz eines gesunden Körpers zu motorischen oder sensorischen Ausfällen. Tabelle 8.1 gibt einen Überblick über die Störungsbilder.

Tabelle 8.1 Überblick über die dissoziativen Störungen der Bewegung und der Sinnesempfindung nach ICD-10

Diagnose	Beschreibung
Dissoziative Bewegungsstörungen (F 44.4)	Entweder: Verlust der Bewegungsfähigkeit eines Bereichs, der gewöhnlich der willkürlichen Kontrolle unterliegt, wobei auch die Sprache betroffen sein kann. Oder: Koordinationsstörungen oder Unfähigkeit, frei zu stehen.
Dissoziative Krampfanfälle (F 44.5)	Plötzliche und unerwartete krampfartige Bewegungen, die epileptischen Anfällen ähneln. Es kommt aber nicht zu einem Bewusstseinsverlust.
Dissoziative Sensibilitäts- und Empfindungsstörungen (F 44.6)	Entweder: Verlust von normalen Hautempfindungen an bestimmten Körperteilen oder am ganzen Körper. Oder: Teilweiser oder vollständiger Verlust des Sehens, Hörens oder Riechens.

Die Symptome dieser Störungen, die früher als Hysterie bekannt waren, ähneln neurologischen Erkrankungen. Differentialdiagnostisch sollte das Vorliegen einer organischen Erkrankung gründlich ausgeschlossen werden. Früher wurden nicht erkannte Krankheiten des zentralen Nervensystems gelegentlich als Hysterie fehldiagnostiziert. Dies hatte für die Betroffenen häufig tödliche Folgen. Mit den heutigen technischen Mitteln sind solche Fehldiagnosen zum Glück seltener geworden. Ein wichtiges psychologisches Merkmal der dissoziativen Störungen der Bewegung und der Sinnesempfindung ist ihr Auftreten in Belastungssituationen. Dadurch scheint sich für die Betroffenen ein sekundärer Krankheitsgewinn zu ergeben: Sie können unangenehmen Pflichten entgehen und erhalten die Aufmerksamkeit ihrer Mitmenschen. Daher sollte auch die Möglichkeit der Simulation geprüft werden.

Epidemiologie dissoziativer Störungen

Die Lebenszeitprävalenz der dissoziativen Amnesie wird auf 7 % geschätzt, die der dissoziativen Fugue auf nur 0,2 % (Ross, 1991). Bezüglich der Prävalenz der multiplen Persönlichkeitsstörung gibt es unterschiedliche Befunde: In Kanada lag sie in einer Studie bei 1,3 % und in der Türkei bei nur 0,4 % (Akyuez et al., 1999). Früher wurde angenommen, dass nur etwa ein Mensch aus einer Million davon betroffen ist. Die multiple Persönlichkeitsstörung beginnt in der Regel schon in der Kindheit und betrifft Frauen häufiger als Männer. Komorbid können diverse Störungen und Probleme auftreten. Dazu gehören Depressionen, Borderline, Somatisierungsstörungen, Substanzmissbrauch, Phobien, Suizidalität, sexuelle Funktionsstörungen, Wahrnehmungsstörungen und andere dissoziative Symptome.

Die Einjahresprävalenz dissoziativer Störungen der Bewegung und der Sinnesempfindung wurde in einer Studie auf ca. 0,3 % geschätzt, wobei auch hier Frauen weit häufiger betroffen sind als Männer (Faravelli et al., 1997). Diese Störungen werden heute weit seltener diagnostiziert als früher. Das erste Auftreten liegt meistens in der Jugend oder im frühen Erwachsenenalter. Es kommt häufig zu Rückfällen. Komorbid leiden die Betroffenen oft an Depressionen, Substanzmissbrauch, Borderline oder der histrionischen Persönlichkeitsstörung.

8.5.2 Ätiologie dissoziativer Störungen

Klassische psychodynamische Ansätze sehen die Dissoziation, d. h. eine Bewusstseinsspaltung, als Ursache von Amnesien und Fugue. Die Vermutungen gehen dahin, dass belastende oder traumatische Ereignisse so gespeichert werden, dass sie der Erinnerung später nicht mehr zugänglich sind. Auch lerntheoretische Ansätze sehen Dissoziation als Kern der Störungen. Sie sei eine Vermeidungsreaktion, welche die Betroffenen vor belastenden Erinnerungen schütze. In der Folge stellen sich die Patienten ihren Erlebnissen nicht, so dass die Angst bestehen bleibt.

! Für gewöhnlich fördern traumatische Ereignisse die Erinnerung, anstatt sie zu hemmen. Daher sind dissoziative Symptome eine ungewöhnliche Reaktion auf Traumata.

Erklärungsansätze für die multiple Persönlichkeitsstörung

Zwei gegensätzliche Theorien versuchen, die Entstehung der multiplen Persönlichkeitsstörung zu erklären. Die eine geht davon aus, dass schwerer Missbrauch in der Kindheit zur Dissoziation und zur Entwicklung verschiedener Persönlichkeiten führt. Dadurch können die Betroffenen der Erinnerung an das Trauma entgehen (Gleaves, 1996). Bestimmte Faktoren, wie eine leichte Hypnotisierbarkeit oder eine starke Tendenz zu phantasieren, könnten für die Entwicklung multipler Persönlichkeiten prädisponieren. Die andere Theorie sieht die multiple Persönlichkeitsstörung als erlerntes Rollenspiel, wobei insbesondere in Situationen, in denen Anreize bestehen, die Verantwortung für ein Verhalten von sich zu weisen, eine neue Persönlichkeit angenommen wird.

Für die Annahme, dass sich die multiple Persönlichkeitsstörung als Folge schweren Missbrauchs entwickelt, spricht eine Studie von Lewis et al. (1997). Dabei wurden 150 verurteilte Mörder untersucht. Bei 14 von ihnen wurde eine multiple Persönlichkeitsstörung diagnostiziert. Die folgenden Befunde sprechen für die Missbrauchstheorie:

- 12 der Fälle mit multipler Persönlichkeitsstörung hatten nachgewiesenermaßen schon vor der Inhaftierung Symptome der Störung.
- Bei mehreren Fällen konnten in der Kindheit Begleitsymptome, wie Absencen, akustische Halluzinationen und Phantasiegefährten, bestätigt werden.
- In 11 Fällen konnte körperlicher oder sexueller Missbrauch in der Kindheit anhand externer Quellen und körperlicher Zeichen belegt werden.

Diese Studie unterstützt die Annahme, dass sich die multiple Persönlichkeitsstörung in der Kindheit im Zusammenhang mit belastenden Ereignissen wie Missbrauch entwickelt.

Erklärungsansätze für die dissoziativen Störungen der Bewegung und der Sinnesempfindung

Die dissoziativen Störungen der Bewegung und der Sinnesempfindung sind besser als Konversionsstörungen bekannt. Das Konzept der Konversion wurde von Freud eingeführt. Er war der Auffassung, dass die Energie verdrängter Triebimpulse in körperliche Kanäle gelenkt werde und das Funktionieren der Sinne oder Bewegungen verhindere. So würden Angst und innere Konflikte in körperliche Symptome umgewandelt. Dafür spricht, dass sich die Betroffenen des Zusammenhangs der Symptome mit Belastungen in der Regel nicht bewusst sind. Zudem kann sich ein sekundärer Krankheitsgewinn einstellen: Die Symptome ermöglichen es den Betroffenen z. B., unangenehmen Situationen zu entgehen oder Zuwendung zu erhalten.

Andere psychodynamische Ansätze sehen die Ursache der Konversion in einer traumatischen Erfahrung, die von starker emotionaler Erregung begleitet ist. Anstatt dies zum Ausdruck zu bringen, wird die Erinnerung daran aus dem Bewusstsein verdängt. Bewusst glauben die Betroffenen, ihre Konversionssymptome seien echt; auf einer unbewussten Ebene wissen sie jedoch, dass ihr Körper in Ordnung ist.

Exkurs

Hysterische Blindheit und Bewusstsein

Eine psychodynamische Ansicht stammt von Sackeim et al. (1979), die sich mit hysterischer Blindheit befassten. Sie untersuchten mehrere Fälle, in denen die Betroffenen angaben, bestimmte Reize nicht zu sehen, gleichwohl aber in ihrem Verhalten von diesen Reizen beeinflusst wurden. Beispielsweise lag die Erkennungsleistung einer Jugendlichen, die angab, peripher nichts zu sehen, deutlich unterhalb der Zufallswahrscheinlichkeit. Eine andere behauptete, nicht mehr lesen zu können, so dass ihre viel beschäftigten Eltern ihr ihre Schulaufgaben vorlesen mussten. Im Test wies sie jedoch eine sehr gute Sehleistung auf. Die Autoren schlussfolgerten, diesen Prozessen liege eine Abwehrreaktion zugrunde:

A. Die Wahrnehmung visueller Reize bleibt dem Bewusstsein fern, so dass sich die Betroffenen als blind empfinden.

B. Trotzdem werden den Reizen Informationen entnommen. An dieser Stelle kommt die Motivation ins Spiel:

1. Wenn die Motivation besteht, jeglichen Zugang zu den Informationen vor sich zu leugnen, d. h. sich die Blindheit zu bewahren, schneiden die Betroffenen schlechter ab, als es per Zufall zu erwarten wäre.
2. Müssen sie die Informationen vor sich selbst nicht leugnen, lösen sie Wahrnehmungsaufgaben erfolgreich, behaupten aber, blind zu sein.

In eigenen Experimenten mit hypnoseinduzierter Blindheit konnten Sackeim et al. diesen Einfluss der Motivation belegen. Die Autoren halten eine unbewusste Dissoziation von Wahrnehmung und Bewusstsein für möglich. Sie verweisen darauf, dass manche Patienten mit Läsionen im visuellen Kortex, aber gesunden Augen bei Tests gut sehen können, obwohl sie glauben, blind zu sein. Auch in diversen anderen Studien zu Wahrnehmung und Kognition konnte eine Dissoziation von Bewusstsein und Verhalten nachgewiesen werden. Vieles, was um uns geschieht, verarbeiten wir nicht bewusst. Dennoch beeinflussen unbewusste Prozesse unser Verhalten.

Aus verhaltenstheoretischer Sicht zeigen die Betroffenen mehr oder weniger bewusst Konversionssymptome, um bestimmte Ziele zu erreichen. Sie verhalten sich so, wie sie glauben, dass sich jemand mit einer motorischen oder sensorischen Störung verhalten würde. Belohnt wird dieses Verhalten beispielsweise durch eine Reduktion von beruflichen Belastungen. Ein geringer Wissenstand bezüglich Medizin und Psychologie scheint die Wahrscheinlichkeit für die Diagnose von Konversionsstörungen zu erhöhen. Dafür spricht, dass sie öfter bei Personen vom Land oder aus niedrigen sozialen Schichten sowie in Entwicklungsländern diagnostiziert wird.
Auch biologische Faktoren könnten bei den Konversionsstörungen eine Rolle spielen: Die Symptome treten gehäuft in der linken Körperseite auf, die in der Regel von der rechten Gehirnhälfte kontrolliert wird. Rechtshemisphärisch werden v. a. negative Emotionen lokalisiert, woraus folgt, dass die Konversionssymptome in der linken Körperhälfte in Verbindung mit negativen Emotionen stehen.

8.5.3 Therapie dissoziativer Störungen

Das Ziel in der Therapie dissoziativer Störungen ist allgemein die Aufhebung der Verdrängung der traumatischen Ereignisse. Um mit den Ereignissen besser zurechtzukommen, werden die Patienten ermutigt, sie aus einer sicheren therapeutischen Umgebung zu betrachten. Dies ähnelt der Behandlung der posttraumatischen Belastungsstörung. Um Zugang zu verborgenen Erinnerungen, z. B. bei einer dissoziativen Amnesie oder Fugue, zu bekommen, werden Patienten oft auch hypnotisiert.

Behandlung der multiplen Persönlichkeitsstörung

Allgemein wird in der Therapie dissoziativer Störungen, insbesondere der multiplen Persönlichkeitsstörung, versucht, die verschiedenen, dem Bewusstsein nicht zugänglichen Aspekte, wie Amnesien oder Persönlichkeiten, wieder zu integrieren. Das heißt, die einzelnen dissoziativen Teile bis hin zu Persönlichkeiten müssen dabei unterstützt werden, zu verstehen, dass sie Teil einer Person sind und dass sie mit den anderen Aspekten der Persönlichkeiten zusammenarbeiten sollten. Beim Therapeuten bedarf es dazu großer Empathie und Geduld, denn beim Vorliegen vieler Persönlichkeiten kann sich die Therapie über Jahre erstrecken. Nicht immer ist eine vollständige Integration möglich.

Altersregression. Eine psychodynamische Methode, um die Erinnerung an die traumatischen Ereignisse wiederzuerlangen, die vermutlich zur Spaltung führten, ist die Altersregression. Dabei werden die Betroffenen hypnotisiert und dazu angehalten, sich in ihre Kindheit zurückzuversetzen. Durch die Hypnose soll die Erinnerung an traumatische Ereignisse, die sich in dieser Zeit ereignet haben, erleichtert werden. Durch die Rekonstruktion der verdrängten Erinnerungen anhand des Wiedererlebens und Bearbeitens mit Hilfe des Therapeuten soll den Patienten klar werden, dass sie jetzt keine Angst mehr vor diesen Dingen zu haben brauchen. Ein wichtiges Behandlungsziel ist allgemein die Erkenntnis, dass Spaltung nicht nötig ist, um mit einem Trauma fertig zu werden. Deshalb ist es sinnvoll, den Patienten Strategien zu vermitteln, um mit Belastungen besser umzugehen. Da familiäre Probleme, wie z. B. Missbrauch, zur Entstehung der multiplen Persönlichkeitsstörung führen können, sind u. U. auch Familieninterventionen indiziert.

Therapie der dissoziativen Störungen der Bewegung und der Sinnesempfindung

Menschen mit dissoziativen Störungen der Bewegung und der Sinnesempfindung finden selten den Weg zum Therapeuten, da sie ihre Probleme körperlich definieren. In der psychodynamischen Therapie geht es darum, sich verdrängten Triebimpulsen, die zu Konversionssymptomen geführt haben, zu stellen. Dieser Ansatz hat sich jedoch als wenig effektiv erwiesen. Verhaltenstherapeuten versuchen, das Aufgeben der Symptome zu belohnen. Hierbei muss beachtet werden, dass die Patienten nicht damit konfrontiert werden wollen, dass ihre anscheinend körperlichen Probleme psychisch bedingt sind. Mangelnde Fertigkeiten im Umgang mit Belastungen können durch Trainings beseitigt werden.

8.6 Somatoforme Störungen

Patienten mit somatoformen Störungen klagen über körperliche Probleme, für die sich keine hinreichende organische Ursache finden lässt. Man vermutet ihre Ursache in psychischen Faktoren, insbesondere Angst.

8.6.1 Erscheinungsbild und Epidemiologie somatoformer Störungen

An dieser Stelle sollen die Somatisierungsstörung, die hypochondrische Störung mitsamt der dysmorphophoben Störung und die anhaltende somatoforme Schmerzstörung dargestellt werden. Im DSM-IV werden die Hypochondrie und die Dysmorphophobie, über die noch wenig bekannt ist, im Gegensatz zum ICD-10 als getrennte Diagnosen betrachtet.

Übersicht

Kriterien der Somatisierungsstörung (F 45.0)

A. Es besteht eine mindestens zweijährige Vorgeschichte mit anhaltenden Klagen über verschiedene und wechselnde körperliche Symptome, die durch keine körperlichen Krankheiten hinreichend erklärt werden können.

B. Die Sorge um die Symptome bedingt andauerndes Leiden und führt zu wiederholten Konsultationen von Ärzten, Spezialisten, Laienheilern oder zu andauernder Selbstmedikation.

C. Die Betroffenen weigern sich, die medizinische Feststellung zu akzeptieren, dass keine körperliche Ursache die Symptome erklären kann.

D. Es werden mindestens sechs der folgenden Symptome aus mindestens zwei verschiedenen Gruppen beklagt:

Gastrointestinale Symptome:

1. Bauchschmerzen
2. Übelkeit
3. Blähungsgefühle
4. schlechter Geschmack im Mund
5. Erbrechen oder Hochkommen von Essen
6. häufiger Durchfall oder Austreten von Flüssigkeiten aus dem Anus

Kardiovaskuläre Symptome:

7. Atemlosigkeit
8. Brustschmerzen

Urogenitale Symptome:

9. erschwerte oder gehäufte Blasenentleerung
10. unangenehme Empfindungen im Genitalbereich
11. ungewöhnlicher oder verstärkter vaginaler Ausfluss

Haut- und Schmerzsymptome:

12. Fleckigkeit oder Farbveränderungen der Haut
13. Schmerzen in Gliedern, Extremitäten oder Gelenken
14. Gefühl der Taubheit oder Kribbelgefühl

E. Die Symptome treten nicht nur im Rahmen einer psychotischen, affektiven oder Panikstörung auf.

Die Somatisierungsstörung führt zu starken Beeinträchtigungen der Lebensführung. Oft sind die Patienten überzeugt, schon ihr ganzes Leben zu leiden. Welche Symptome speziell geäußert werden, kann kulturabhängig variieren. Die Betroffenen gehen nicht nur häufig zum Arzt, sondern haben oft auch eine lange Krankengeschichte mit unnötigen Krankenhausaufenthalten oder gar Operationen vorzuweisen.

Fallbeispiel

Frau F. wurde von ihrem Hausarzt an einen Psychologen überwiesen. Sie gibt an, sie wisse überhaupt nicht, was sie hier solle, aber ihr Arzt habe sie dazu gedrängt. Sie sei körperlich krank, nicht psychisch. Auf die Frage, was sie denn habe, schildert sie diverse Beschwerden: Sie habe ständig Bauchschmerzen, Brustschmerzen, Atembeschwerden, Schmerzen beim Wasserlassen und beim Geschlechtsverkehr, und ihr sei häufig schlecht. Sie habe sich schon von mehr als 20 Ärzten untersuchen lassen, doch keiner habe etwas gefunden, und keine Behandlung habe geholfen. Die Beschwerden habe sie schon seit Jahren, und auch als Kind sei sie schon immer krankheitsanfällig gewesen. Sie mache sich Sorgen um ihre Gesundheit und könne wegen ihrer Krankheit seit zwei Monaten auch nicht mehr arbeiten.

Hypochondrie. Bei der Hypochondrie (DSM-IV) bzw. hypochondrischen Störung (F 45.2 im ICD-10) sind die Betroffenen überzeugt, an einer schweren körperlichen Krankheit zu leiden. Daran halten sie trotz gegenteiliger Feststellungen durch den Arzt fest. Die Überzeugung, krank zu sein, führt zu Beeinträchtigungen im Alltag und zur wiederholten Konsultation von Fachleuten. Sie sollte nach dem ICD-10 mindestens sechs Monate anhalten und nicht nur im Rahmen einer psychotischen oder affektiven Störung auftreten.

Dysmorphophobie. Bei der Dysmorphophobie (auch als körperdysmorphe Störung bekannt, im ICD-10 als hypochondrische Störung klassifiziert) beschäftigen sich die Betroffenen anhaltend mit einer angenommen körperlichen Entstellung oder Missbildung. Die Beschäftigung mit dem eingebildeten Makel kann dazu führen, dass sich die Betroffenen täglich stundenlang kritisch betrachten, die Spiegel verhängen oder besonders weite Kleidung anziehen, um den Mangel zu verbergen. Aufgrund der subjektiven Belastung werden häufig schönheitschirurgische Eingriffe angestrebt. Allerdings führt dies nicht zu einer dauerhaften Besserung. Unklar bleibt, wie stark die Sorge durch die eingebildete Entstellung sein muss, um von einer dysmorphophoben Störung zu sprechen. Auch viele gesunde Menschen sind mit ihrem Äußeren nicht zufrieden. In Extremfällen besteht andererseits die Möglichkeit, dass die übertriebene Beschäftigung mit dem Erscheinungsbild ein Symptom einer Zwangsstörung oder einer wahnhaften Störung ist.

Anhaltende somatoforme Schmerzstörung. Die anhaltende somatoforme Schmerzstörung (F 45.4) ist gekennzeichnet durch einen mindestens sechs Monate andauernden schweren körperlichen Schmerz, der durch organische Ursachen nicht hinreichend erklärt werden kann. In der Regel vergehen Schmerzen nach einer Verletzung oder Infektion mit der Zeit. Bei manchen Menschen werden sie jedoch chronisch. Man nimmt einen Zusammenhang mit psychischen Belastungen an. Die Hauptaufmerksamkeit der Patienten mit anhaltender somatoformer Schmerzstörung liegt auf ihren Schmerzen, so dass es zu deutlichen Beeinträchtigungen in wichtigen Lebensbereichen wie Beruf und Familie kommt. Daher verwundert es nicht, dass die Betroffenen häufig auch depressiv werden.

Exkurs

Störungsspezifische Diagnostik bei chronischen Schmerzen

Chronische Schmerzen können hinsichtlich ihrer Auftretenshäufigkeit, Dauer, Intensität, Lokalisation und Ätiologie erheblich variieren. Bislang fehlt ein einheitliches Klassifikationssystem, da nicht alle Patienten mit chronischen Schmerzen die Kriterien einer anhaltenden somatoformen Schmerzstörung erfüllen. Für den deutschsprachigen Raum wurde die „multiaxiale Schmerzklassifikation" (MASK) entwickelt, die die ICD-10-Diagnostik ergänzen soll (Klinger et al., 1997). Sie ermöglicht eine Beschreibung des Schmerzes sowohl auf einer körperlichen als auch auf einer psychosozialen Dimension. Folgende Achsen des Schmerzproblems sollen auf der psychosozialen Dimension beschrieben werden:

1. motorisch-verhaltensmäßige Ebene
2. emotionale Ebene
3. kognitive Ebene
4. Stressoren
5. habituelle Personenmerkmale.

Zudem können funktionale Zusammenhänge ermittelt werden, die die Aufrechterhaltung der Schmerzen bedingen.

Epidemiologie somatoformer Störungen

Bei den somatoformen Störungen gestaltet sich die epidemiologische Forschung besonders schwierig. Das liegt daran, dass organische Ursachen der Symptome gründlich ausgeschlossen werden müssen, um Fehldiagnosen zu vermeiden. Dennoch konnten Faravelli et al. (1997) in Florenz Prävalenzdaten verschiedener somatoformer Störungen erheben.

- Für die Somatisierungsstörung fanden sie eine Einjahresprävalenz von 0,7 %, wobei überwiegend Frauen betroffen sind. Erste Symptome setzen meistens im frühen Erwachsenenalter ein. Komorbid leiden die Betroffenen häufig an Angststörungen, Depressionen, Substanzmissbrauch und verschiedenen Persönlichkeitsstörungen. Zudem berichten sie von zahlreichen zwischenmenschlichen Problemen bei der Arbeit und in der Familie oder Partnerschaft.
- Die Einjahresprävalenz der Hypochondrie lag in dieser Studie mit 4,5 % weit höher. Die Störung tritt ebenfalls bei Frauen häufiger auf und ist oft komorbid mit affektiven oder Angststörungen. Ihr Verlauf ist meistens chronisch.
- Die Dysmorphophobie hatte eine Einjahresprävalenz von 0,7 %. Sie tritt überwiegend bei Frauen auf und setzt meistens noch im Jugendalter ein. Häufige komorbide Störungen sind Depression und soziale Phobien.
- Die Prävalenz chronischer Schmerzen wird allgemein auf ca. 5 % geschätzt. Ihre häufigste komorbide Störung ist die Depression.

Es sollte beachtet werden, dass viele Menschen über körperliche Beschwerden klagen, für die es keine organische Erklärung zu geben scheint, ohne dabei die Kriterien einer der dargestellten somatoformen Störungen voll zu erfüllen.

8.6.2 Ätiologie somatoformer Störungen

In mehreren Studien haben sich Risikofaktoren für die Entwicklung und Aufrechterhaltung somatoformer Störungen allgemein herauskristallisiert (vgl. Rief & Hiller, 1998):

1. genetische Faktoren, z. B. eine familiäre Belastung mit affektiven oder somatoformen Störungen
2. epidemiologische Faktoren, z. B. weibliches Geschlecht und niedrige soziale Schicht
3. entwicklungspsychologische Faktoren, z. B. sexueller Missbrauch
4. auslösende Faktoren, z. B. organische Erkrankungen, belastende Lebensereignisse oder chronischer Stress
5. aufrechterhaltende Faktoren, z. B. unangemessene Bewältigungsstrategien, Verstärkung durch Aufmerksamkeit, Zuwendung und soziale Vorteile
6. kulturelle Faktoren, z. B. Krankheitsvorstellungen, Schönheitsideale.

Diese Liste ist nicht erschöpfend, und es ist zu beachten, dass die genannten Faktoren miteinander interagieren.

Erklärungsansätze chronischer Schmerzen

Bei der Entstehung und Aufrechterhaltung chronischer Schmerzen wird von einer Interaktion körperlicher mit psychosozialen Faktoren ausgegangen. Dieses psychobiologische Modell umfasst prädisponierende, auslösende und aufrechterhaltende Faktoren (Flor, 1991).

Die genannten Bedingungen können allerdings mehreren Faktoren zugeordnet werden. Beispielsweise können mangelnde Bewältigungsfertigkeiten auch zur Aufrechterhaltung von Schmerzen beitragen. Schmerzpatienten reagieren auf Stress stark körperlich, z. B. mit einer erhöhten Muskelanspannung, was wiederum Schmerzen auslösen oder verschlimmern kann.

Tabelle 8.2 Prädisponierende, auslösende und aufrechterhaltende Faktoren bei chronischen Schmerzen

Prädisponierend	Auslösend	Aufrechterhaltend
▶ Gene ▶ Lernerfahrungen ▶ Stress	▶ aversive Reize ▶ mangelnde Bewältigungsfertigkeiten ▶ Wahrnehmungs- und Aufmerksamkeitsprozesse ▶ ungünstige Bewertungsprozesse, z. B. Erwartung von Schmerzen und mangelnde internale Kontrollüberzeugungen	▶ negative Verstärkung durch Wegfall unangenehmer Pflichten ▶ positive Verstärkung durch Zuwendung anderer

8.6.3 Therapie somatoformer Störungen

Da Menschen mit somatoformen Störungen ihre Probleme körperlich definieren, findet man sie v. a. bei Ärzten, nicht aber bei Psychologen. Erst nach einer Reihe erfolgloser medikamentöser und anderer medizinischer Behandlungen sind sie bereit, über eine psychologische Therapie nachzudenken. Verschiedene Behandlungsansätze können bei somatoformen Störungen hilfreich sein:

- Durch die Behandlung von Angst und Depression, die häufig komorbid auftreten, können auch somatoforme Symptome verringert werden.
- Mangelnde Bewältigungsfertigkeiten können durch entsprechende Trainings verbessert werden.
- Operante Verfahren können genutzt werden, um die Patienten für Besserungen zu belohnen.
- Durch Angehörige der Patienten kann die Vermeidung unangenehmer Pflichten unbewusst verstärkt werden. Daher sollten sie in die Therapie mit einbezogen werden.
- Bei hypochondrischen wie auch bei den körperdysmorphen Störungen muss den Patienten bewusst gemacht werden, wie selektiv sie ihre Aufmerksamkeit auf körperliche Symptome und Abnormitäten richten.
- Zur Reduktion ihrer körperlichen Anspannung werden Entspannungsverfahren und körperliche Aktivierung eingesetzt.

Behandlung chronischer Schmerzen

Da in den meisten Fällen organische Faktoren in Verbindung mit psychischen Faktoren vorliegen, führen weder rein medizinische noch rein psychologische Behandlungen zum Erfolg. Alle beteiligten Faktoren sollten in der Therapie berücksichtigt werden. Es empfiehlt sich, den Fokus der Patienten von den Dingen abzulenken, die sie wegen der Schmerzen nicht tun können. Zugleich sollten ihre Bewältigungsfertigkeiten und Kontrollüberzeugungen gestärkt werden, um ihnen zu vermitteln, dass sie trotz körperlicher Beschwerden etwas können. Schmerzbewältigungstherapien beinhalten verschiedene Elemente:

- Durch Entspannungstrainings können die Betroffenen lernen, ihre körperliche Anspannung in Stresssituationen zu vermindern.
- Durch kognitive Strategien können die Patienten z. B. lernen, sich von ihren Schmerzen abzulenken und sich bezüglich ihrer Schmerzen weniger hilflos zu fühlen.
- Die Patienten können allgemein lernen, mit Stress anders umzugehen.
- Ihr körperlicher Zustand kann durch physische Reaktivierungsmaßnahmen gebessert werden.

- Durch Übungen zur besseren Körperwahrnehmung können die Patienten lernen zu erkennen, wenn sie sich anspannen, und mit gegensteuernden Maßnahmen reagieren.
- Durch operante Verfahren können die Betroffenen in aktivem Verhalten trotz Schmerzen bestärkt werden.

Diese Maßnahmen können durch Biofeedback ergänzt werden. Auch Antidepressiva können zur Reduktion chronischer Schmerzen beitragen.

Definition

Beim **Biofeedback** werden körperliche Parameter wie Muskelanspannung, Herzfrequenz oder Hautleitfähigkeit apparativ gemessen und dem Patienten über visuelle oder akustische Signale zurückgemeldet. Die Patienten sollen lernen, die gemessenen Parameter z. B. durch Entspannung zu beeinflussen und so wieder Kontrolle über Körpervorgänge zu erwerben.

Zusammenfassung

Die Gruppe der Angststörungen umfasst die am weitesten verbreiteten psychischen Störungen. Im ICD-10 werden die folgenden Angststörungen unterschieden:

- Bei phobischen Störungen haben die Betroffenen eine übertriebene Angst vor bestimmten Situationen oder Objekten und versuchen diese zu meiden. Dazu gehören die Agoraphobie, die sozialen und die spezifischen Phobien.
- Die Panikstörung ist durch wiederholte Attacken intensiver, unbegründeter Angst gekennzeichnet.
- Patienten mit generalisierter Angststörung werden von ständiger Angst und Sorge geplagt, die sich auf alltägliche Begebenheiten beziehen.

Zwangsstörungen sind gekennzeichnet durch Zwangsgedanken, d. h. sich wiederholt aufdrängende unangenehme Gedanken, und/oder Zwangshandlungen, d. h. wiederholte Rituale zur Verhinderung eines gefürchteten Unheils. Die posttraumatische Belastungsstörung entwickelt sich als intensive Reaktion auf ein traumatisches Erlebnis. Die Symptome beinhalten anhaltende Erinnerungen oder das Wiedererleben des Ereignisses, die Vermeidung von mit dem Trauma zusammenhängenden Situationen und Symptome erhöhter Erregung.

An der Entstehung dieser Störungen sind genetische Faktoren im Sinne einer genetischen Diathese, neurochemische Auffälligkeiten in verschiedenen Neurotransmittersystemen, v. a. im GABA-System, ungünstige kognitive Verarbeitungsprozesse und ungünstige Lernerfahrungen, z. B. das Erlernen von Angst- und Vermeidungsreaktionen durch Konditionierung oder Modelllernen, beteiligt. Bei Zwangspatienten finden sich zudem Auffälligkeiten im Gehirn, die den orbitofrontalen Kortex und die Basalganglien betreffen. Für die posttraumatische Belastungsstörung wurden erhöhte Noradrenalinspiegel und verkleinerte Hippocampi gefunden.

Das wichtigste therapeutische Prinzip bei Angst-, Zwangs- und Belastungsstörungen ist die Konfrontation mit der Angst und die Exposition mit angstrelevanten Reizen. Dafür gibt es verschiedene Techniken:

- Die Exposition kann in sensu oder in vivo erfolgen.
- Bei der systematischen Desensibilisierung werden die angstauslösenden Objekte oder Situationen hierarchisch geordnet und systematisch in der Vorstellung von unten nach oben durchgearbeitet.

- Bei der Reizüberflutung (Flooding) setzt sich der Patient der am meisten angstauslösenden Situation in voller Stärke und so lange aus, bis keine Angstempfindungen mehr vorhanden sind.
- Bei der Verhaltensformung (Shaping) werden schrittweise Annäherungen an angstauslösende Situationen belohnt.

Diese Techniken sollten in eine kognitive Verhaltenstherapie eingebettet sein. Speziell für die Zwangsstörung geeignet ist die Exposition mit Reaktionsverhinderung, d. h. Verhinderung eines Zwanges. Für die posttraumatische Belastungsstörung wurde die EMDR entwickelt, die hypnotische mit konfrontativen Elementen kombiniert. Ein allgemeiner Ansatz bei Angststörungen ist die Vermittlung von Entspannungsmöglichkeiten. Medikamentös sind Antidepressiva zu bevorzugen; jedoch ist beim Absetzen mit einer Rückkehr der Symptome zu rechnen.

Bei dissoziativen Störungen kommt es zu einer Dissoziation des Bewusstseinszusammenhangs von Gedächtnis, Wahrnehmung und Identität.

- Die dissoziative Amnesie ist ein Gedächtnisverlust, der sich auf belastende Ereignisse oder Lebensabschnitte bezieht.
- Die dissoziative Fugue beinhaltet ein Weggehen an einen anderen Ort, dabei erinnert sich der Betroffene nicht an sein früheres Leben und nach der Rückkehr nicht an das Weggehen und das Leben in der anderen Umgebung.
- Menschen mit multipler Persönlichkeitsstörung haben mehr als eine Persönlichkeit, wobei es zu Gedächtnislücken bezüglich wichtiger persönlicher Informationen kommt.
- Bei den dissoziativen Störungen der Bewegungen und der Sinnesempfindung lässt sich keine organische Ursache für die motorischen oder sensorischen Ausfälle finden.

Bei diesen Störungen vermutet man, dass ihrer Entwicklung traumatische Ereignisse zugrunde liegen. Durch die Dissoziation müssen sich die Betroffenen ihren Ängsten nicht stellen. Zudem können die Symptome einen sekundären Krankheitsgewinn wie z. B. verstärkte Zuwendung mit sich bringen.

In der Psychotherapie geht es v. a. um die Aufhebung von Verdrängung (Dissoziation). Dafür kann Hypnose verbunden mit kognitiven Interventionen eingesetzt werden. Es kommen auch Elemente der Therapie wie bei der posttraumatischen Belastungsstörung zum Einsatz.

Somatoforme Störungen sind durch körperliche Beschwerden ohne erklärende organische Grundlage gekennzeichnet.

- Patienten mit einer Somatisierungsstörung haben eine lange Krankengeschichte mit diversen körperlichen Beschwerden vorzuweisen, für die es keine somatische Erklärung gibt.
- Patienten mit hypochondrischen Störungen sind trotz gegenteiliger Beteuerungen überzeugt, eine schwere körperliche Krankheit oder Abnormität zu haben.
- Patienten mit anhaltender somatoformer Schmerzstörung klagen über schwere Schmerzen, für die es keine hinreichende körperliche Erklärung gibt.

Es gibt mehrere Risikofaktoren für die Entwicklung und Aufrechterhaltung somatoformer Störung wie z. B. Stress, ungünstige Aufmerksamkeitsprozesse und mangelnde Bewältigungsfertigkeiten. Bei chronischen Schmerzen geht man von einer Interaktion körperlicher und psychosozialer Faktoren aus.

Die psychologische Therapie beinhaltet allgemein die Verminderung von Angst und Depression, die Veränderung kognitiver Prozesse und die Vermittlung neuer Bewältigungskompetenzen. Bei chronischen Schmerzen können zudem Entspannungsverfahren und Biofeedback eingesetzt werden.

Übungsaufgaben

- Beschreiben Sie die Hauptmerkmale der Angst-, Zwangs- und posttraumatischen Belastungsstörungen.
- Durch welche Methoden lässt sich Angst verringern?
- Beschreiben Sie die dissoziativen Störungen und ihre wichtigsten Erklärungsansätze.
- Welches sind die Hauptmerkmale und Risikofaktoren somatoformer Störungen?
- Wo liegen die Herausforderungen in der Behandlung somatoformer Störungen?

Weiterführende Literatur

- Beschreibung und Therapie von Angststörungen: Bandelow, B. (2003). Panik und Agoraphobie. Wien: Springer.
- Beschreibung und Therapie von Zwangsströungen: Oelkers, C., Hautzinger, M. & Bleibl, M. (2007). Zwangsstörungen. Weinheim: Beltz PVU.
- Beschreibung und Therapie dissoziativer Störungen: Fiedler, P. (2001). Dissoziative Störungen und Konversion. Weinheim: Beltz PVU.
- Beschreibung und Therapie somatoformer Störungen: Rief, W. & Freyberger, H. J. (2006). Somatoforme Störungen. In H. Förstl, M. Hautzinger & G. Roth (Hrsg.), Neurobiologie psychischer Störungen (S. 737–754). Heidelberg: Springer.

9 Essstörungen

Was Sie in diesem Kapitel erwartet

In unserer Gesellschaft scheint der primäre Zweck der Nahrungsaufnahme – die Lebenserhaltung – in den Hintergrund getreten zu sein. Einerseits wird Essen als Genussmittel gesehen. Menschen essen nicht mehr, um satt zu werden, sondern weil es schmeckt. Andererseits bringt das vorherrschende Schlankheitsideal viele Frauen, aber auch Männer dazu, zu versuchen, ihre Nahrungsaufnahme einzuschränken. Aus diesem und anderen Gründen kommt es zu Essstörungen. Aus Angst vor dem Dicksein kann sich eine Magersucht entwickeln, bei der die Betroffenen stark an Gewicht abnehmen. Bei der Bulimia nervosa wird einer gefürchteten Gewichtszunahme durch ungesunde Maßnahmen entgegengesteuert. Andererseits leiden v. a. in der westlichen Gesellschaft zunehmend Menschen an Adipositas, d. h. krankhaftem Übergewicht. Dieses Kapitel befasst sich mit dem Erscheinungsbild, der Ätiologie und der Therapie von Anorexia nervosa und Bulimia nervosa. Adipositas ist keine Essstörung (im Sinne des ICD-10 nicht unter psychischen Störungen geführt). Andere Essstörungen (wie z. B. Binge Eating) werden zwar diskutiert, gelten aber noch nicht als offizielle Diagnose.

9.1 Erscheinungsbild und Epidemiologie der Essstörungen

Die Anorexia nervosa, weithin als Magersucht bekannt, kann lebensbedrohliche Ausmaße annehmen. Verglichen mit der Allgemeinbevölkerung ist die Mortalität von Magersüchtigen um das Zehnfache erhöht. Bei der Bulimia nervosa, oder kurz Bulimie, liegt die Mortalität zwar wesentlich niedriger, doch auch sie kann zu körperlichen Schädigungen führen.

9.1.1 Anorexia nervosa

Der Begriff „Anorexia" steht für Appetitverlust, und „nervosa" bedeutet, dass er psychische Ursachen hat. Allerdings ist es nicht so, dass Magersüchtige ihren Appetit verlieren. Sie beschäftigen sich viel mit Essen, hungern aber aus Angst, zu dick zu werden.

Übersicht

Kriterien der Anorexia nervosa (F 50.0)

- **A.** Gewichtsverlust (bzw. fehlende Gewichtszunahme bei Kindern), so dass das Körpergewicht mindestens 15 % unter dem normalen bzw. nach Alter und Größe zu erwartenden Gewicht liegt.
- **B.** Dieser Gewichtsverlust ist durch Meidung fett machender Speisen selbst herbeigeführt.
- **C.** Die Betroffenen nehmen sich selbst trotzdem als zu dick wahr, d. h., sie haben ein gestörtes Körperbild, und haben große Angst vor Gewichtszunahme.
- **D.** Bei Frauen kommt es zur Amenorrhöe und bei Männern zu Potenzschwierigkeiten und zum Verlust des sexuellen Interesses.
- **E.** Die Kriterien A und B einer Bulimia nervosa (s. 9.1.2) werden nicht erfüllt.

Um den Gewichtsverlust herbeizuführen und aufrechtzuerhalten, können die Betroffenen außer Hungern weitere Methoden einsetzen. Dazu gehören selbstinduziertes Erbrechen, die Einnahme von Appetitzüglern, Abführ- oder harntreibenden Mitteln oder übertriebene sportliche Aktivitäten. Bei Beginn der Erkrankung schon vor der Pubertät kommt es zu einer Verzögerung der körperlichen Entwicklung. Auch bei Erwachsenen kann die mit der Magersucht verbundene Mangel- und Fehlernährung zahlreiche körperliche Folgen haben:

- Senkung von Blutdruck und Puls; Blutarmut
- Nieren- und Magen-Darm-Probleme
- Knochenschwund
- Austrocknung der Haut
- Veränderungen des Hormonhaushalts
- Haarausfall
- Störungen des Elektrolythaushalts, was zu Müdigkeit, Schwäche, Herzrhythmusstörungen und zum plötzlichen Tod führen kann
- Abnahme der Hirngröße
- Auffälligkeiten im EEG.

Epidemiologie und Verlauf. Die Lebenszeitprävalenz der Anorexia nervosa wird auf etwas weniger als 1 % geschätzt, wobei Frauen zehnmal so häufig betroffen sind wie Männer. Der Beginn liegt meistens im Jugendalter und steht im Zusammenhang mit Diäten oder belastenden Lebensereignissen. Komorbid leiden die Betroffenen oft an Depressionen, ferner an Angst- und Zwangsstörungen, Alkoholismus oder verschiedenen Persönlichkeitsstörungen. Auch sexuelle Funktionsstörungen sind häufig. Zwar kommt es bei etwa 70 % der Magersüchtigen nach einigen Jahren zur Genesung, aber bis es so weit ist, sind Rückfälle die Regel. Die Letalität der Anorexia nervosa liegt bei ca. 5 %, wobei in den meisten Fällen körperliche Komplikationen zum Tode führen. Suizidale Handlungen stellen ein zusätzliches Problem dar.

Fallbeispiel

Katharina war 15 Jahre alt, als sie beschloss, abzunehmen. Sie war in der Schule sehr gut, war jedoch mit sich selbst nie zufrieden. Sie wollte perfekte Leistungen erbringen, und es störte sie, wenn sie Fehler machte oder wenn ein anderer Schüler mehr gelobt wurde als sie. In der Schule galt sie als Streberin und fühlte sich deshalb als Außenseiterin. Zudem war sie unglücklich in einen Mitschüler verliebt, der sie kaum zu bemerken schien. Sie dachte, wenn sie eine bessere Figur hätte, würde sich das vielleicht ändern. Da sie einen eisernen Willen hatte, schaffte sie es, in wenigen Monaten durch Hungern und Sport fast 20 Kilo abzunehmen. Obwohl Außenstehende ihr sagten, wie dünn sie geworden sei, fühlte sie sich immer noch dick und unattraktiv. Ihre Freunde begannen, sich Sorgen zu machen; doch sie konnten sie nicht dazu bewegen, mehr zu essen. Katharina hungerte weiter, bis sie eines Tages in der Schule zusammenbrach.

9.1.2 Bulimia nervosa

Der Begriff „Bulimia" steht für Heißhunger. Die Bulimie bzw. Ess-Brech-Sucht ist gekennzeichnet durch Heißhungeranfälle, bei denen die Betroffenen übermäßig viel essen und im Anschluss Ausgleichsmaßnahmen ergreifen, um nicht zuzunehmen.

Übersicht

Kriterien der Bulimia nervosa (F 50.2)

A. Über einen Zeitraum von drei Monaten kommt es mindestens zweimal in der Woche zu Fressanfällen, bei denen die Betroffenen übermäßige Nahrungsmengen in sehr kurzer Zeit zu sich nehmen.

B. Anhaltende Beschäftigung mit Essen, unwiderstehliche Gier zu essen.

C. Die Betroffenen versuchen, einer Gewichtszunahme durch mindestens eine der folgenden Methoden entgegenzusteuern:

1. selbstinduziertes Erbrechen
2. Missbrauch von Abführmitteln
3. Hungern
4. Gebrauch von Appetitzüglern, Schilddrüsenpräparaten oder harntreibenden Mitteln.

D. Die Betroffenen nehmen sich selbst als zu dick wahr, d. h., sie haben ein gestörtes Körperbild, und haben große Angst vor Gewichtszunahme.

Obwohl auch Bulimiker untergewichtig sein können, sieht man es ihnen bei weitem nicht so an wie Magersüchtigen. Fressanfälle werden durch Stress oder negative Emotionen ausgelöst. Sie finden wie die gegensteuernden Maßnahmen im Verborgenen statt. Bei einem Anfall verlieren die Betroffenen die Kontrolle über ihr Essverhalten. Sie können erst aufhören, wenn sie sich unangenehm voll fühlen. Danach führen Ekel und Angst vor einer Gewichtszunahme zu Maßnahmen, um die Nahrungsaufnahme rückgängig zu machen. Am häufigsten ist selbst herbeigeführtes Erbrechen. Es scheint, dass sowohl Anorektiker als auch Bulimiker, die häufig erbrechen, mehr psychische Probleme haben, als solche, die andere Maßnahmen zur Vermeidung von Gewichtszunahme ergreifen.

Auch die Bulimia nervosa kann von diversen körperlichen Nebenwirkungen begleitet sein. Durch Abführmittel kommt es zu Durchfall und infolgedessen zu Veränderungen des Elektrolythaushalts und zu Herzrhythmusstörungen. Häufiges Erbrechen hat verschiedene Folgen:

- Kaliummangel
- Gewebeverletzungen von Rachen und Magen
- Zahnschmelzverlust, da die Magensäure die Zähne angreift
- Anschwellung der Speicheldrüsen
- körperliche Schwäche.

Epidemiologie und Verlauf. Die Prävalenz der Bulimia nervosa wird auf 1–3 % geschätzt. In ca. 90 % der Fälle handelt es sich um Frauen. Der Beginn der Fressanfälle steht oft im Zusammenhang mit einer Diät. Die Störung setzt meistens im späten Jugend- oder frühen Erwachsenenalter ein. Auch hier liegt der Anteil der Patienten, die genesen, bei etwa 70 %. Etwa 10 % der Betroffenen leiden chronisch an der Störung (Keel et al., 1999). Komorbid leiden sie häufig an Depressionen, Persönlichkeitsstörungen, insbesondere Borderline, Angststörungen, Substanzmissbrauch und Verhaltenskontrollstörungen. Auch Suizidalität ist ein häufiges Problem.

Fallbeispiel

Frau F., derzeit 29 Jahre alt, ist seit fünf Jahren verheiratet. Sie hat sich auf das Drängen ihres Mannes in Therapie begeben. Er hat mehrmals beobachtet, wie sie nach dem Essen heimlich erbricht. In der Therapie stellt sich heraus, dass Frau F. große Angst davor hat, ihr Mann werde sie verlassen, wenn sie zunehme. Nach der Schwangerschaft habe sie einige Kilo mehr gewogen, und ihr Mann habe sie kaum noch angefasst. (Ihr Mann berichtet später, er habe in dieser Zeit viel Stress in der Arbeit gehabt.) Deshalb habe sie vor zwei Jahren ▶

angefangen, sich nach dem Essen heimlich zu übergeben. Dies habe ihr ermöglicht, zu essen, was sie wolle, ohne auf die Mengen zu achten. Mit der Zeit habe sie immer öfter Fressanfälle gehabt. Vor allem, wenn es Streit in der Ehe gegeben habe, habe sie sich überfressen. Dies helfe ihr, sich etwas besser zu fühlen, doch danach habe sie ein furchtbar schlechtes Gewissen. Um nicht zuzunehmen, müsse sie sich danach immer übergeben.

Störungsspezifische Diagnostik bei Essstörungen

Ein Fragebogen zur Erfassung verschiedener Problembereiche bei Essstörungen ist das Essstörungs-Inventar (EDI, von engl. Eating Disorder Inventory) von Garner et al. (1983). Auf einige dieser Problembereiche wird später noch eingegangen. Die Items werden auf einer sechsstufigen Skala von „immer" bis „nie" beantwortet. Im Folgenden sind einige Beispiele aufgeführt:

- Streben nach Schlankheit: „Ich wünsche mir die ganze Zeit, ich wäre dünner."
- Bulimie: „Ich hatte schon Fressanfälle, bei denen ich glaubte, nicht mehr aufhören zu können."
- Unzufriedenheit mit der eigenen Figur: „Ich finde meine Hüften zu dick."
- Unfähigkeit: „Ich habe eine schlechte Meinung von mir."
- Perfektionismus: „In meiner Familie sind nur die besten Leistungen gut genug."
- Misstrauen anderen gegenüber: „Es fällt mir schwer, anderen gegenüber meine Gefühle auszudrücken."
- Interozeptives Bewusstsein: „Ich kann nicht unterscheiden, ob ich Hunger habe oder nicht."
- Angst vor dem Erwachsenwerden: „Ich glaube, Menschen sind als Kinder am glücklichsten."

Viele Menschen haben Symptome von Essstörungen, wie Fressanfälle, selbstinduziertes Erbrechen und Angst vor Gewichtszunahme, die die Kriterien einer Magersucht oder Bulimie nicht voll erfüllen. Dennoch sind die Betroffenen in ihrem Essverhalten und oft auch in anderen Lebensbereichen deutlich gestört und sollten behandelt werden. Die Übergänge von der Diagnose Anorexia nervosa zur Bulimia nervosa sind fließend.

9.2 Ätiologie der Essstörungen

Bei Essstörungen ist von einer multifaktoriellen Verursachung auszugehen. Es wird vermutet, dass Anorexia und Bulimia nervosa zwei Varianten einer zugrundeliegenden Störung sind, so dass Erklärungsansätze sich oft auf beide Störungsbilder beziehen. Die vielfältigen Zusammenhänge und Entwicklungsbedingungen sind in Abbildung 9.1 (nach Jacobi et al., 2004) dargestellt und sollen im Folgenden näher ausgeführt werden.

9.2.1 Biologische Erklärungsansätze

Aus Familien- und Zwillingsstudien gibt es Hinweise auf genetische Faktoren bei Anorexia und Bulimia nervosa. Merkmale wie die Unzufriedenheit mit dem eigenen Körper können vererbt werden.

Bei beiden Essstörungen scheinen körpereigene Opioide eine Rolle zu spielen. Diese Substanzen vermindern Schmerzen, heben die Stimmung und werden in Hungerphasen freigesetzt, um den Appetit zu hemmen. Beim Hungern und auch bei übermäßiger sportlicher Betätigung können körpereigene Opioide also einen euphorischen Zustand auslösen, der auf das ungünstige Ver-

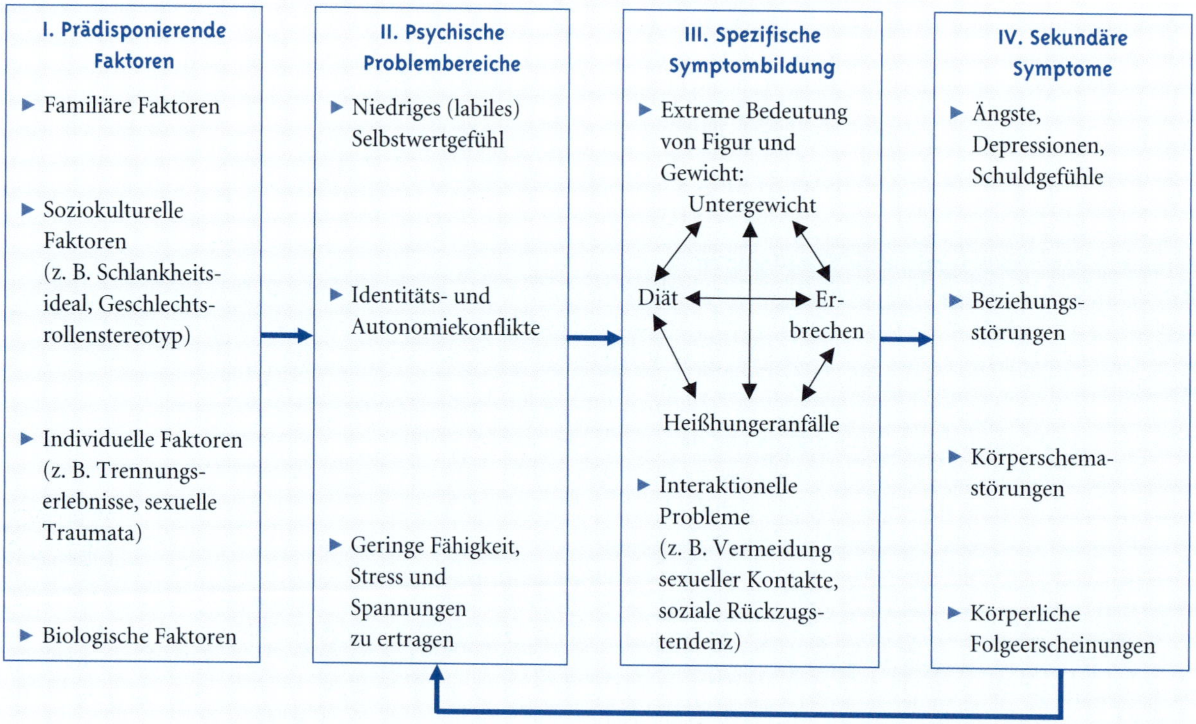

Abbildung 9.1 Ätiologische Zusammenhänge bei der Entwicklung von Essstörungen

halten verstärkend wirkt. Bulimiker scheinen niedrige Opioidwerte zu haben, was vermutlich Heißhunger fördert. In Heißhungerphasen, die zu Fressanfällen führen, werden dann vermehrt Opioide freigesetzt, die wiederum die Fressanfälle verstärken (Hardy & Waller, 1988).
Auch Serotonin ist von Bedeutung, da es u. a. an der Regulation von Hunger und Sättigung beteiligt ist. Bulimiker weisen einen niedrigen Serotoninspiegel auf. Dies könnte bei Bulimikern dazu führen, dass sie bei Essen keine Sättigung verspüren und deshalb nicht damit aufhören. Antidepressiva, die den Serotoninspiegel erhöhen, sind in der Behandlung der Bulimie wirksam. Serotonin steht vermutlich außerdem im Zusammenhang mit dem impulsivem Verhalten und häufigen Depressionen bei Bulimikern.
Sowohl bei Anorexie als auch bei Bulimie besteht eine hohe Komorbidität mit Depression. Neben einem niedrigen Serotoninspiegel vermutet man eine genetische Diathese als Mitursache. Dafür spricht z. B. ein erhöhtes Depressionsrisiko bei Verwandten von Anorektikern.

9.2.2 Soziokulturelle Erklärungsansätze

Ein Faktor, der insbesondere bei Frauen zur Unzufriedenheit mit dem eigenen Körper führt, ist die in unserer Gesellschaft vorherrschende Schönheitsnorm. Die Idealfigur der Frau wurde in den letzten 50 Jahren immer dünner. Obwohl inzwischen Forderungen nach einem Mindestgewicht von weiblichen Models laut werden, sieht man in den Medien und auf den Laufstegen Frauen, die die Grenze zum Untergewicht deutlich unterschreiten. Normalgewichtige Frauen und Mädchen, die sich solche Medien- und Modeidole zum Vorbild nehmen, können durch den Versuch abzunehmen ein gestörtes Essverhalten entwickeln.

!

Das Schlankheitsideal der westlichen Industrienationen bewirkt bei vielen (häufig normalgewichtigen!) Frauen, aber auch Männern, dass sie sich zu dick fühlen.

Trotz des Schlankheitswahns sind in den Industrienationen über ein Drittel der Kinder und Erwachsenen übergewichtig. Dies wird auf übermäßige Nahrungsaufnahme und einen bewegungsarmen Lebensstil zurückgeführt. Die Betroffenen haben mit vielen Vorurteilen, wie z. B. Faulheit und geringer Selbstbeherrschung, zu kämpfen. Sie, aber auch Normalgewichtige, bieten ein Angriffsfeld für Werbung mit Diäten, fragwürdigen Schlankheitstabletten und nicht zuletzt schönheitschirurgischen Eingriffen, wie z. B. Fettabsaugung. Durch die negative Einstellung unserer Gesellschaft gegenüber Fett bzw. Übergewicht hat sich die Inzidenz der Essstörungen in den letzten Jahrzehnten erhöht. Einige Forscher sind der Meinung, in nicht industrialisierten Kulturen sei die Prävalenz von Essstörungen aufgrund anderer Schönheitsideale geringer. Kulturvergleichende epidemiologische Studien hierzu mit ähnlichen Diagnosekriterien stehen jedoch noch aus.

Exkurs

Risikofaktor weibliches Geschlecht?

Es stellt sich die Frage, warum Frauen von Essstörungen weit häufiger betroffen sind als Männer. Anscheinend lassen sie sich durch Schönheitsideale weit stärker beeinflussen als Männer: Während diese in der Gesellschaft nach ihren Leistungen beurteilt werden, werden Frauen traditionell eher nach ihrem Erscheinungsbild bewertet. Daher hängt auch ihr Selbstwert stärker davon ab, wie attraktiv sie sich fühlen. Durch Diäten und andere Versuche, schlank zu werden oder zu bleiben, entwickeln dann einige Frauen ein gestörtes Essverhalten. Unter denjenigen, die für den beruflichen Erfolg schlank sein müssen, z. B. Models und Turnerinnen, sind Essstörungen besonders häufig.

9.2.3 Psychodynamische Erklärungsansätze

Die Hauptursache der Essstörungen liegt nach psychodynamischer Auffassung in einer gestörten Eltern-Kind-Beziehung: Infolgedessen entwickeln die Betroffenen Eigenschaften wie ein geringes Selbstwertgefühl und Perfektionismus. Die Symptome der Essstörung (z. B. Hungern oder Erbrechen) dienen dazu, ein Gefühl von Kontrolle herzustellen.

Eine Vertreterin des psychodynamischen Ansatzes, Hilde Bruch, befasste sich besonders mit Anorexie. Sie sieht die Störung als einen Versuch, Gefühle von Hilflosigkeit und Unfähigkeit abzuwehren (Bruch, 1980). Diese Gefühle rühren daher, dass die Eltern die Wünsche und Bedürfnisse der Kinder in der Erziehung nicht berücksichtigen, sondern ihnen ihre Wünsche und Auffassungen aufdrängen. Dadurch entwickeln die Kinder kein Selbstvertrauen und lernen nicht, ihre inneren Zustände richtig wahrzunehmen. Im Prozess des Erwachsenwerdens wird das Hungern zu einem Mittel, ein Gefühl der Kontrolle zu erwerben.

Belege für den Einfluss der Familie

Wenn Patienten über ihre Familie befragt werden, berichten sie über große Konflikte. Die Eltern hingegen geben weniger Probleme an. Familienmerkmale, die jedoch von Eltern der Patienten berichtet werden, sind wenig Unterstützung und starke Isolierung (Humphrey, 1986). Unklar bleibt, ob es sich bei familiären Problemen um Ursachen oder Folgen der Essstörung handelt.

Vermutlich ist beides möglich. In einer Studie, in der die Interaktionen von Eltern und Kindern direkt beobachtet wurden, zeigten sich geringe Kommunikationsfertigkeiten bei den Eltern der essgestörten Kinder (van den Broucke et al., 1995). In ihrer Metaanalyse zu Expressed Emotions und Rückfällen analysierten Butzlaff und Hooley (1998) auch drei Studien über Essstörungen. Dabei zeigte sich, dass hohe Expressed Emotions in der Familie (vgl. 6.2.4) die Rückfallwahrscheinlichkeit bei Essstörungen erhöhen.

9.2.4 Die Rolle der Persönlichkeit

Nicht nur Psychodynamiker sind der Auffassung, bestimmte Persönlichkeitseigenschaften spielten in der Entstehung von Essstörungen eine Rolle. Bei der Untersuchung dieser Eigenschaften sollte jedoch im Hinterkopf behalten werden, dass Unterernährung selbst zu Veränderungen von Verhalten und Persönlichkeit führt.

In verschiedenen Studien, die sowohl auf retrospektiven Einschätzungen als auch auf den Antworten in Persönlichkeitsfragebögen beruhen, zeigten sich auffällige Persönlichkeitsmuster bei Patienten mit Essstörungen: Ihnen zufolge sind Anorektiker perfektionistisch, schüchtern, isoliert, emotional labil und ängstlich und haben ein niedriges Selbstwertgefühl; Bulimiker sind ebenfalls emotional labil und ängstlich und haben ein geringes Selbstwertgefühl, zudem finden sich bei ihnen schwerwiegende psychische Störungen und eine höhere Impulsivität. Als eindeutige Prädiktoren für die Entwicklung von Essstörungen haben sich bisher die Neigung zu negativen Emotionen und ein geringes interozeptives Bewusstsein (Fähigkeit, unterschiedliche Zustände des eigenen Körpers wahrzunehmen) erwiesen (Leon et al., 1995).

Das negative Selbstkonzept, das bei vielen Patienten mit Essstörungen vorliegt, könnte auch ein mitverursachender Faktor für die häufig komorbid auftretenden Depressionen sein. Allerdings konnte in prospektiven Studien bislang nicht nachgewiesen werden, dass ein negatives Selbstwertgefühl die Entwicklung einer Essstörung vorhersagt.

9.2.5 Kognitiv-verhaltenstheoretische Erklärungsansätze

Kognitiv-verhaltenstheoretische Modelle befassen sich außer mit auslösenden Bedingungen, wie Angst vor Gewichtszunahme und einer gestörter Körperwahrnehmung, verstärkt mit Faktoren, die zur Aufrechterhaltung gestörten Essverhaltens beitragen.

Erklärung der Anorexia nervosa

Nach kognitiv-verhaltenstheoretischer Auffassung werden Maßnahmen, die zu Gewichtsverlust führen, durch den Wegfall der Angst vor Gewichtszunahme negativ verstärkt. Dazu kommt ein Gefühl der Kontrolle, welches das Verhaltensmuster positiv verstärkt. Die Angst vor Gewichtszunahme, die gestörte Körperwahrnehmung und die Unzufriedenheit mit dem eigenen Körper sind vermutlich durch die beschriebenen soziokulturellen und Persönlichkeitsvariablen bedingt. Bei Anorektikern scheint das Selbstbild besonders an das Aussehen gekoppelt zu sein. Auch Kritik durch Gleichaltrige und Eltern kann zu Unzufriedenheit mit dem eigenen Körper führen.

Erklärung der Bulimia nervosa

Bulimiker geraten in eine Art Teufelskreis: Ihr geringes Selbstwertgefühl bringt sie dazu, strenge Diäten zu machen, um sich besser zu fühlen. Diese halten sie jedoch nicht durch, und es kommt zu Fressanfällen. Aus Ekel und Angst vor Gewichtszunahme ergreifen sie dann gegensteuernde Maßnahmen wie Erbrechen, die durch den Wegfall der Angst negativ verstärkt werden. Die Fressanfälle führen aber wiederum zu einer verringerten Selbstachtung, die den Teufelskreis erneut in Gang setzt. Außerdem sind negative Gefühle (Angst, Ärger, Frustration), die z. B. in Stresssituationen auftreten, besonders an der Auslösung von Fressanfällen beteiligt. Anscheinend dient das Essen zur Regulierung dieser negativen Emotionen. Jedoch versagen interne Sättigungssignale bei den Betroffenen, so dass sie mit dem Essen nicht aufhören können (Westenhöfer & Pudel, 1989).

!

Biologische, soziokulturelle, familiäre und Persönlichkeitsfaktoren können für die Entwicklung einer Essstörung prädisponieren. An der Auslösung sind häufig Diäten beteiligt. Durch verschiedene Verstärkungsmechanismen werden gestörte Essmuster aufrechterhalten. In der Folge kann es zu weiteren Problemen, wie körperlichen Beeinträchtigungen, familiären Problemen und Depressionen kommen.

9.3 Therapie der Essstörungen

Die meisten Essgestörten leugnen ihre Probleme und begeben sich gar nicht oder erst nach Jahren in Therapie. Medikamentös lässt sich bisher nur die Bulimie behandeln: Durch Antidepressiva lassen sich neben Depressionen auch Fressanfälle und Entleerungsmaßnahmen verringern. Jedoch ist die Abbruchrate wegen der Nebenwirkungen erhöht, und beim Absetzen kommt es in der Regel zu Rückfällen. Wegen der medizinischen Komplikationen bei Anorexia nervosa sind in manchen Fällen Krankenhausaufenthalte unumgänglich, um das Leben der Betroffenen zu retten.

9.3.1 Psychologische Behandlung der Anorexia nervosa

Der erste Schritt in der Behandlung der Anorexie ist die Unterstützung der Patienten bei der Gewichtszunahme, um körperliche Komplikationen zu verhindern. Durch den Einsatz von Verstärkern können sie für Gewichtszunahmen belohnt werden. In Extremfällen müssen die Patienten künstlich ernährt werden. Im zweiten Schritt geht es um die Beibehaltung des erreichten Gewichts.

Als wichtigste psychologische Behandlungsform der jugendlichen Anorexia nervosa gilt die Familientherapie. In Familientherapien wird die Essstörung als zwischenmenschliches Problem definiert: Der Betroffene wird als „Indexpatient“ bezeichnet, da seine Symptome die Störungen des Familiensystems anzeigen. So wird die Anorexie als Mittel gesehen, die Aufmerksamkeit von familiären Konflikten abzulenken. In der Therapie sollen diese Konflikte zur Sprache gebracht und gelöst werden; und es soll verhindert werden, dass die Eltern die Essstörung länger nutzen, um eigentliche Konflikte zu vermeiden. Zudem werden die Eltern dazu gebracht, gemeinsam daran zu arbeiten, das Kind zum Essen zu überreden.

9.3.2 Psychologische Behandlung der Bulimia nervosa

In der Behandlung der Bulimia nervosa gilt die kognitive Verhaltenstherapie als Mittel der Wahl. Mit kognitiven Strategien wird versucht, die dysfunktionalen Überzeugungen der Patienten zu ändern (dies kann in vielen Fällen auf die Anorexie übertragen werden):

- Sie werden dazu angehalten, das übertriebene Schlankheitsideal in Frage zu stellen.
- Ihnen wird vermittelt, dass ein Normalgewicht auch ohne strenge Diäten erreicht bzw. erhalten werden kann.
- Sie lernen, dass durch eine zu strenge Restriktion der Nahrungsaufnahme (Diät) Fressanfälle ausgelöst werden.
- Es wird ihnen vermittelt, dass es keine Katastrophe ist, mal etwas Kalorienreiches zu essen.
- Sie sollen lernen, dass sie auch etwas wert sind, wenn sie nicht so dünn sind wie die Idealfrauen in den Medien.

Weitere Behandlungsziele sind, mehr Selbstsicherheit zu erlangen, sich eine geregelte Nahrungsaufnahme anzueignen und anders mit Belastungen umzugehen. Ein wichtiges Erfolgselement scheint die Konfrontation mit Reaktionsverhinderung (vgl. 8.3.3) zu sein: Die Patienten essen ein „verbotenes" Nahrungsmittel und nehmen dann keine Entleerungsmaßnahmen vor. Durch Entspannung bekämpfen sie den Drang, das Gegessene wieder loszuwerden.
Als wirksam in der Behandlung der Bulimie hat sich auch die Interpersonale Psychotherapie erwiesen als eine Individualtherapie, in der es v. a. um die Verbesserung zwischenmenschlicher Beziehungen, nicht nur in der Familie, geht.

! Da Essstörungen häufig mit komplexen psychosozialen Problemen einhergehen, lassen sie sich nur schwer erfolgreich behandeln.

Zusammenfassung

Die Anorexia nervosa ist gekennzeichnet durch selbst herbeigeführtes Untergewicht, verbunden mit einer gestörten Körperwahrnehmung und der Angst vor Gewichtszunahme. Sie kann zahlreiche, u. U. lebensgefährliche körperliche Folgen, z. B. auf das Herz-Kreislauf-System, das Gehirn, die Verdauung und den Stoffwechsel haben. Bei der Bulimia nervosa haben die Betroffenen wiederholt Fressanfälle und ergreifen gegensteuernde Maßnahmen, um nicht zuzunehmen. Auch hier können gravierende körperliche Folgeschäden auftreten. Bei beiden Störungen finden sich häufig komorbid Depressionen, Angststörungen, Substanzmissbrauch, Persönlichkeitsstörungen und Suizidalität. Essstörungen werden multifaktoriell verursacht:

- Biologisch spielen genetische Faktoren, körpereigene Opioide und Serotoninmangel eine Rolle.
- Das in unserer Kultur vorherrschende Schlankheitsideal bewirkt insbesondere bei Frauen, dass sie mit ihrem Köper nicht zufrieden sind.
- Bei vielen Essstörungspatienten finden sich familiäre Probleme.
- Die Patienten haben ein niedriges Selbstwertgefühl, neigen zu negativen Emotionen und haben ein gering ausgeprägtes interozeptives Bewusstsein.
- Durch Verstärkung wird gestörtes Essverhalten aufrechterhalten.

Die Behandlung von Essstörungen gestaltet sich aufgrund der komplexen psychosozialen Probleme der Patienten schwierig. Bei Anorexia nervosa ist das erste Behandlungsziel eine Erhöhung des Gewichts. Zur Stabilisierung von Verbesserungen sind Familientherapien, in denen familiäre Konflikte gelöst werden, am wirksamsten. Bei Bulimia nervosa ist die kognitive Verhaltenstherapie das Mittel der Wahl. Sie beinhaltet eine Veränderung dysfunktionaler Kognitionen und die Exposition mit Reaktionsverhinderung.

Übungsaufgaben

- Beschreiben Sie die Hauptmerkmale der Anorexia und Bulimia nervosa.
- Welche Faktoren bedingen die Entstehung von Essstörungen?
- Wie lassen sich Anorexia und Bulimia nervosa behandeln?

Weiterführende Literatur

- Beschreibung und Entstehung von Essstörungen: Jacobi, C., Paul, T. & Thiel, A. (2004). Essstörungen. Göttingen: Hogrefe.
- Behandlung von Essstörungen: Jacobi, C., Thiel, A. & Paul, T. (2000). Kognitive Verhaltenstherapie bei Anorexia und Bulimia nervosa. Weinheim: Beltz PVU.

10 Sexuelle Störungen

Was Sie in diesem Kapitel erwartet

Sexualität ist ein wichtiger Bereich im Leben der Menschen. In unserer heutigen Gesellschaft dient sie längst nicht mehr nur zur Fortpflanzung, sondern v. a. auch zum privaten Vergnügen und zum Lustgewinn. Jedoch leiden viele Menschen gelegentlich oder manchmal auch chronisch an funktionellen Störungen ihres normalen Sexualverhaltens. Diese sexuellen Funktionsstörungen, ihre Ursachen und Behandlungsmöglichkeiten sind das Hauptthema dieses Kapitels. Zudem bietet es einen kurzen Einblick in weitere Störungen im Zusammenhang mit Sexualität: Menschen mit Störungen der Geschlechtsidentität fühlen sich dem anderen Geschlecht zugehörig. Bei Störungen der Sexualpräferenz werden die Betroffenen durch ungewöhnliche Aktivitäten oder Objekte sexuell erregt. Abschließend wird das Thema Vergewaltigung und seine Folgen kurz dargestellt.

10.1 Sexuelle Funktionsstörungen

Viele Menschen erleben zeitweilig sexuelle Probleme, die ihre Lust an Sexualität beeinträchtigen. Solche Probleme werden als Störungen des normalen sexuellen Reaktionszyklus gesehen. Wenn organische Gründe ausgeschlossen sind, kann man von einer psychischen Verursachung ausgehen. In der Folge sexueller Funktionsstörungen kommt es oft zu Problemen in der Partnerschaft. Andererseits können Partnerschaftsprobleme auch zur Entwicklung solcher Störungen beitragen.

Übersicht

Der sexuelle Reaktionszyklus des Menschen

Basierend auf den Ergebnissen der Sexualforscher William H. Masters und Virginia Johnson (1966) sowie Helen S. Kaplan (1974) werden im normalen sexuellen Reaktionszyklus des Menschen vier Phasen unterschieden:

1. **Appetenzphase:** Zunächst besteht der Wunsch nach bzw. das Interesse an sexueller Aktivität.
2. **Erregungsphase:** Es kommt zu einem Gefühl der sexuellen Lust und zu entsprechenden körperlichen Veränderungen. Der Mann bekommt eine Erektion; bei der Frau steigt die Lubrikation der Vagina, und die Brüste vergrößern sich.
3. **Orgasmusphase:** Die sexuelle Lust erreicht in Form eines Orgasmus ihren Höhepunkt. Männer haben in der Regel eine Ejakulation, und bei Frauen kontrahiert das äußere Drittel der Vagina.
4. **Entspannungsphase:** Nach dem Orgasmus fühlt man sich wohl und entspannt. Männer sind einige Zeit nicht in der Lage zu erneuter sexueller Erregung. Frauen hingegen können unmittelbar danach wieder erregt werden, so dass multiple Orgasmen möglich sind.

10.1.1 Erscheinungsbild und Epidemiologie sexueller Funktionsstörungen

In den Phasen des sexuellen Reaktionszyklus kann es zu verschiedenartigen Störungen kommen. Nicht alle sexuellen Probleme sind behandlungsbedürftig. Häufig vergehen sie schnell wieder.

Damit die Diagnose einer nichtorganischen sexuellen Funktionsstörung (F 52) nach ICD-10 gerechtfertigt ist, müssen vier allgemeine Kriterien erfüllt sein:

1. Die Betroffenen sind nicht fähig, eine sexuelle Beziehung so auszuleben, wie sie möchten.
2. Die Störung tritt häufig auf; sie kann aber auch manchmal fehlen.
3. Die Störung besteht seit mindestens sechs Monaten.
4. Die Störung lässt sich nicht auf eine andere psychische Störung, eine körperliche Störung oder auf Medikamente zurückführen.

Appetenzstörungen

Mangel oder Verlust von sexuellem Verlangen. Was die Appetenzphase angeht, leiden viele Menschen an einem Mangel oder Verlust von sexuellem Verlangen (F 52.0). Das kann sich darin äußern, dass die Betroffenen weniger an Sex denken und ein verringertes Interesse an sexueller Aktivität mit dem Partner oder an Masturbation haben. Häufig leiden die Betroffenen auch an Orgasmusstörungen. Beim Mangel an sexuellem Verlangen stellt sich die Frage, wie häufig jemand sexuell interessiert sein soll. Meistens ist es der Partner, der mit dem sexuellen Interesse des Betroffenen nicht zufrieden ist und ihn dazu veranlasst, einen Therapeuten aufzusuchen.

Sexuelle Aversion. Eine extremere Form von Appetenzstörung stellt die sexuelle Aversion (F 52.10) dar. Hierbei vermeiden die Betroffenen sexuelle Aktivitäten, da diese bei ihnen Aversion oder gar Angst hervorrufen. Wenn es doch zum Geschlechtsverkehr kommt, ertragen sie ihn nur unter negativen Gefühlen und sind nicht fähig, sexuelle Befriedigung zu erleben. Die Aversion basiert nicht auf der Angst, im Bett zu versagen.

Erregungsstörungen

Versagen genitaler Reaktionen. In der Erregungsphase kann es zu einem Versagen genitaler Reaktionen (F 52.2) kommen. Beim Mann äußert sich dies in Erektionsstörungen, so dass der Geschlechtsverkehr nicht ausgeübt werden kann. Bei der Frau bleibt die vaginale Lubrikation aus, und die Schamlippen schwellen nicht genug an. Dadurch wird ein angenehmer Geschlechtsverkehr schwierig. Fast die Hälfte aller Menschen, die sich wegen sexueller Funktionsstörungen in Therapie begeben, klagen über Erregungsprobleme.

Orgasmusstörungen

Orgasmusstörung. Die Orgasmusstörung (F 52.3) kann sich auf verschiedene Arten äußern. Manche Menschen haben trotz sexueller Aktivitäten noch nie einen Orgasmus gehabt. Andere entwickeln nach einer Zeit normaler sexueller Reaktionen Probleme, zum Orgasmus zu kommen. Bei manchen beziehen sich diese Probleme auf alle Situationen und Partner; bei anderen kommt es in bestimmten Situationen oder bei bestimmten Partnern noch zum Orgasmus. Die Orgasmusstörung ist für Frauen der häufigste Grund im sexuellen Bereich, eine Therapie zu machen.

Ejaculatio praecox. Die vermutlich häufigste sexuelle Funktionsstörung bei Männern ist Ejaculatio praecox (F 52.4), der vorzeitige Samenerguss. Dieser tritt meistens kurz nach dem Eindringen in die Vagina, selten auch schon davor auf. Die Betroffenen haben wegen der vorzeitigen Ejakulation häufig Ängste bezüglich des Geschlechtsverkehrs.

Schmerzen beim Geschlechtsverkehr

Manche Menschen berichten über Schmerzen beim Geschlechtsverkehr. Es handelt sich dabei nicht um Orgasmusstörungen.

Vaginismus. Unter nichtorganischem Vaginismus (F 52.5) versteht man eine Verkrampfung der vaginalen Muskulatur, die das Eindringen des Penis unmöglich oder zumindest unangenehm macht und die organisch nicht erklärbar ist. Frauen mit Vaginismus können trotzdem sexuell erregt werden und ohne Penetration einen Orgasmus erleben. Viele der Betroffenen entwickeln Angst vor Geschlechtsverkehr.

Dyspareunie. Die nichtorganische Dyspareunie (F 52.6) ist gekennzeichnet durch wiederholte Schmerzen beim Geschlechtsverkehr, die durch körperliche Faktoren nicht erklärt werden können.

Epidemiologie sexueller Funktionsstörungen

Gelegentliche sexuelle Funktionsstörungen sind ziemlich häufig. In einer Befragung von über 3.000 Personen verschiedener Altersgruppen fanden Laumann et al. (1999) in den USA folgende Prävalenzen bezüglich der vergangenen 12 Monate:

- 13–17 % der Männer und 27–32 % der Frauen gaben ein mangelndes Interesse an Sex an.
- 11–13% der Männer berichteten von Schwierigkeiten, eine Erektion zu erreichen bzw. lange genug aufrechtzuerhalten.
- 18–27 % der Frauen gaben Schwierigkeiten mit der Lubrikation an.
- 7–9 % der Männer und 22–28 % der Frauen berichteten die Unfähigkeit, einen Orgasmus zu erleben.
- 28–32 % der Männer gaben einen vorzeitigen Samenerguss an.
- 6–8 % der Männer und 17–24 % der Frauen gaben an, Sex nicht als angenehm zu erleben.
- 8–15 % der Frauen gaben Schmerzen während des Geschlechtsverkehrs an.

In der Befragung lag die Prävalenz von Symptomen sexueller Funktionsstörungen bei Männern insgesamt bei 31 % und bei Frauen bei 43 %. Dyspareunie tritt bei Männern erheblich seltener auf als bei Frauen. Die Prävalenz von Vaginismus dürfte etwas geringer sein als die der Dyspareunie. Zwischen den verschiedenen sexuellen Funktionsstörungen bestehen hohe Komorbiditäten.

10.1.2 Ätiologie sexueller Funktionsstörungen

Es kann aus verschiedensten Ursachen zu sexuellen Funktionsstörungen kommen. In diesem Abschnitt werden zunächst Ursachen der einzelnen Störungen in den Phasen des sexuellen Reaktionszyklus dargestellt. Anschließend werden allgemeine Erklärungsansätze für sexuelle Funktionsstörungen vorgestellt.

Bei der Diagnostik nichtorganischer sexueller Funktionsstörungen sollte zunächst untersucht werden, ob diese durch körperliche oder psychische Störungen sowie durch Medikamente verursacht sein können. In Tabelle 10.1 sind solche möglichen verursachenden Faktoren für sexuelle Funktionsstörungen zusammengestellt. Da aber auch durch diese Faktoren bedingte sexuelle Funktionsstörungen behandlungsbedürftig sein können, beziehen sich die Darstellungen der Therapie nicht ausschließlich auf nichtorganische Störungen.

Tabelle 10.1 Psychische und körperliche Störungen sowie Medikamente, die sexuelle Funktionsstörungen verursachen können

Sexuelle Funktionsstörung	Mögliche Ursachen	
	Körperliche oder psychische Störungen	Medikamente
Appetenzstörungen	Depression wenig Testosteron bei Männern	Blutdruckmedikamente Tranquilizer Antidepressiva Antipsychotika
Erregungsstörungen bei Frauen	Diabetes Östrogenmangel	Blutdruckmedikamente Antidepressiva
Erektionsstörungen	Diabetes Nierenerkrankungen chronischer Alkoholismus Angst Depression chronischer Nikotinkonsum	Antipsychotika Antidepressiva Tranquilizer Blutdruckmedikamente
Orgasmusstörung bei Frauen	chronischer Alkoholismus	Antidepressiva
Orgasmusstörung bei Männern	Rückenmarksverletzungen	Tranquilizer Antidepressiva
Dyspareunie	Infektionen von Vagina, Blase oder Uterus bei Frauen bzw. der Eichel bei Männern Angst Depression	

Ursachen von Appetenzstörungen

Zu den psychischen Ursachen für verminderte sexuelle Appetenz gehören strikte religiöse Überzeugungen, Angst vor Kontrollverlust, Angst vor ungewollter Schwangerschaft oder vor sexuell übertragbaren Krankheiten und mangelnde Anziehung zum Partner. Eine häufige Ursache v. a. bei Frauen sind Beziehungsprobleme. Auch sexueller Missbrauch in der Vergangenheit kann zu Appetenzstörungen führen. Negative Emotionen wie Wut sowie ein hohes Maß an allgemeiner Stressbelastung vermindern ebenfalls die sexuelle Appetenz.

Ursachen von Erregungsstörungen

Einige Frauen kennen ihren Körper nicht gut genug, um zu wissen, wodurch sie erregt werden. Wenn sie dem Partner nicht mitteilen können, was ihnen gefällt, und sich vielleicht auch nicht trauen zu sagen, was ihnen nicht gefällt, ist mangelnde Erregung eine häufige Folge. Zudem können Versagensängste und das Gefühl, eher ein Zuschauer als ein Beteiligter zu sein, eine Rolle spielen. Auch Beziehungskonflikte und berufsbedingte Belastungen beeinträchtigen die sexuelle Erregung bei Frauen.

Erektionsschwierigkeiten, die gut erkennbare Form der Erregungsstörung beim Mann, haben häufig körperliche Ursachen, die in Verbindung mit psychischen Faktoren aufrechterhalten werden. Weitere Ursachen sind beruflicher und partnerschaftlicher Stress. Wenn einmal Erektionsprobleme auftreten, entwickeln viele Betroffene Versagensängste, die zu einer Einschränkung der normalen sexuellen Reaktionsfähigkeit führen.

Ursachen von Orgasmusstörungen

Bei Frauen wird vermutet, dass sie im Gegensatz zu Männern erst lernen müssen, wie sie zum Orgasmus kommen. Unter Frauen, die vor dem ersten Geschlechtsverkehr nicht masturbiert haben, finden sich gehäuft Orgasmusstörungen. Einige betroffene Frauen wissen nicht, wie sie erregt und befriedigt werden können. Während manche schon durch wenig Stimulation zum Höhepunkt kommen, brauchen andere länger. Manche Frauen haben Angst, die Kontrolle zu verlieren, und haben deshalb Hemmungen, sich beim Geschlechtsverkehr gehen zu lassen. Zudem beeinflusst auch die Qualität der Beziehung zum Partner die Orgasmusfähigkeit.

Orgasmusstörungen bei Männern können auf Angst beruhen, die Kontrolle zu verlieren oder ein Kind zu zeugen. Manchmal spielt Liebesverweigerung eine Rolle. Vermutlich haben Männer, die an Ejaculatio praecox leiden, einen besonders empfindlichen Penis. Zusätzlich zu Beziehungsproblemen kann es auch mit einer Sexualpartnerin, die sexuell vergleichsweise langsam reagiert, zu Missstimmungen darüber kommen, was die Problematik durch die Vermeidung von Sexualkontakt steigert und somit stabilisiert. Die Angst, zu früh zu ejakulieren, und das Vermeidungsverhalten tragen somit zur Aufrechterhaltung der sexuellen Funktionsstörung bei.

Ursachen von Vaginismus und Dyspareunie

Meistens haben genitale Schmerzen beim Geschlechtsverkehr eine körperliche Ursache. Bei Vaginismus können Beziehungsprobleme und Ängste (z. B. vor einer Schwangerschaft) im Spiel sein. Manche Frauen mit Vaginismus haben infolge sexuellen Missbrauchs in der Vergangenheit eine negative Einstellung zur Sexualität entwickelt. Durch die traumatischen und schmerzhaften Erfahrungen kann es schnell zu konditionierten Vermeidungs- und Verspannungsreaktionen im Vaginalbereich kommen. Dyspareunie steht im Zusammenhang mit Ängsten, Beziehungsproblemen und depressiver Symptomatik. Auch hier hält Vermeidungsverhalten die Symptomatik aufrecht.

Allgemeine Erklärungsansätze

Psychodynamische und verhaltenstheoretische Ansätze. Aus psychodynamischer Sicht sind sexuelle Funktionsstörungen Ausdruck verdrängter Konflikte. Ein wichtiger Konflikt könnte zwischen unterdrückter Wut und dem Bedürfnis nach sexueller Befriedigung bestehen. Die Wut könnte beispielsweise aus Feindseligkeit gegenüber dem anderen Geschlecht infolge vergangenen Missbrauchs entstanden sein. Verhaltenstheoretische Ansätze befassen sich außer mit Lernerfahrungen mittlerweile auch mit solchen psychodynamischen Prozessen. So können sexuelle Probleme einem verborgenen Zweck dienen. Sie können die Betroffenen von einem anderen Problem ablenken, das ihnen nicht lösbar erscheint. Auf diese Art erbringen die sexuellen Störungen, auf die die Aufmerksamkeit vordergründig gelenkt wird, einen sekundären Krankheitsgewinn. Darüber hinaus ist Sexualität ein spontaner, Kontrolle aufgebender und „egoistischer“ Prozess, der durch Selbstzweifel, Selbstunsicherheit und Kontrollbedürfnis, also kognitive Prozesse, blockiert bzw. beeinträchtigt wird.

Das Modell von Masters und Johnson. Ein einflussreiches umfassendes Modell zur Entstehung sexueller Funktionsstörungen stammt von Masters und Johnson (1973). Sie halten zwei gegenwärtige Probleme bei sexuellen Funktionsstörungen für zentral: Die Betroffenen leiden unter Leistungsängsten, d. h., sie machen sich übermäßig Sorgen um ihre sexuellen Fähigkeiten. Oder sie nehmen eine Zuschauerrolle ein, d. h., sie fühlen sich nicht als Teilnehmer, sondern eher als Zuschauer bei sexuellen Aktivitäten. Beides führt zu einer Einschränkung der normalen sexuellen Reaktionsfähigkeit.

Bei Menschen mit sexuellen Funktionsstörungen konnte durchgängig gezeigt werden, dass sie Leistungsängste haben. Es konnte jedoch nicht gezeigt werden, dass die Leistungsangst den sexuellen Problemen vorausgeht und diese verursacht. Wahrscheinlich ist sie ein Faktor, der sexuelle Funktionsstörungen aufrechterhält. Nach Masters und Johnson können die gegenwärtigen Probleme aus verschiedenen lebensgeschichtlichen Ursachen entstanden sein.

Übersicht

Lebensgeschichtliche Ursachen von Leistungsangst und Zuschauerrolle (vgl. Masters & Johnson, 1973)

- **Religiosität** kann eine strenge Erziehung beinhalten, die Sexualität um des Vergnügens willen verurteilt. Dadurch können sich negative Einstellungen zur Sexualität entwickeln.
- **Psychosexuelle Traumata** wie Vergewaltigung oder demütigende Erfahrungen können sexuelle Funktionsstörungen nach sich ziehen.
- **Homosexuelle Neigungen** können in einer heterosexuellen Partnerschaft Probleme verursachen.
- **Falsche Informationen, fehlendes Wissen und schlechte Beratung** durch Fachleute, wie z. B. die Behauptung, im Alter sei Sexualität nicht mehr möglich, können Ängste hervorrufen.
- **Übermäßiger Alkoholkonsum** führt zu Erektionsstörungen. Wenn diese aber nicht dem Alkohol zugeschrieben werden, können Leistungsängste und die Übernahme einer Zuschauerrolle die Folge sein.
- **Physiologische Probleme** können bei allen sexuellen Funktionsstörungen beteiligt sein (vgl. Tab. 10.1).
- **Soziokulturelle Faktoren** beeinflussen, welche Einstellungen Männer und Frauen zur Sexualität entwickeln und wie freimütig sie diese ausleben.

Beziehungsprobleme und Kommunikationsdefizite. Eine allgemein wichtige Ursache sexueller Funktionsstörungen, die in dem Ansatz von Masters und Johnson kaum thematisiert wurde, sind Beziehungsprobleme. Andererseits können sexuelle Funktionsstörungen die Partnerschaft erheblich beeinträchtigen. Als Therapeut ist man also in der Regel nicht nur mit Problemen auf der sexuellen Ebene konfrontiert. Ein häufiges Problem, das auch in glücklichen Beziehungen zu finden ist, ist mangelnde Kommunikation über sexuelle Vorlieben und Abneigungen. Das kann dazu führen, dass die Partner ihre sexuellen Aktivitäten nicht als befriedigend erleben und dies sogar mangelnder Zuneigung zuschreiben. Außerdem können ohne Kommunikation auch Wissensdefizite bezüglich sexueller Abläufe schlecht abgebaut werden.

10.1.3 Therapie sexueller Funktionsstörungen

Wegen der Komplexität sexueller Probleme kommen in der Regel mehrere, auf das Erleben, die Einstellung und das Verhalten ausgerichtete Interventionsverfahren zum Einsatz. Ein erstes Problem besteht oft schon darin, dass das Thema Sexualität für viele Menschen immer noch schambesetzt ist, so dass es ihnen schwer fällt, darüber zu reden. Ein angemessener, vertraulicher Rahmen und eine vorsichtige, einfühlsame Gesprächsführung verbunden mit therapeutischer Kompetenz sind hier besonders wichtig.

Psychologische Therapieansätze

Da Angst in vielen Fällen zur Entstehung oder Aufrechterhaltung sexueller Funktionsstörungen beiträgt, sollten Techniken zur Angstreduktion eingesetzt werden. Bewährt haben sich die systematische Desensibilisierung und noch besser die Desensibilisierung in vivo in Verbindung mit Fertigkeits-, Sensibilitäts- und Entspannungstrainings. Ergänzen lassen sie sich durch eine kognitive Therapie, die an der Leistungsangst ansetzt. So kann bei Männern mit Erektionsstörungen oder Ejaculatio praecox die Überzeugung, nur durch Geschlechtsverkehr sei die Frau zum Höhepunkt zu bringen, in Frage gestellt werden. Durch die Vermittlung anderer Möglichkeiten, die Frau zu befriedigen, lässt oft auch die Versagensangst des Mannes nach.

Zur Verbesserung sexueller Fertigkeiten können u. a. schriftliche Informationen, Filme und Hausaufgaben dienlich sein. Wichtig ist auch eine offene Kommunikation über Vorlieben und Abneigungen, die durch Kommunikationstrainings gefördert werden kann.

Für Frauen mit Orgasmusstörungen eignet sich die angeleitete Masturbation (LoPiccolo & Lobitz, 1972). In einem mehrstufigen Programm lernt die Betroffene zunächst, ihren Köper zu erforschen, sich selbst auf lustbereitende Art zu berühren, erotische Phantasien hinzuzuziehen und, falls das noch nicht zum Orgasmus führt, einen Vibrator zu benutzen. Dann wird der Partner eingebunden. Er sieht zunächst zu, stimuliert dann die Frau so, wie sie es gemacht hat, und verkehrt schließlich so mit ihr, dass er sie stimulieren kann, bis sie einen Orgasmus bekommt.

Um es Patienten zu ermöglichen, sich körperlichen Empfindungen bei sexuellen Aktivitäten zu öffnen, können Sensibilitätsübungen, Verfahren zur Selbstbeobachtung und Bewusstmachung von Empfindungen (Sensory-Awareness-Verfahren) hilfreich sein.

! Da sexuelle Probleme meist mit Beziehungsproblemen einhergehen, ist oft eine umfassende Paartherapie indiziert.

Medizinische Therapieansätze

In der Behandlung sexueller Funktionsstörungen sollte immer abgeklärt werden, ob bzw. inwieweit sie durch körperliche oder psychische Erkrankungen verursacht sind. Bei pharmakainduzierten sexuellen Störungen kann über einen Wechsel der Substanz oder – sofern vertretbar – eine Dosisreduktion nachgedacht werden. Zudem können andere Medikamente verschrieben werden, um die sexuelle Funktionsstörung zu behandeln.

Bei Erektionsstörungen werden überwiegend PDE-5-Inhibitoren (Phosphodiesterase-Typ-5-Hemmer) zur Regulation der Erektion eingesetzt, wobei die bekannteste Substanz Sildenafil ist, die als Viagra verkauft wird. Diese Medikamente, die etwa eine Stunde vor dem Geschlechtsverkehr oral eingenommen werden und etwa vier Stunden wirken, haben wenige Nebenwirkungen. Am häufigsten werden Kopfschmerzen und Gesichtsrötungen berichtet. Bei schweren Herz-Kreislauf-Erkrankungen ist jedoch davon abzuraten. Auch bestimmte Antidepressiva, wie Mirtazapin, und Testosteroninjektionen können bei Erektionsstörungen wirksam sein. Einige Antidepressiva, z. B. Fluoxetin, können zur Ejakulationsverzögerung beitragen und daher bei Ejaculatio praecox verabreicht werden.

Dyspareunie durch reduzierte bzw. verzögerte Lubrikation bei Frauen nach der Menopause kann durch Östrogen behandelt werden. Auch andere hormonelle Behandlungen können sexuelle Funktionsstörungen bessern.

Neben Medikamenten können bei Erektionsstörungen auch chirurgische Verfahren angewandt werden, so z. B. Implantate oder operative Eingriffe an den Blutgefäßen. Die Vakuumpumpe, die Blut in den Penis zieht, bis er erigiert, ist ein nichtchirurgisches Verfahren.

> **!** Da bei sexuellen Funktionsstörungen meistens nicht nur körperliche Faktoren beteiligt sind, reichen medizinische Interventionen für ein zufriedenstellendes Sexualleben nicht aus.

10.2 Weitere Störungen im Zusammenhang mit Sexualität

Die Störungen der Geschlechtsidentität und der Sexualpräferenz finden sich im ICD-10 im Abschnitt über Persönlichkeits- und Verhaltensstörungen, da es sich nicht um Funktionsstörungen handelt. Es sind vielmehr lang anhaltende Störungen der Identität und des Selbstbildes wie bei der Geschlechtsidentitätsstörung bzw. schwer zu korrigierende Verhaltensstörungen in der Ausrichtung der Sexualität wie bei den Sexualabweichungen.

10.2.1 Störungen der Geschlechtsidentität

Für die meisten Menschen stellt sich die Frage der Geschlechtsidentität nie. Sie fühlen sich von klein an ihrem angeborenen biologischen Geschlecht zugehörig. Störungen der Geschlechtsidentität (F 64), bei Erwachsenen Transsexualismus genannt, betreffen nur etwa einen von 30.000 Männern und etwa eine von 100.000 bis 150.000 Frauen (Bosinski, 2006).

Transsexualismus. Menschen mit Transsexualismus (F 64.0) wünschen sich zutiefst und von früh an, dem anderen Geschlecht anzugehören. Die Diagnose Transsexualismus sollte erst gestellt werden, wenn das Gefühl der Zugehörigkeit zum anderen Geschlecht seit mindestens zwei Jahren besteht. Ausschlusskriterien sind Schizophrenie und Intersexualität. Die Betroffenen – meistens Männer – lehnen die Kleidung und Aktivitäten des eigenen Geschlechts ab und verhalten sich wie Vertreter des anderen Geschlechts. Obwohl viele sexuell vom eigenen Geschlecht angezogen werden, empfinden sie sich nicht als homosexuell. In der Regel besteht der Wunsch, den Körper dem anderen Geschlecht anzugleichen.

Transvestitismus. Menschen mit Transvestitismus unter Beibehaltung beider Geschlechtsrollen (F 64.1) tragen zwar gelegentlich Kleidung des anderen Geschlechts, hegen jedoch nicht den Wunsch nach einer endgültigen Geschlechtsumwandlung. Im Gegensatz zum fetischistischen Transvestitismus (s. 10.2.2) geht das Tragen der gegengeschlechtlichen Kleidung nicht mit sexueller Erregung einher.

Erklärungsansätze für Störungen der Geschlechtsidentität

In der Entwicklung der Geschlechtsidentität spielen biologische Faktoren wie genetische Veränderungen und Hormone eine wichtige Rolle. Beispielsweise können pränatale Hormongaben an die Mutter dazu führen, dass sich die Kinder wie das andere Geschlecht verhalten. Allerdings reichen Hormone nicht aus, um Störungen der Geschlechtsidentität zu erklären. Vor allem Jungen, die eine Störung der Geschlechtsidentität entwickeln, wurden von Müttern, Tanten und Großmüttern für das Verkleiden als Mädchen verstärkt. Dadurch könnte sich der Konflikt zwischen biologischem Geschlecht und angenommener Geschlechtsidentität verschlimmert haben. Diese Jungen haben eine schwache Bindung zum Vater. Transsexuelle Frauen berichten häufig von Missbrauch in der Kindheit.

! Nur weil ein Kind gern wie Kinder des anderen Geschlechts spielt, entwickelt sich daraus noch keine Geschlechtsidentitätsstörung. Man weiß noch wenig über die Ursachen dieser Störungen.

Therapie von Störungen der Geschlechtsidentität

In einigen Fällen lässt sich die Geschlechtsidentität mit Hilfe verhaltenstherapeutischer Methoden ändern. Die meisten Transsexuellen streben jedoch eine Anpassung ihres Körpers an das empfundene Geschlecht an. Dies kann kosmetische Operationen (z. B. eine operative Verkleinerung des Adamsapfels), Hormongaben (z. B. zur Bildung von Brüsten) und schließlich die operative Geschlechtsumwandlung umfassen. Bis dahin ist es jedoch ein weiter Weg. In Deutschland müssen gewisse, gesetzlich geregelte Voraussetzungen erfüllt sein, bevor mit der Geschlechtsumwandlung begonnen werden darf (Becker et al, 1997):

- Der Betroffene muss sich seit einem Jahr in Psychotherapie befinden.
- Der Betroffene sollte sich nach Auffassung des Therapeuten eindeutig mit dem anderen Geschlecht identifizieren und sich der Folgen und Grenzen der Umwandlung bewusst sein.
- Der Betroffene sollte schon ein Jahr als Angehöriger des anderen Geschlechts gelebt haben (Alltagstest).
- Die operative Geschlechtsumwandlung sollte erst nach einem weiteren Halbjahr mit Hormonbehandlung, Psychotherapie, Alltagstest und einer erneuten Begutachtung erfolgen.

Durch die Geschlechtsumwandlung kommt es bei den meisten Patienten zu einer Verbesserung ihres Wohlbefindens und ihrer psychosozialen Anpassung. Dennoch werden damit andere Probleme, sei es am Arbeitsplatz oder mit Angehörigen, nicht automatisch gelöst. Die Folge sind daher oft soziale Isolation, Arbeitsplatzverlust, Ausscheiden aus dem Berufsleben und Depressionen. Daher ist eine psychologische Behandlung auch nach der Geschlechtsumwandlung indiziert.

10.2.2 Störungen der Sexualpräferenz

Menschen mit Störungen der Sexualpräferenz (F 65), früher auch Devianzen und heute als Paraphilien bezeichnet, werden von ungewöhnlichen Objekten oder Aktivitäten sexuell erregt. Die Diagnose nach ICD-10 (1994) erfordert es, dass die Präferenz seit mindestens einem halben Jahr besteht und dass die Betroffenen ihr entsprechend handeln oder sich durch sie deutlich beeinträchtigt fühlen. Über die Häufigkeit dieser Störungen besteht Unklarheit, da die meisten Menschen in Befragungen Paraphilien vermutlich nicht zugeben. Die meisten Paraphilen sind Männer. In Tabelle 10.2 sind die Störungen der Sexualpräferenz nach ICD-10 beschrieben.

In den meisten Fällen fühlen sich Paraphile nicht durch ihre sexuellen Präferenzen beeinträchtigt und suchen daher auch keine Behandlung auf. Auffällig und behandlungsbedürftig werden v. a. die Patienten, die durch ihre Paraphilie andere gefährden, schädigen oder ihnen Gewalt antun. Hinzu kommt, dass Subkulturen existieren, die es erlauben, unter Gleichgesinnten die sexuelle Präferenz (z. B. Fetischismus, Sadomasochismus) ohne Schaden auszuleben, bzw. dass sich die Einstellung in der Gesellschaft verändert hat, was z. B. Exhibitionismus oder auch

Tabelle 10.2 Störungen der Sexualpräferenz nach ICD-10 (1994)

Diagnose	Beschreibung
Fetischismus (F 65.0)	Die wichtigste – u. U. unentbehrliche – Quelle sexueller Erregung ist ein unbelebtes Objekt, der sog. Fetisch.
Fetischistischer Transvestitismus (F 65.1)	Die Kleidung des anderen Geschlechts wird getragen, was mit sexueller Erregung verbunden ist. Bei Abnahme der Erregung besteht der Wunsch, die Kleidung abzulegen.
Exhibitionismus (F 65.2)	Die Betroffenen zeigen Fremden unerwartet ihre Geschlechtsteile, was fast immer mit sexueller Erregung und Masturbation verbunden ist. Die Zeugen werden nicht zum Geschlechtsverkehr aufgefordert.
Voyeurismus (F 65.3)	Die Betroffenen beobachten andere heimlich beim Sex oder in nacktem Zustand, was fast immer mit sexueller Erregung und Masturbation einhergeht. Es besteht kein Wunsch nach einer sexuellen Beziehung mit den Beobachteten.
Pädophilie (F 65.4)	Für sexuelle Handlungen werden Kinder vor der Pubertät bevorzugt. Die Betroffenen sind wenigstens 16 Jahre alt und wenigstens fünf Jahre älter als die Kinder.
Sadomasochismus (F 65.5)	Die wichtigste – u. U. unentbehrliche – Quelle sexueller Erregung sind Aktivitäten, bei denen Schmerzen, Erniedrigung oder Unterwerfung vorliegen. Diese können aktiv zugefügt (Sadismus) oder passiv erlitten werden (Masochismus).

Voyeurismus ohne Beeinträchtigung ermöglicht. Daher beschränkt sich die Beschreibung von Behandlungsmöglichkeiten auf Sexualstraftaten.

Erklärungsansätze für Störungen der Sexualpräferenz

Aus psychodynamischer Sicht gelten Paraphilien als Abwehrmechanismen, die das Ich vor verdrängten Ängsten schützen. Demzufolge haben die Betroffenen Angst vor normalen sexuellen Beziehungen. Sie sind dafür nicht reif genug. Kognitiv-verhaltenstheoretische Ansätze nehmen eine multifaktorielle Ätiologie bei Paraphilien an. Frühe Missbrauchserfahrungen und gestörte Eltern-Kind-Beziehungen können zu einer eingeschränkten Beziehungsfähigkeit und einem niedrigen Selbstwertgefühl führen. Es kann dadurch auch zu einer negativen Einstellung zum anderen Geschlecht kommen, was bei Männern die Wahrscheinlichkeit für Vergewaltigungen erhöht. Bei pädophilen, voyeuristischen und exhibitionistischen Handlungen sind oft Alkohol und negative Affekte im Spiel. Zu den Faktoren können auch kognitive Verzerrungen gehören, z. B. der Glaube, eine Frau, die sich bei offenem Rollladen ausziehe, wolle beobachtet werden. In einigen Fällen wurden unkonventionelle Verhaltensweisen verstärkt. So berichten z. B. Transvestiten, ihre Mütter hätten sie für das Tragen weiblicher Kleidung gelobt. Möglicherweise spielen auch biologische Faktoren, wie hormonelle oder hirnfunktionelle Störungen, eine Rolle. Die Ergebnisse hierzu sind noch uneindeutig.

Therapie von Sexualstraftätern

Da die Auslebung gestörter Sexualpräferenzen u. U. strafbar ist, wird im Falle einer Verhaftung und Verurteilung oft eine Behandlung gerichtlich angeordnet. Über die Erfolge solcher Behandlungen gibt es wenig überzeugende Ergebnisse. Im Lauf der Jahre nimmt die Zahl der Rückfälle zu. Sexualstraftäter weisen in der Regel eine geringe Behandlungsmotivation auf. Wenn eine gewisse Motivation aufgebaut wurde, können verschiedene kognitiv-verhaltenstherapeutische Methoden (etwa Aversionstherapie, Empathietraining, sexuelle Reorientierung, kognitive Techniken) zu ihrer Behandlung eingesetzt werden. Wichtig ist es, den Patienten (Sexualstraftätern) Strategien zur Rückfallverhinderung beizubringen.

Bei männlichen Sexualstraftätern sind auch Medikamente indiziert, die den Testosteron- oder Androgenspiegel senken. Dadurch wird die sexuelle Appetenz verringert. Allerdings ist die Abbruchrate hoch, und nach dem Absetzen der Medikamente sind Rückfälle häufig.

!

Obwohl Behandlungen von Sexualstraftätern nicht immer zum Erfolg führen, tragen sie doch zu einer Verringerung der Rückfallgefahr bei und verhindern damit einiges Unglück.

10.3 Vergewaltigung und sexueller Missbrauch

Vergewaltigung stellt an sich keine Diagnose dar. Sie kann jedoch diverse psychische Störungen bei den Opfern nach sich ziehen. Nicht immer finden Vergewaltigungen und andere Formen des sexuellen Missbrauchs durch Fremde statt; oft kennen die Opfer den Täter. Dies kann das Erlebte für die Betroffenen umso schlimmer machen.

Vergewaltigungsopfer sind in den meisten Fällen Frauen. Man vermutet, dass jede vierte Frau einmal im Leben vergewaltigt wird. Die Häufigkeit erzwungener sexueller Aktivitäten (Nötigung) dürfte noch viel höher liegen.

Übersicht

Folgen für die Opfer

Nach einer Vergewaltigung oder einer anderen Form sexuellen Missbrauchs können diverse Probleme auftreten:

- Die Betroffenen fühlen sich gedemütigt; viele machen sich Vorwürfe oder verlieren ihre Selbstachtung.
- Es kann zu einer ungewollten Schwangerschaft oder sexuell übertragbaren Krankheiten wie Aids kommen.
- Auch das Risiko für Substanzmissbrauch, Essstörungen, Suizidalität und diverse körperliche Beschwerden ist erhöht.
- Viele entwickeln Alpträume und Ängste in Bezug auf das Erlebte. Nach einer Vergewaltigung ist die Wahrscheinlichkeit für die Entwicklung einer posttraumatischen Belastungsstörung deutlich erhöht.
- Häufig werden die Betroffenen depressiv.
- Bei vielen kommt es zu einer negativen Einstellung zur Sexualität sowie zu sexuellen und Beziehungsproblemen.

Die beschriebenen Folgen können die Betroffenen über Jahre hinweg beeinträchtigen. Sie brauchen oft professionelle Unterstützung, um das Erlebte zu verarbeiten. Bei vielen in diesem Buch beschriebenen psychischen Störungen spielen Missbrauchserfahrungen in der Kindheit eine Rolle.

!

Missbrauchserfahrungen in der Kindheit sind ein unspezifischer Risikofaktor für die spätere Entwicklung psychischer Störungen.

Vor allem bei Kindern stellt sich das Problem, dass sich die Betroffenen nicht in der Lage fühlen, jemandem von erlebtem Missbrauch zu erzählen. Daher wurden Präventionsprogramme für Grundschulen entwickelt, die Kindern vermitteln sollen, wie sie unangemessenes Verhalten Erwachsener erkennen, solchen Situationen entfliehen und sich einem geeigneten Erwachsenen mitteilen können (z. B. Wolfe, 1990). Bei Befragungen von Kindern ist besondere Behutsamkeit gefordert.

In der Behandlung von Missbrauchs- und Vergewaltigungsopfern sind je nachdem, welche psychischen Störungen die Betroffenen entwickeln (z. B. eine Depression oder eine posttraumatische Belastungsstörung), die entsprechenden Therapieansätze indiziert. Allgemein wichtig ist es, die Schuld für das Geschehene nach außen zu wenden.

Exkurs

Wer sind die Täter?

Die Männer, die eine Frau oder ein Kind sexuell missbrauchen, können sehr unterschiedlich sein. Bei manchen handelt es sich um Psychopathen, die den Gewaltakt vielleicht aus Nervenkitzel begehen. Andere sind einsame, selbstunsichere Männer, die von Frauen enttäuscht wurden. Manche, z. B. Soldaten im Krieg, genießen es, Macht auszuüben und zu demütigen. Viele stehen bei der Tat unter Alkohol und haben alle Hemmungen verloren. Der Drang zur Vergewaltigung wird oft durch negative Gefühle wie Wut, Einsamkeit, Unzulänglichkeit oder durch erlebte Zurückweisungen verstärkt. Die meisten Vergewaltiger hegen eine starke Feindseligkeit gegenüber Frauen. Manche deshalb, weil sie in der Kindheit selbst missbraucht wurden.

Zusammenfassung

Der normale sexuelle Funktionszyklus des Menschen besteht aus den Phasen sexuelle Appetenz, Erregung, Orgasmus und Entspannung. In diesen Phasen können verschiedene sexuelle Funktionsstörungen auftreten:

- In der Appetenzphase kann es zu einem Mangel oder Verlust von sexuellem Verlangen kommen. Bei der sexuellen Aversion haben die Betroffenen sogar eine Abneigung gegen sexuelle Aktivitäten.
- Erregungsprobleme äußern sich bei Männern in Erektionsstörungen und bei Frauen in mangelnder vaginaler Lubrikation.
- Manche Menschen haben Schwierigkeiten, einen Orgasmus zu bekommen. Ein besonderes Problem bei Männern ist die vorzeitige Ejakulation.
- Schmerzen beim Geschlechtsverkehr, die v. a. Frauen betreffen, werden als Dyspareunie bezeichnet. Vaginismus bedeutet eine Verkrampfung der Scheidenmuskulatur, die die Penetration unangenehm oder unmöglich macht.

Bei vielen sexuellen Funktionsstörungen kommen körperliche und psychische Ursachen zusammen. Bevor eine nichtorganische sexuelle Funktionsstörung diagnostiziert wird, sollte abgeklärt werden, ob die Probleme durch Krankheiten oder Medikamente verursacht sind. Zu den psychischen Ursachen gehören negative Überzeugungen, Ängste (z. B. vor Kontrollverlust,

Schwangerschaft etc.), Depressionen, Beziehungsprobleme, sexueller Missbrauch in der Kindheit, Unwissenheit, schlechte Kommunikation, Leistungsängste und die Übernahme einer Zuschauerrolle. Die Therapie kann Techniken zur Angstreduktion, Wissensvermittlung, Kommunikations- und Fertigkeitstrainings, paartherapeutische Interventionen, Medikamente, Hormone oder sogar chirurgische Verfahren umfassen.
Menschen mit einer Störung der Geschlechtsidentität fühlen sich dem anderen Geschlecht zugehörig. Über die Entstehung dieses sehr seltenen Problems ist wenig bekannt; vermutlich spielen neben hormonellen Prozessen verstärkende Kindheitserfahrungen eine Rolle. Das Therapieziel der Betroffenen besteht in der Regel in einer Geschlechtsumwandlung.
Bei Störungen der Sexualpräferenz entsteht sexuelle Erregung durch ungewöhnliche Objekte oder Handlungen. Mögliche Ursachen sind Ängste vor normalen Beziehungen, geringe Fertigkeiten und negative Kindheitserfahrungen. An der Auslösung paraphiler Handlungen sind oft Alkohol und negative Affekte beteiligt. Die besten Behandlungsergebnisse werden mit kognitiv-verhaltenstherapeutischen Verfahren erzielt.
Vergewaltigung und sexueller Missbrauch können bei den Opfern viele Probleme, wie Schuldgefühle, Ängste, Depressionen, Suizidalität, Essstörungen, posttraumatische Belastungsstörung, Substanzmissbrauch und sexuelle Störungen, nach sich ziehen.

Übungsaufgaben

- Beschreiben Sie das Erscheinungsbild und die Epidemiologie der sexuellen Funktionsstörungen.
- Was ist zur Entstehung und Behandlung sexueller Funktionsstörungen zu sagen?
- Welche weiteren Störungen im Zusammenhang mit Sexualität gibt es, und wie lassen sie sich behandeln?

Weiterführende Literatur

- Beschreibung und Therapie sexueller Störungen bei Frauen:
  Gromus, B. (2002). Sexualstörungen der Frau. Göttingen: Hogrefe.
- Beschreibung und Therapie sexueller Störungen bei Männern:
  Kockott, G. & Fahrner, E.M. (2000). Sexualstörungen des Mannes. Göttingen: Hogrefe.

11 Persönlichkeitsstörungen

Was Sie in diesem Kapitel erwartet

Menschen entwickeln im Verlauf ihres Lebens mehr oder weniger stabile Umgangsformen mit anderen Menschen und Lebensanforderungen. Manche sind besonders misstrauisch oder ängstlich, andere fühlen sich abhängig, wieder andere sind manipulativ und ichbezogen. Wenn diese Verhaltensmuster so extrem, unflexibel und fehlangepasst sind, dass es dadurch zu einer deutlichen Beeinträchtigung der Lebensführung kommt, handelt es sich um eine Persönlichkeitsstörung. Persönlichkeitsstörungen können komorbid zu anderen psychischen Störungen auftreten und so die Therapie zusätzlich erschweren. Sie können aber auch selbst den Anlass für eine psychologische Behandlung bieten. Dieses Kapitel bietet zunächst einen Überblick über verschiedene Persönlichkeitsstörungen und geht dann genauer auf zwei besonders schwerwiegende Störungsbilder ein: die dissoziale und die emotional instabile Persönlichkeitsstörung. Vor allem zu diesen beiden Persönlichkeitsstörungen liegen wissenschaftliche und klinische Erkenntnisse vor.

11.1 Überblick über die Persönlichkeitsstörungen

Persönlichkeitsstörungen sind im Gegensatz zu den meisten in diesem Buch beschriebenen Störungen so tief verwurzelt, dass sie manchmal ein Leben lang anhalten. Die Verhaltensmuster der Betroffenen müssen zunächst mehrere allgemeine Kriterien erfüllen, bevor eine spezifische Persönlichkeitsstörung diagnostiziert werden kann.

Übersicht

Allgemeine Kriterien für spezifische Persönlichkeitsstörungen (F 60)

1. Die dauerhaften Verhaltensmuster der Betroffenen weichen deutlich von kulturellen Erwartungen ab, was sich in mindestens zwei der folgenden Bereiche äußert:
   a. Kognition
   b. Affektivität
   c. Impulskontrolle und Bedürfnisbefriedigung
   d. zwischenmenschliche Beziehungen
2. Das Verhalten ist in vielen Situationen unflexibel, unangepasst oder auf eine andere Art unzweckmäßig.
3. Aufgrund des abweichenden Verhaltens kommt es zu einem persönlichen Leidensdruck oder zu einem nachteiligen Einfluss auf die soziale Umwelt.
4. Die Abweichung ist stabil, lang anhaltend und hat im späten Kindesalter oder in der Jugend begonnen.
5. Die Abweichung kann nicht durch eine andere psychische Störung erklärt werden.
6. Die Abweichung ist nicht organisch verursacht.

Auch durch organische Erkrankungen, Schädigungen oder Funktionsstörungen des Gehirns kann es zu deutlichen und dauerhaften Abweichungen im Verhalten kommen. Diese organisch erworbenen Persönlichkeitsänderungen werden im Abschnitt F 07 klassifiziert und sind nicht mit den Persönlichkeitsstörungen gleichzusetzen.

Seit der Einführung offizieller Kriterien und strukturierter Interviews für die Diagnostik von Persönlichkeitsstörungen hat sich die Reliabilität der Diagnosen deutlich verbessert. Dennoch gibt es aufgrund inhaltlicher Überschneidungen eine hohe Komorbidität zwischen verschiedenen Persönlichkeitsstörungen. Wegen dieser Ähnlichkeiten werden die Persönlichkeitsstörungen im DSM-IV in drei Gruppen, sog. „Cluster“, eingeteilt:

- Cluster A beschreibt sonderbare oder exzentrische Personen und enthält die paranoide, schizoide und schizotypische Persönlichkeitsstörung.
- Cluster B beschreibt dramatische, emotionale oder launenhafte Personen und enthält die dissoziale, emotional instabile, histrionische und narzisstische Persönlichkeitsstörung.
- Cluster C beschreibt ängstliche oder furchtsame Personen und enthält die anankastische, ängstlich-vermeidende und abhängige Persönlichkeitsstörung.

11.1.1 Persönlichkeitsstörungen mit sonderbarem oder exzentrischem Verhalten

Die Symptome der Störungsbilder aus Cluster A ähneln denen der Schizophrenie. Die schizotypische Persönlichkeitsstörung (nach DSM-IV) wird im ICD-10 im Abschnitt F 2 als schizotype Störung diagnostiziert und wurde bereits im Kapitel über Schizophrenie beschrieben (vgl. 6.1.1).

Paranoide Persönlichkeitsstörung. Menschen mit einer paranoiden Persönlichkeitsstörung (F 60.0) sind anderen gegenüber sehr misstrauisch, können schlecht verzeihen, sind oft streitbar und erwarten von anderen nur Schlechtes. Es fällt ihnen äußerst schwer, jemandem zu vertrauen.

Schizoide Persönlichkeitsstörung. Menschen mit einer schizoiden Persönlichkeitsstörung (F 60.1) wirken emotional distanziert und gleichgültig, haben wenig Interesse an sexuellen oder freundschaftlichen Beziehungen und bevorzugen Aktivitäten, die sie allein ausüben können.

Ätiologie

Insbesondere bei der schizotypen Störung, aber auch bei der paranoiden und schizoiden Persönlichkeitsstörung nimmt man genetische Zusammenhänge mit Schizophrenie an. Dafür sprechen Familienstudien, in denen gezeigt werden konnte, dass Verwandte von Patienten mit einer psychotischen Störung überdurchschnittlich oft eine Persönlichkeitsstörung aus Cluster A aufweisen. Bei der schizotypen Störung finden sich zudem schizophrenieähnliche neuropsychologische und hirnstrukturelle Auffälligkeiten.

11.1.2 Persönlichkeitsstörungen mit dramatischem, emotionalem oder launenhaftem Verhalten

Mit der dissozialen und der emotional instabilen Persönlichkeitsstörung hat sich die Forschung bislang besonders intensiv befasst, so dass diesen beiden Störungsbildern jeweils ein Unterkapitel gewidmet ist. Die histrionische und die narzisstische Persönlichkeitsstörung äußern sich etwas weniger extrem.

Histrionische Persönlichkeitsstörung. Menschen mit einer histrionischen Persönlichkeitsstörung (F 60.4) legen ein übertrieben theatralisches Auftreten an den Tag, versuchen ständig im Mittelpunkt zu stehen und sind übermäßig damit beschäftigt, attraktiv auszusehen. Sie wirken unangemessen verführerisch und sind leicht zu beeinflussen.

Narzisstische Persönlichkeitsstörung. Menschen mit einer narzisstischen Persönlichkeitsstörung (im ICD-10 unter den sonstigen spezifischen Persönlichkeitsstörungen zu finden, F 60.8) haben ein grandioses Selbstbild. Sie halten sich für einzigartig und suchen nach Aufmerksamkeit und Bewunderung. Sie sind arrogant, ichbezogen, haben wenig Empathie für andere und sind nur auf ihren eigenen Vorteil aus.

Ätiologie

Psychodynamische Ansätze sehen die histrionische Persönlichkeitsstörung als Ergebnis eines familiären Umfelds, in dem die Eltern ihren Kindern ein ambivalentes Bild von Sexualität vermittelten. Bei der histrionischen wie auch bei der narzisstischen Persönlichkeitsstörung geht man davon aus, dass die Betroffenen über ein niedriges Selbstwertgefühl verfügen, das sie zu verdecken suchen. Nach Kohut (1973) entsteht Narzissmus aus einer unempathischen, vernachlässigenden oder abwertenden Erziehung. Die Betroffenen versuchen später, durch ihr Streben nach Anerkennung und Liebe ihr niedriges Selbstwertgefühl aufzubessern.

11.1.3 Persönlichkeitsstörungen mit ängstlichem oder furchtsamem Verhalten

Anankastische Persönlichkeitsstörung. Menschen mit einer anankastischen Persönlichkeitsstörung (F 60.5) sind übertrieben perfektionistisch und gewissenhaft, ständig mit Regeln und Details beschäftigt, übervorsichtig, rigide, pedantisch und unangemessen leistungsbezogen. Dies kann bis zum Verzicht auf Vergnügen und zwischenmenschliche Beziehungen reichen. Die anankastische Persönlichkeitsstörung ist auch als zwanghafte Persönlichkeitsstörung bekannt, kann aber nicht mit der Zwangsstörung (vgl. 8.3) gleichgesetzt werden.

Ängstlich-vermeidende Persönlichkeitsstörung. Menschen mit einer ängstlich-vermeidenden Persönlichkeitsstörung (F 60.6, im DSM-IV als vermeidend-selbstunsicher bezeichnet) sind v. a. in sozialen Situationen angespannt und ständig besorgt, abgelehnt zu werden. Sie fühlen sich verglichen mit anderen minderwertig und meiden oft zwischenmenschliche Kontakte aus Angst vor Kritik oder Ablehnung. Sie gehen Beziehungen nur ein, wenn sie sicher sind, gemocht zu werden.

Abhängige Persönlichkeitsstörung. Menschen mit einer abhängigen Persönlichkeitsstörung (F 60.7, im DSM-IV als dependent bezeichnet) überlassen Entscheidungen gerne anderen, ordnen sich anderen unter und haben Angst, allein zu sein und für sich selbst zu sorgen. Ihre Abhängigkeit geht so weit, dass sie ihre eigenen Bedürfnisse und Rechte zurückstellen, um Beziehungen nicht zu gefährden.

Ätiologie

Man weiß wenig über die Entstehung dieser Störungen. Vermutlich kommt der Eltern-Kind-Beziehung eine wichtige Bedeutung zu. Abhängige Persönlichkeiten haben vielleicht durch eine überbesorgte oder autoritäre Erziehung keine hohe Selbstwirksamkeitserwartung entwickelt. Oder sie haben nicht gelernt, mit Verlusten umzugehen. Bei ängstlich-vermeidenden Persönlichkeiten könnten überängstliche Eltern als Modell gedient haben. Angst vor Kontrollverlust könnte von zwanghaften Persönlichkeiten durch ihre Arbeitsbesessenheit überkompensiert werden.

Tabelle 11.1 Epidemiologie und Komorbidität von Persönlichkeitsstörungen

Diagnose	Prävalenz	Geschlechterunterschiede	Häufige komorbide Störungen
paranoide P.	1 %	meistens Männer	schizotype Störung, emotional instabile und ängstlich-vermeidende P.
schizoide P.	unter 1 %	bei Männern etwas häufiger	schizotype Störung, ängstlich-vermeidende und paranoide P.
dissoziale P. (antisoziale P.)	3 bzw. 1 %	bei Männern dreimal so häufig	v. a. Substanzmissbrauch
emotional instabile P. (Borderline-P.)	1–2 %	bei Frauen häufiger	affektive Störungen, Substanzmissbrauch, Essstörungen, posttraumatische Belastungsstörung, P. aus Cluster A
schizotype Störung (schizotypische P.)	3 %	bei Männern etwas häufiger	P. aus Cluster A, emotional instabile, narzisstische und ängstlich-vermeidende P.
histrionische P.	2–3%	bei Frauen häufiger	Depression, allg. schlechter Gesundheitszustand, emotional instabile P.
anankastische P. (zwanghafte P.)	1 %		ängstlich-vermeidende P.
ängstlich-vermeidende P. (vermeidend-selbstunsichere P.)	1 %		abhängige und emotional instabile P., Depression, generalisierte soziale Phobie
abhängige P. (dependente P.)	1,5 %	bei Frauen häufiger	emotional instabile, schizoide, histrionische und ängstlich-vermeidende P., schizotype Störung, Depression, bipolare Störungen, Angststörungen, Bulimie
narzisstische P.	unter 1 %		emotional instabile P.

Anmerkung: Das P. steht für Persönlichkeitsstörung. In Klammern sind die entsprechenden Bezeichnungen im DSM-IV angegeben.

Störungsspezifische Diagnostik von Persönlichkeitsstörungen

Bevor die Diagnostik von möglichen Persönlichkeitsstörungen erfolgt, sollte klar sein, welche anderen psychischen Störungen bei einem Patienten vorliegen, da diese das Antwortverhalten deutlich beeinflussen können. Das Strukturierte Klinische Interview für Persönlichkeitsstörungen (SKID-II – Fydrich et al., 1997) bietet eine zuverlässige Möglichkeit für die klassifikatorische Diagnostik. Damit lassen sich die Kriterien der hier beschriebenen Persönlichkeitsstörungen erfassen. Ausgehend von einem (orientierenden) Fragebogen, der unterschiedlichste Auffälligkeiten bezüglich der hier genannten Persönlichkeitsstörungen abfragt, kann der Diagnostiker entscheiden, bei welchen Bereichen im strukturierten Interview ausführlich nachgefragt werden muss bzw. welche von vorneherein auszuschließen sind. Die Dauer dieses Interviews beträgt zwischen 30 und 90 Minuten.

11.1.4 Therapie von Persönlichkeitsstörungen

Persönlichkeitsstörungen treten häufig komorbid mit anderen psychischen Störungen, z. B. Depression und Angststörungen, auf (vgl. Tabelle 11.1). Sie sind in der Regel nicht der Grund dafür, dass jemand eine Therapie beginnt, können aber den therapeutischen Prozess bezüglich der anderen psychischen Störungen zusätzlich erschweren. Zur Therapie der meisten Persönlichkeitsstörungen liegen kaum kontrollierte Studien vor. Häufig werden Psychopharmaka verschrieben. Je nachdem, welcher psychischen Störungsgruppe die Symptome der Persönlichkeitsstörung ähneln bzw. welche weitere psychische Störung vorliegt, werden entsprechende Substanzen gewählt, z. B. Antidepressiva oder Anxiolytika.

Psychologische Behandlungsansätze

In psychodynamisch orientierten Therapien werden Probleme aus der Kindheit thematisiert, die vermutlich der Persönlichkeitsstörung zugrunde liegen. Die Betroffenen sollen eine andere Einstellung zu den Kindheitsproblemen entwickeln. Kognitiv-verhaltensorientierte Therapien befassen sich mit den problematischen Verhaltensmustern und Einstellungen der Betroffenen und versuchen, diese durch Trainings und kognitive Verfahren zu ändern. Insbesondere Becks Kognitive Therapie zur Veränderung kognitiver Verzerrungen und zugrundeliegender dysfunktionaler Schemata hat sich bei verschiedenen Persönlichkeitsstörungen als erfolgreich erwiesen (Beck & Freeman, 1999).

11.2 Dissoziale Persönlichkeitsstörung

Die dissoziale (bzw. nach DSM-IV: antisoziale) Persönlichkeitsstörung wird in der Literatur häufig mit Psychopathie gleichgesetzt, obwohl Letztere sich weniger auf das Verhalten der Betroffenen bezieht, sondern verstärkt auf ihre Gefühle und Gedanken.

11.2.1 Erscheinungsbild der dissozialen Persönlichkeitsstörung

Das wichtigste Merkmal der dissozialen Persönlichkeitsstörung ist antisoziales Verhalten. Oft liegen schon seit der Kindheit oder Jugend entsprechende Verhaltensauffälligkeiten vor. Auch Reizbarkeit ist eine häufige Eigenschaft dissozialer Personen.

Übersicht

Kriterien der dissozialen Persönlichkeitsstörung (F 60.2)

Mindestens drei der folgenden Merkmale liegen vor:

1. Herzlosigkeit bezüglich der Gefühle anderer
2. Verantwortungslosigkeit und Missachtung von Normen, Regeln und Verpflichtungen
3. Unfähigkeit zur Aufrechterhaltung von Beziehungen
4. niedrige Frustrationstoleranz und niedrige Aggressionsschwelle
5. mangelndes Schuldbewusstsein oder Unfähigkeit, aus schlechten Erfahrungen, z. B. Bestrafung, zu lernen
6. Tendenz, bei Konflikten mit der Gesellschaft anderen die Schuld zuzuschieben oder zu rationalisieren

Psychopathie. Das Konzept der Psychopathie stammt von Cleckley (1976). Psychopathische Personen sind seiner Auffassung nach gekennzeichnet durch einen Mangel an Gefühlen, manipulatives, auf den persönlichen Vorteil abzielendes Verhalten und Impulsivität. Sie suchen nach Nervenkitzel („Sensation Seeking") und kümmern sich wenig um Konventionen. Psychopathie muss nicht zwangsläufig Kriminalität oder antisoziales Verhalten beinhalten. In einer Untersuchung verurteilter Straftäter erfüllten 75 bis 80 % die Kriterien einer antisozialen Persönlichkeitsstörung, aber nur 15 bis 25 % die der Psychopathie (Hart & Hare, 1989).

! Die dissoziale Persönlichkeitsstörung kann trotz einiger Überschneidungen nicht mit Psychopathie gleichgesetzt werden.

11.2.2 Ätiologie der dissozialen Persönlichkeitsstörung

Sowohl aus retrospektiven Befragungen als auch aus längsschnittlichen Untersuchungen geht hervor, dass bestimmte familiäre Merkmale im Zusammenhang mit späterem antisozialem Verhalten stehen:

- mangelnde Zuwendung
- inkonsequente oder fehlende Disziplinierung
- antisoziales Verhalten des Vaters.

Ein guter Prädiktor für die Entwicklung einer dissozialen Persönlichkeitsstörung sind zudem Verhaltensstörungen in der Kindheit. Dazu gehören z. B. Diebstahl, Aggressivität, Lügen und Ungehorsam gegenüber Eltern und Lehrern. Dies zeigt jedoch, dass eine ungünstige elterliche Erziehung auch eine Reaktion auf das Verhalten des Kindes sein kann. Außerdem werden viele Kinder, die aus gestörten familiären Verhältnissen stammen, später nicht antisozial.

Biologische Faktoren

Aus Zwillings- und Adoptionsstudien lässt sich schließen, dass bei Kriminalität und Antisozialität genetische Faktoren eine wichtige Rolle spielen. Genetisch bedingtes antisoziales Verhalten des Kindes kann zu fehlender Wärme und strenger Erziehung führen, was sich wiederum ungünstig auf das Verhalten des Kindes auswirkt. Dies zeigte sich außer bei biologischen Eltern auch bei Adoptiveltern.

Dissoziale Männer haben neuropsychologische Defizite in Tests, die orbitofrontalen Funktionsstörungen zugeordnet werden (Dinn & Harris, 2000). Dazu gehören eine beeinträchtigte Fähigkeit, Belohnung und Bestrafung zu verarbeiten, und eine eingeschränkte Handlungsplanung. Bei Psychopathen finden sich mehrere psychophysiologische Auffälligkeiten:

- Sie sind im Vergleich zu Kontrollpersonen weniger gut in der Lage, Elektroschocks zu vermeiden (Lykken, 1957). Das Vermeidungslernen wird durch Angst vermittelt, so dass sich dieser Befund als Beleg für ein niedriges Angstniveau interpretieren lässt.
- In Erwartung eines aversiven Reizes haben Psychopathen eine höhere Herzfrequenz als Kontrollpersonen. Dies ist vermutlich ein Zeichen dafür, dass sie versuchen, den Reiz zu ignorieren und ihre Erregung zu dämpfen.
- Bei Konfrontation mit aversiven Reizen haben sie dann eine vergleichsweise niedrige und wenig reaktive elektrische Hautleitfähigkeit. Sie haben also eine besondere Fähigkeit, Reize zu ignorieren (vgl. Hare, 1978).

- Auch der Schreckreflex (gemessen über das Augenblinzeln) fällt bei Psychopathen kleiner aus als bei Kontrollpersonen.
- Bei der Betrachtung leidvoller Bilder zeigen Psychopathen eine geringere elektrodermale Reaktion. Dies spricht für einen Mangel an Empathie für das Leid anderer (Blair et al., 1997).
- Im EEG ergeben sich bei Psychopathen langsame Wellen und Spitzen im Temporallappen. Dies steht im Zusammenhang mit Impulsivität (vgl. Syndulko, 1978).

Die Impulsivität von Psychopathen äußert sich z. B. darin, dass sie Schwierigkeiten haben, ihr Verhalten in Abhängigkeit der Konsequenzen zu verändern. Das niedrige Angstniveau und ihre Fähigkeit, aversive Reize zu ignorieren, tragen ebenfalls dazu bei, dass sie sich durch drohende Strafen nicht von antisozialem Verhalten abhalten lassen.

11.2.3 Therapie der dissozialen Persönlichkeitsstörung

Die dissoziale Persönlichkeitsstörung und die Psychopathie gelten bislang als einer psychotherapeutischen Behandlung nicht zugänglich. Die Gründe dafür liegen v. a. in der mangelnden Veränderungsmotivation, der Neigung zu Lügen und Manipulationsversuchen, der Beziehungsunfähigkeit und der Gefühllosigkeit dieser Menschen. Auch Psychopharmaka scheinen wirkungslos zu sein (Benkert, Hautzinger & Graf-Morgenstern, 2008). Dennoch gibt es Bemühungen, antisoziales Verhalten zu behandeln. Beck und Freeman (1999) versuchen mit ihrem kognitiven Ansatz, die Patienten davon zu überzeugen, dass sie es im Leben leichter haben, wenn sie sich an Normen halten, Empathie zeigen und weniger impulsiv sind. Wissenschaftliche Belege für die Wirksamkeit dieser Psychotherapie gibt es bislang nicht. Erfolgreiche psychologische Interventionen sind an institutionelle Rahmenbedingungen, eindeutige Kontingenzen von Belohnung und Strafe, Aufsicht und Kontrolle, fehlende Ablenkung und alternative Anreize gebunden. Derartige Programme sind jedoch nur so lange wirksam, wie sie konsequent angewandt werden. Ein Transfer in den Alltag unter weniger restriktiven Bedingungen ist bislang nicht gelungen.

Zusammenfassend lässt sich sagen, dass viele dissoziale Persönlichkeiten wiederholt im Gefängnis landen. Erst im mittleren Lebensalter nehmen ihre Kriminalität und antisoziale Neigungen ab.

11.3 Emotional instabile Persönlichkeitsstörung

Die emotional instabile Persönlichkeitsstörung ist besser unter dem Begriff Borderline-Störung bekannt. Der Begriff Borderline stammt daher, dass die Störung früher an der Grenze zwischen Neurose und Psychose angesiedelt wurde. Heute weiß man, dass Menschen mit einer Borderline-Störung kein gegenüber der Normalbevölkerung erhöhtes Psychoserisiko aufweisen. Dominierend ist vielmehr die emotionale Wechselhaftigkeit und defizitäre Impulskontrolle.

11.3.1 Erscheinungsbild der emotional instabilen Persönlichkeitsstörung

Im ICD-10 werden zwei Subtypen der emotional instabilen Persönlichkeitsstörung unterschieden: der impulsive und der Borderline-Typus. Im DSM-IV wird dagegen nur die Borderline-Persönlichkeitsstörung angeführt, deren Kriterien weitgehend mit denen des Borderline-Typus übereinstimmen.

Übersicht

Kriterien der emotional instabilen Persönlichkeitsstörung (F 60.3)

- **Impulsiver Typus** (F 60.30): Es liegen mindestens drei der folgenden Merkmale vor, wobei das zweite dabei sein muss:
  1. Neigung zu unerwarteten Handlungen ohne Berücksichtigung der Folgen
  2. Neigung zu Streitereien und Konflikten, v. a. wegen der impulsiven Handlungen
  3. Neigung zu Wut- oder Gewaltausbrüchen und Unfähigkeit, explosives Verhalten zu kontrollieren
  4. Schwierigkeiten, Handlungen beizubehalten, die nicht unmittelbar belohnt werden
  5. Unbeständigkeit und Unberechenbarkeit der Stimmung
- **Borderline-Typus** (F 60.31): Es liegen mindestens drei der unter F 60.30 genannten Merkmale vor und zusätzlich mindestens zwei der Folgenden:
  1. Störungen und Unsicherheiten in Selbstbild, Zielen und Präferenzen
  2. Neigung zu intensiven, aber instabilen Beziehungen
  3. übertriebene Bemühungen, nicht verlassen zu werden
  4. wiederholt Androhung oder Durchführung von selbstverletzendem Verhalten
  5. anhaltende Gefühle der Leere

Emotional instabile Personen werden von ihren Mitmenschen als besonders schwierig erlebt, weil sie so unberechenbar sind. Ihr Verhalten, ihre Gefühle und ihre Einstellungen ändern sich aus scheinbar unerklärlichen Gründen von einem Moment auf den anderen.

11.3.2 Ätiologie der emotional instabilen Persönlichkeitsstörung

Man nimmt aufgrund familiärer Häufungen bei der emotional instabilen Persönlichkeitsstörung eine genetische Komponente an. Die erbliche Eigenschaft Neurotizismus ist bei den Betroffenen stark ausgeprägt. Vermutlich spielen auch hirnfunktionelle Faktoren eine Rolle: Die Patienten zeigen eine niedrige Aktivität in den Frontallappen und schneiden in neuropsychologischen Tests, die diesen Bereichen zugeordnet werden, schlecht ab. Die Frontallappen, aber auch ein niedriger Serotoninspiegel spielen wahrscheinlich bei der Impulsivität eine Rolle.

Psychologische Erklärungsansätze

Ein wichtiger psychodynamischer Erklärungsansatz stammt von Kernberg, einem Vertreter der Objektbeziehungstheorie. Diese Theorie postuliert, dass frühe Beziehungserfahrungen und -konflikte das spätere Verhalten determinieren. Kernberg (1985) ist der Auffassung, dass emotional instabile Persönlichkeiten anlagebedingt unfähig sind, ihre Affekte zu regulieren. Dies führt in Kombination mit ungünstigen Beziehungserfahrungen (z. B. fehlender elterlicher Wärme) zur Entwicklung eines schwachen Egos. Bei Unsicherheiten in späteren Beziehungen reagieren die Betroffenen aus Selbstschutz mit „Spaltung".

Definition

Spaltung bedeutet, dass Objekte (die Welt bzw. andere Menschen) und das Selbst entweder idealisiert oder abgewertet werden, also eine Integration positiver und negativer Aspekte nicht stattfindet.

Aufgrund dieses Schwarz-Weiß-Denkens kommt es zu Instabilitäten von Emotionen, Einstellungen und Verhalten.

Ein einflussreicher kognitiv-verhaltenstheoretischer Ansatz stammt von Marsha Linehan (1996). Sie geht davon aus, dass die Betroffenen die biologische (möglicherweise genetische) Diathese zur emotionalen Fehlregulierung mitbringen. Diese Anlage interagiert mit einer entwertenden familiären Umgebung, z. B. in Form von mangelnder Berücksichtigung der Gefühle der Betroffenen oder von Missbrauch, und führt zu emotionalen Ausbrüchen und schließlich zur Entwicklung einer Borderline-Persönlichkeitsstörung.
Belege für die Erklärungskonzepte von Kernberg bzw. Linehan liefern zahlreiche Befunde, wonach sich bei emotional instabilen Persönlichkeiten tatsächlich ungünstige Kindheitserfahrungen finden: Sie berichten z. B. von mangelnder elterlicher Wärme, Konflikten, frühen Trennungen von den Eltern und besonders häufig von körperlichem oder sexuellem Missbrauch.

11.3.3 Therapie der emotional instabilen Persönlichkeitsstörung

Emotional instabile Patienten stellen für ihre Therapeuten eine große Herausforderung dar. Ihr unberechenbares Verhalten legen sie auch in der Therapie an den Tag. Zu berücksichtigen ist zudem dic Gefahr suizidalen Verhaltens. Unter Umständen kann eine Einweisung notwendig werden. Medikamentös können zur Verringerung der impulsiven Aggressivität der Patienten Antidepressiva, Antikonvulsiva und atypische Antipsychotika eingesetzt werden. Allerdings sollten Medikamente aufgrund der Suizidgefahr und der Neigung zu Substanzmissbrauch mit Vorsicht verordnet werden.

Psychologische Therapien

Ausgehend von seiner Objektbeziehungstheorie dient Kernbergs psychodynamische Therapie der Stärkung des Egos des Patienten. Zunächst wird herausgearbeitet, wie der Patient seine Emotionen und Handlungen durch den Abwehrmechanismus der Spaltung reguliert, und dann werden angepasste Strategien erarbeitet.
Besonders vielversprechend zur Behandlung der emotional instabilen Persönlichkeitsstörung ist die dialektische Verhaltenstherapie Linehans. Wichtige Elemente sind eine uneingeschränkte, empathische Akzeptanz des Patienten, die Vermittlung neuer Problemlösungsstrategien und das Training sozialer Fertigkeiten. Die Therapie beinhaltet auch Gruppensitzungen. Ein wichtiges Ziel ist, dass die Patienten lernen, ihre Emotionen und Handlungen besser zu kontrollieren.

Zusammenfassung

Persönlichkeitsstörungen sind gekennzeichnet durch tiefgreifende, stabile und unflexible Abweichungen von Kognition, Emotion, Beziehungsverhalten und Impulskontrolle. Komorbiditäten sind häufig. Aufgrund inhaltlicher Überschneidungen lassen sie sich drei Clustern zuordnen:

- Cluster A beinhaltet die paranoide Persönlichkeitsstörung, deren Hauptmerkmal Misstrauen ist, die schizoide Persönlichkeitsstörung, die durch emotionale Kühle gekennzeichnet ist, und die schizotype Störung, die sich durch exzentrische Verhaltensweisen auszeichnet.
- Cluster B beinhaltet die dissoziale und emotional instabile Persönlichkeitsstörung, die histrionische Persönlichkeitsstörung, die durch theatralisches Bemühen, im Mittelpunkt zu stehen, gekennzeichnet ist, und die narzisstische Persönlichkeitsstörung, deren Hauptmerkmal das Bedürfnis nach Bewunderung ist.

- Cluster C enthält die anankastische Persönlichkeitsstörung, die sich durch zwanghaften Perfektionismus auszeichnet, die ängstlich-vermeidende Persönlichkeitsstörung, deren Hauptmerkmal Angst vor Ablehnung ist, und die abhängige Persönlichkeitsstörung, die durch Abhängigkeit in Beziehungen gekennzeichnet ist.

Zur Ätiologie wie auch zur Therapie der meisten Persönlichkeitsstörungen wurde bislang wenig geforscht. Bei den Störungen aus Cluster A werden genetische Zusammenhänge mit Schizophrenie angenommen. Bei den Störungen aus Cluster B und C wird insbesondere der Eltern-Kind-Beziehung eine wichtige Rolle zugeschrieben. Zur Therapie von Persönlichkeitsstörungen werden häufig Psychopharmaka eingesetzt.

Das Hauptmerkmal der dissozialen Persönlichkeitsstörung ist antisoziales Verhalten. Die Psychopathie, mit der sie trotz Überschneidungen nicht gleichgesetzt werden kann, ist durch mangelnde Empathie, Egoismus und Impulsivität gekennzeichnet. Die Ursachen beinhalten genetische Faktoren, ungünstige Kindheitserfahrungen, neuropsychologische Defizite und psychophysiologische Auffälligkeiten. Beide Störungsbilder gelten als nicht behandelbar.

Die emotional instabile Persönlichkeitsstörung wird in den impulsiven und den Borderline-Typus unterteilt. Wichtige Merkmale sind Impulsivität und instabile Emotionen, Einstellungen und Verhaltensweisen. Sie entsteht nach Linehan aus der Diathese einer emotionalen Fehlregulierung in Kombination mit ungünstigen Kindheitserfahrungen. Genetische, hirnfunktionelle und neurochemische Faktoren spielen ebenfalls eine Rolle. Der vielversprechendste Therapieansatz ist die dialektische Verhaltenstherapie.

Übungsaufgaben

- Welche allgemeinen Kriterien müssen erfüllt sein, damit eine spezifische Persönlichkeitsstörung diagnostiziert werden kann?
- Was weiß man über die Ursachen der dissozialen Persönlichkeitsstörung und der Psychopathie? Wo liegen die Unterschiede?
- Welche Erklärungsansätze gibt es bei der emotional instabilen Persönlichkeitsstörung? Welche Behandlungsmöglichkeiten ergeben sich daraus?

Weiterführende Literatur

- Beschreibung und Therapie von Persönlichkeitsstörungen:
  Fiedler, P. (2001). Persönlichkeitsstörungen. Weinheim: Beltz PVU.
- Dialektische Verhaltenstherapie der emotional instabilen Persönlichkeitsstörung:
  Bohus, M. (2002). Borderline Störung. Göttingen: Hogrefe.

12 Psychische Störungen im Kindes- und Jugendalter

Was Sie in diesem Kapitel erwartet

Wenn es um psychische Störungen bei Kindern und Jugendlichen geht, sollte man mehr denn je im Hinterkopf behalten, wie schwierig oft die Abgrenzung von normalem, in einem bestimmten Alter und in einer bestimmten Umgebung üblichem und gestörtem, als unnormal angesehenem Verhalten ist. Viele Störungen, die in diesem Buch bereits beschrieben wurden, können – teils mit etwas anderen Symptomen – auch bei Kindern und Jugendlichen auftreten. Zudem können Störungen, die erstmals im Kindesalter diagnostiziert werden, bis ins Erwachsenenalter weiterbestehen. Man könnte ein dickes Buch mit der Beschreibung der psychischen Störungen im Kindes- und Jugendalter füllen. In diesem Kapitel werden nur wenige Störungen herausgegriffen, über die schon einiges bekannt ist. Die folgenden Störungen werden in diesem Kaptitel dargestellt:

- Intelligenzminderung
- Autismus
- hyperkinetische Störungen
- Störung des Sozialverhaltens
- Enuresis.

Störungen, die erstmals im Kindes- oder Jugendalter diagnostiziert werden

Zu den psychischen Störungen, die erstmals in der Kindheit oder Jugend diagnostiziert werden, gehören die Intelligenzminderung, die Entwicklungsstörungen, darunter auch der Autismus, die Verhaltensstörungen, zu denen hyperkinetische Störungen und die Störung des Sozialverhaltens gehören, emotionale Störungen (z. B. Trennungsangst), Störungen sozialer Funktionen (z. B. Bindungsstörung), Ticstörungen (z. B. Tourette-Syndrom) und Störungen von Nahrungsaufnahme oder Ausscheidung (z. B. Enuresis).

Übersicht

Klassifikation der Entwicklungsstörungen nach ICD-10

- umschriebene Entwicklungsstörungen des Sprechens und der Sprache, z. B. Artikulationsstörung
- umschriebene Entwicklungsstörungen schulischer Fertigkeiten, z. B. Lese-, Rechtschreib- und Rechenstörung
- umschriebene Entwicklungsstörungen der motorischen Funktionen
- tiefgreifende Entwicklungsstörungen, z. B. Autismus, Rett-Syndrom, Asperger-Syndrom

Daneben können die meisten bereits in diesem Buch beschriebene Diagnosen auch bei Kindern oder Jugendlichen auftreten. So können auch sie z. B. eine Depression oder eine Phobie haben. Die Störungen äußern sich bei Kindern und Jugendlichen manchmal etwas anders als bei Erwachsenen. Beispielsweise tritt bei Kindern häufiger emotionale Gereiztheit statt depressiver Stimmung auf. Die meisten bei Erwachsenen wirksamen psychologischen Therapien lassen sich in abgewandelter Form auch bei Kindern und Jugendlichen einsetzen. Dabei ist es besonders wichtig, die Familien in die Therapie mit einzubeziehen.

12.1 Intelligenzminderung

Die Intelligenzminderung ist besser als geistige Behinderung bekannt. Schwere Formen der Intelligenzminderung werden in der Regel schon bei Säuglingen offenbar. Weniger schwere Formen machen sich meistens erst in der Schule bemerkbar, wenn die Kinder nicht mehr mitkommen.

12.1.1 Erscheinungsbild und Epidemiologie der Intelligenzminderung

Das ICD-10 sieht für Intelligenzminderung keine detaillierten Kriterien vor. Wie sie sich konkret äußert, kann interkulturell variieren.

Definition

Die beiden Hauptkomponenten der **Intelligenzminderung** sind niedrige kognitive Fähigkeiten und eine verminderte soziale Kompetenz.

Zur Messung der kognitiven Fähigkeiten werden gewöhnlich Intelligenztests eingesetzt. Der sich ergebende Intelligenzquotient (IQ) hat üblicherweise einen Mittelwert von 100 und eine Standardabweichung von 15. Etwa zwei Drittel der Bevölkerung liegen im IQ-Normbereich von 85 bis 115. Etwa 3 % haben einen IQ von über 130 und gelten damit als hochbegabt. Ebenfalls ca. 3 % der Bevölkerung haben einen IQ von unter 70 und damit erheblich unterdurchschnittliche kognitive Fähigkeiten, was eine Bedingung für Intelligenzminderung ist. Je nach IQ und Funktionsfähigkeit wird die Intelligenzminderung in vier verschiedene Schweregrade unterteilt (vgl. Tabelle 12.1).

Tabelle 12.1 Schweregrade der Intelligenzminderung nach ICD-10

IQ	Grad der Intelligenzminderung	Mentales Alter	Anteil	Beschreibung
69–50	leicht (F 70)	9–11 Jahre	85 %	Betroffene Kinder fallen erst im Schulalter durch unterdurchschnittliche kognitive und soziale Fähigkeiten auf. Sie können als Erwachsene unqualifizierte Tätigkeiten ausüben und ein relativ selbständiges Leben führen.
49–35	mittelgradig (F 71)	6–8 Jahre	10 %	Es bestehen körperliche Defekte und neurologische Fehlfunktionen bezüglich Fein- oder Grobmotorik. Die Betroffenen sind auf Betreuung angewiesen.
34–20	schwer (F 72)	3–5 Jahre	3–4 %	Es bestehen angeborene körperliche Abnormitäten und Einschränkungen der sensorischen und motorischen Kontrolle. Die Betroffenen bedürfen in der Regel ständiger Aufsicht und Hilfe.
unter 20	schwerst (F 73)	unter 3 Jahre	1–2 %	Es bestehen starke körperliche Abnormitäten und neurologische Schäden, so dass die Kindersterblichkeitsrate erhöht ist. Die Betroffenen bedürfen ständiger Aufsicht und Pflege, können allein nichts tun.

Die Diagnose einer Intelligenzminderung sollte nur vergeben werden, wenn auch Beeinträchtigungen der sozialen Kompetenz bestehen. Mit sozialer Kompetenz ist in diesem Fall das soziale Anpassungsvermögen gemeint. Im Verlauf ihrer Entwicklung sollten Kinder verschiedene Fähigkeiten erlernen, wie sprechen, sich selbst waschen und anziehen, mit Werkzeugen (z. B. Scheren) umgehen, etwas kaufen, Bus fahren etc. Als Jugendliche und Erwachsene kommen weitere Anforderungen auf sie zu, die zu bewältigen sind. Bei der Erfassung des sozialen Anpassungsvermögens eines Kindes sollte die Umgebung (z. B. Stadt oder Land) berücksichtigt werden, in der das Kind aufwächst. Sie hat einen wichtigen Einfluss darauf, welche Anforderungen an das Kind gestellt werden.

12.1.2 Ätiologie der Intelligenzminderung

Nur in etwa 25 % der Fälle lässt sich Intelligenzminderung auf eine bekannte organische Ursache zurückführen. Bei leichter oder mittelgradiger Intelligenzminderung haben die meisten Betroffenen keine Hirnschädigung, die mit den heutigen Methoden entdeckt werden kann. Solche Fälle stammen überdurchschnittlich oft aus niedrigen sozialen Schichten. Man vermutet, dass hier biologische Diathesen (z. B. genetische Faktoren oder subtile Gehirnverletzungen) mit Umgebungsfaktoren interagieren. Wenn eine entsprechende Disposition besteht, kann ein niedriger sozialer Status durch Ressourcenmangel und Deprivation (Vernachlässigung) zur Ausbildung einer Intelligenzminderung führen.

Chromosomenaberrationen

Eine mögliche organische Ursache der Intelligenzminderung sind Chromosomenaberrationen. Sie werden umso wahrscheinlicher, je älter die Mutter bei der Geburt ist: Bei 35-Jährigen beträgt die Häufigkeit von Chromosomenaberrationen etwa 1 %, bei 45-Jährigen schon über 6 %.

Down-Syndrom. Die häufigste Chromosomenaberration, die zu Intelligenzminderung führt, ist Trisomie 21, bei der das Chromosom 21 dreifach statt zweifach vorliegt. Bei den lebend geborenen Kindern (etwa bei einem von 700–800) wird das Down-Syndrom diagnostiziert. Zu den auffälligen körperlichen Merkmalen gehören: Minderwuchs, ovale, auseinander und schräg stehende Augen, ein rundlicher Kopf, feines, glattes Haar, ein breiter Nasenrücken, tiefsitzende Ohren, eine große, gefurchte Zunge und Deformationen von Händen und Füßen. Über 40 % haben einen Herzfehler, und nur 80 % werden über 30 Jahre alt. Gewöhnlich zeigt sich bei der Autopsie eine Gehirnatrophie. Die Intelligenzminderung ist leicht bis mittelgradig; die Kinder können durch individuelle Förderung lesen und schreiben lernen und sozial integriert leben.

Fragile-X-Syndrom. Die zweithäufigste Chromosomenaberration, die zu Intelligenzminderung führen kann, ist das Fragile-X-Syndrom, bei der das X-Chromosom entzweibricht. Diese Erbkrankheit kommt v. a. beim männlichen Geschlecht vor. Die Betroffenen haben ein langes, dünnes Gesicht, große Ohren und die Männer vergrößerte Hoden. Das Fragile-X-Syndrom kann auch zu umschriebenen Entwicklungsstörungen, Stimmungsschwankungen, sozialen Problemen oder Autismus führen.

Stoffwechselstörungen

Phenylketonurie. Viele rezessiv erbliche Stoffwechselstörungen können zu Intelligenzminderung führen. Ein Beispiel dafür ist die Phenylketonurie. Dabei werden die Kinder zwar normal geboren, es kommt aber aufgrund eines Defekts des Enzyms Phenylalanin-Hydroxylase zu einem Mangel an Tyrosin und zur Ansammlung von Phenylalanin und seiner Derivate in den Körperflüssigkeiten. Die nicht abgebaute Aminosäure Phenylalanin verursacht irreversible Hirnschäden, weil sie die Myelinisierung stört. Tyrosin, das beim Abbau von Phenylalanin entsteht, ist z. B. wichtig für die Bildung von Dopamin und Adrenalin. Bei nicht behandelter Phenylketonurie kommt es zu schwerer Intelligenzminderung. Zur Behandlung wird eine u. U. lebenslange phenylalaninarme Diät empfohlen.

Infektionen und weitere Ursachen

Insbesondere im ersten Schwangerschaftsdrittel können Infektionen der Mutter das Risiko einer Intelligenzminderung und körperlicher Missbildungen beim Kind erhöhen. Für den Fötus gefährliche Infektionen sind z. B. Masern, Röteln, Syphilis, Zytomegalie, Toxoplasmose und Herpes simplex. Auch eine HIV-Infektion, die sich auf den Fötus überträgt, führt in etwa 50 % der Fälle zu Intelligenzminderung beim Kind. Enzephalitis und Meningitis sind bei Säuglingen und Kleinkindern besonders gefährlich, weil sie u. a. zu Hirnschädigungen (bis hin zum Tode!) und zu Intelligenzminderung führen.
Weitere Ursachen von Intelligenzminderung sind Unfälle, bei denen die Betroffenen Hirnschädigungen erleiden, und die Aufnahme giftiger Substanzen wie Quecksilber und Blei.

12.1.3 Prävention und Therapie der Intelligenzminderung

Genetische Ursachen von Intelligenzminderung (z. B. Erbkrankheiten) lassen sich bislang nicht verhindern. Allerdings können Frauen sich durch Impfungen und Kondome vor Infektionen (z. B. Röteln oder HIV) schützen. Auch bei Kindern werden Schutzimpfungen empfohlen. Zudem sollten sie z. B. beim Fahrradfahren Helme tragen und im Auto angeschnallt werden, um bei Unfällen Kopfverletzungen zu verhindern. Eltern sollten darauf achten, dass ihre Kinder nicht mit giftigen Substanzen in Berührung kommen.
Eine andere Form der Prävention von Intelligenzminderung sind Programme zur Förderung von Kindern aus sozial benachteiligten Schichten. Ein Beispiel ist das amerikanische „Head Start“-Projekt, dessen Hauptbestandteil eine Vorschulerziehung zur frühen Förderung kognitiver und sozialer Fertigkeiten ist. Hinzu kommen in Zusammenarbeit mit Fachkräften medizinische Leistungen und psychologische Beratung bei Problemkindern (North, 1979).

Betreutes Wohnen. In betreuten Wohngemeinschaften können Menschen mit mittelgradiger Intelligenzminderung alltägliche Fähigkeiten erlernen und ein relativ wenig restriktives und integriertes Leben führen. Gut geschulte Betreuer können auf die besonderen Bedürfnisse der Bewohner eingehen und sie ermuntern, sich an Haushaltstätigkeiten und am Gemeinschaftsleben zu beteiligen. Nur bei schwerer oder schwerster Intelligenzminderung sollte über eine Unterbringung in einem Heim nachgedacht werden.

Operante Verfahren. Man kann vielen Kindern mit Intelligenzminderung durch operante Konditionierung systematisch sprachliche, motorische und soziale Fertigkeiten beibringen. Für kleine Schritte in die richtige Richtung werden sie verstärkt, bis sie eine Fertigkeit (z. B. eine Gabel benutzen) erlernt haben. Auch unangemessenes oder gar aggressives Verhalten lässt sich durch eine Verstärkung von Ersatzreaktionen verringern.

Selbstinstruktionstraining. Zur Vermittlung von Problemlösungsstrategien und mehr Selbstkontrolle lässt sich das Selbstinstruktionstraining von Meichenbaum und Goodman (1971) erfolgreich einsetzen. Es besteht aus fünf Schritten:

1. Der Therapeut führt dem Kind eine zu lernende Handlung vor und sagt dabei die Instruktionen laut auf.
2. Das Kind macht zu den Instruktionen des Therapeuten die Handlung nach.
3. Das Kind sagt die Instruktionen selbst und führt dabei die Handlung aus.
4. Das Kind wiederholt die Handlung und flüstert die Instruktionen nur noch.
5. Das Kind kann die Handlung selbständig durchführen.

Durch Selbstinstruktionen können die Kinder ihre Aufmerksamkeit auf eine Handlung richten und diese sprachlich steuern. Wichtig ist auch, dass die Kinder sich für richtige Handlungen loben.

> **!** Durch eine gezielte Förderung können Kinder mit Intelligenzminderung viele Fertigkeiten erlernen.

12.2 Frühkindlicher Autismus

Der frühkindliche Autismus gehört zu den tiefgreifenden Entwicklungsstörungen. Diese Störungen sind durch Abweichungen in den Bereichen Kommunikation, soziale Interaktion, Interessen und Verhalten gekennzeichnet.

12.2.1 Erscheinungsbild und Epidemiologie des frühkindlichen Autismus

Der frühkindliche Autismus wurde erstmals von Leo Kanner (1943) beschrieben. Als wichtigstes Zeichen sah er die autistische Einsamkeit, d. h., die Kinder ignorierten alle äußeren Reize und schienen in ihrer eigenen Welt zu leben.

Übersicht

Kriterien des frühkindlichen Autismus (F 84.0)

A. In mindestens einem der Bereiche sprachliche Kommunikation, soziale Interaktion und Spielen kommt es vor dem dritten Lebensjahr zu einer beeinträchtigten Entwicklung.

B. Es liegen mindestens sechs Symptome aus den drei Bereichen vor, wobei mindestens zwei aus 1 und jeweils mindestens eines aus 2 und 3 stammen:

1. Qualitative Auffälligkeiten der wechselseitigen sozialen Interaktion:
   a. Unfähigkeit, Blickkontakt, Mimik, Gestik und Körpersprache in sozialen Interaktionen zu verwenden
   b. Unfähigkeit, angemessene Beziehungen zu Gleichaltrigen aufzunehmen
   c. Fehlen sozialer und emotionaler Gegenseitigkeit oder fehlende Verhaltensmodulation oder mangelnde Integration sozialen, emotionalen und kommunikativen Verhaltens
   d. Unfähigkeit, Freude, Interessen oder Tätigkeiten zu teilen
2. Qualitative Auffälligkeiten der Kommunikation:
   a. verzögerte oder gestörte Entwicklung des Sprechens ohne Kompensationsversuche durch Mimik oder Gestik
   b. Unfähigkeit, sprachlichen Austausch mit anderen Personen zu beginnen oder aufrechtzuerhalten

▶

c. stereotyper und repetitiver oder idiosynkratischer Sprachgebrauch
d. Fehlen von Als-ob- oder Imitationsspielen

3. Begrenzte, repetitive und stereotype Aktivitäten und Interessen:
   a. Beschäftigung mit inhaltlich abnormen stereotypen und begrenzten Interessen oder mit Interessen ungewöhnlicher Intensität und Begrenztheit
   b. zwanghafte Anhänglichkeit an bestimmte nichtfunktionale Handlungen oder Rituale
   c. stereotype und repetitive motorische Manierismen
   d. überwiegende Beschäftigung mit Teilobjekten oder nichtfunktionalen Elementen von Spielzeug

C. Die Symptome können nicht einer anderen Störung zugeordnet werden.

Rund 80 % der autistischen Kinder haben auch einen IQ unter 70. Dennoch gibt es Unterschiede zu den oben beschriebenen Formen der Intelligenzminderung. Autistische Kinder sehen normal aus und schneiden bei Intelligenztests nicht in allen Bereichen schlecht ab. Gute Werte erzielen manche bei visuell-räumlichen Fertigkeiten, andere bei Gedächtnisaufgaben. Ihre motorischen Fertigkeiten sind in der Regel gut ausgeprägt.

Epidemiologie und Verlauf. Autismus setzt schon sehr früh ein, manchmal in den ersten Wochen nach der Geburt. Betroffen sind etwa 0,02 bis 0,05 % der Kinder, wobei Jungen etwa drei- bis viermal so häufig erkranken. Im Gegensatz zur leichten Intelligenzminderung gibt es keine Häufigkeitsunterschiede in Abhängigkeit von der sozialen Schicht. Die Prognose ist nicht günstig; die Mehrheit der Betroffenen ist auf lebenslange Betreuung angewiesen. Die Minderheit mit einem hohen IQ kann später ein selbständiges Leben führen, wobei leichte Störungen, wie z. B. soziale Unbeholfenheit, bleiben.

12.2.2 Ätiologie des frühkindlichen Autismus

Psychodynamische wie auch lerntheoretische Ansätze sahen die Ursache des Autismus zunächst in zurückweisenden und gefühlskalten Eltern. In empirischen Studien konnte dies allerdings nicht nachgewiesen werden. Mittlerweile scheint gesichert, dass frühkindlicher Autismus biologische Ursachen hat. Dafür sprechen zum einen Familien- und Zwillingsstudien, die eine genetische Grundlage nahe legen. Unter eineiigen Zwillingen liegt die Konkordanz bei 60 bis 91 % und bei zweieiigen nur bei 0 bis 20 % (LeCouteur et al., 1996). Nichtautistische eineiige Zwillinge haben ebenfalls soziale und kommunikative Defizite, wohingegen sich nichtautistische zweieiige Zwillinge meistens normal entwickeln.
Für biologische Ursachen sprechen zum anderen hirnfunktionelle und -strukturelle Auffälligkeiten, z. B. Abweichungen im EEG, vergrößerte Gehirne bei autistischen Männern und Schädigungen im Kleinhirn. In der Jugend haben etwa 30 % der Betroffenen epileptische Anfälle, was höchstwahrscheinlich auf Hirnschäden zurückgeht.
Wenn die Mutter sich in der Schwangerschaft mit Röteln infiziert, steigt das Risiko für Autismus auf das Zehnfache, da es zu Schädigungen des Fötus kommen kann. Zu zentralnervösen Beeinträchtigungen führende Erkrankungen wie Enzephalitis, Meningitis und das Fragile-X-Syndrom können autismusähnliche Symptome hervorrufen.

12.2.3 Therapie des frühkindlichen Autismus

Es gibt Hinweise darauf, dass niedrige Dosen des atypischen Antipsychotikums Risperidon und des selektiven Serotonin-Wiederaufnahmehemmers Citalopram autistische Symptome bei Kindern und Jugendlichen verringern können (Benkert et al., 2008). Von Heilung kann man allerdings nicht sprechen. In der psychologischen Therapie des frühkindlichen Autismus geht es um die Einschränkung unangemessener Verhaltensweisen und die Verbesserung kommunikativer und sozialer Fertigkeiten. Dafür kommen v. a. verhaltenstherapeutische Prinzipien wie Verstärkung und Modelllernen zum Einsatz. Die Therapie findet häufig unter Einbeziehung der Eltern zu Hause statt.

!

Die Therapie des Autismus gestaltet sich besonders schwierig, weil die Kinder Veränderungen nicht mögen, in Stereotypien verfallen, eine sehr selektive Aufmerksamkeit besitzen und schwer zu motivieren sind.

12.3 Hyperkinetische Störungen

Die hyperkinetischen Störungen und die Störung des Sozialverhaltens, die im nächsten Abschnitt beschrieben wird, sind Verhaltensstörungen, die durch übermäßig unkontrolliertes Verhalten gekennzeichnet sind.

12.3.1 Erscheinungsbild und Epidemiologie hyperkinetischer Störungen

Kinder mit hyperkinetischen Störungen fallen durch große Unaufmerksamkeit und Überaktivität auf. Im DSM-IV lautet die Diagnose daher Aufmerksamkeitsdefizit-/Hyperaktivitätsstörung, kurz ADHS. Die Symptome sollten mit dem Entwicklungsstand des Kindes nicht vereinbar sein.

Übersicht

Kriterien der hyperkinetischen Störungen (F 90)

A. Es bestehen mindestens sechs Monate lang mindestens sechs der folgenden Symptome der Unaufmerksamkeit:
1. häufige Unaufmerksamkeit gegenüber Details oder Sorgfaltsfehler
2. Unfähigkeit, die Aufmerksamkeit auf eine Aufgabe und beim Spielen aufrechtzuerhalten
3. scheinbares Nichtzuhören
4. Unfähigkeit, Erklärungen zu folgen oder Aufgaben (in der Schule, am Arbeitsplatz) zu erfüllen
5. beeinträchtigte Organisation von Aktivitäten
6. Vermeidung von Aufgaben, die geistiges Durchhaltevermögen erfordern
7. häufiger Verlust von Gegenständen, die für Aufgaben benötigt werden
8. hohe Ablenkbarkeit durch externe Reize
9. Vergesslichkeit im Verlauf alltäglicher Aktivitäten

B. Es bestehen mindestens sechs Monate lang mindestens drei der folgenden Symptome der Überaktivität:
1. häufiges Herumfuchteln mit Händen und Füßen oder Winden beim Sitzen
2. Verlassen des Platzes, obwohl Sitzenbleiben erwartet wird
3. häufiges Herumlaufen oder exzessives Klettern in unpassenden Situationen
4. unnötig lautes Spielen und Probleme mit leisen Freizeitbeschäftigungen
5. anhaltende exzessive motorische Aktivitäten, trotz Versuchen durchzugreifen

C. Es besteht mindestens sechs Monate lang mindestens eines der folgenden Symptome der Impulsivität:
1. Herausplatzen mit Antworten, bevor eine Frage beendet wurde
2. Unfähigkeit zu warten, an die Reihe zu kommen

▶

3. häufige Unterbrechung und Störung anderer
4. exzessives Reden ohne angemessene Reaktion auf soziale Beschränkungen

D. Die Störung beginnt vor dem siebten Lebensjahr.

E. Die Symptome zeigen sich in mehr als einer Situation (z. B. in der Schule und zu Hause).

F. Es kommt zu deutlichem Leiden oder Beeinträchtigungen der sozialen, schulischen oder beruflichen Funktionsfähigkeit.

G. Ausschluss einer tiefgreifenden Entwicklungsstörung, einer manischen oder depressiven Episode oder einer Angststörung.

Hyperaktive Kinder sind für die Menschen in ihrer Umgebung, also Eltern, Lehrer und andere Kinder, sehr anstrengend, da sie kaum in der Lage sind, ihr Verhalten zu kontrollieren. Sie haben oft auch Probleme, Freunde zu finden. Wegen ihrer Unaufmerksamkeit kommt es häufig zu Lernschwierigkeiten in der Schule. Ein besonderes Problem stellt die hohe Komorbidität mit der Störung des Sozialverhaltens dar (s. 12.4.1).

Epidemiologie und Verlauf. Die Prävalenz der hyperkinetischen Störungen wird weltweit auf etwa 3–5 % der Kinder geschätzt. Vermutlich sind Jungen öfter betroffen als Mädchen; sie sind aggressiver und haben häufiger auch eine Störung des Sozialverhaltens. Der Verlauf ist nicht günstig, da die Mehrheit auch in der Jugend und im Erwachsenenalter noch Symptome aufweist. Die Betroffenen entwickeln nach schulischen auch berufliche Probleme.

Fallbeispiel

Der sechsjährige Christian kam in die erste Klasse. Im Kindergarten war er den Kindergärtnerinnen schon durch seine hohe Ablenkbarkeit, seine Ungeduld, seine Ruhelosigkeit und sein stets lautes Verhalten aufgefallen. Da er unfähig zu sein schien, eine Tätigkeit für mehr als wenige Minuten aufrechtzuerhalten, zuzuhören und still sitzen zu bleiben, hatten sie den Eltern empfohlen, ihn noch nicht einzuschulen. Diese hatten sich jedoch anders entschieden und ihn in die Schule geschickt. Dort wurden seine Probleme schlimmer. Im Unterricht passte er nicht auf, störte ständig die anderen, machte seine Aufgaben nicht, zappelte herum und blieb in seinen Leistungen deutlich hinter den anderen Kindern zurück. In den Pausen kam es oft zu Streitereien mit seinen Mitschülern, weil er ihnen auf die Nerven ging. Schließlich wurde er zur Schulpsychologin geschickt, die eine hyperkinetische Störung feststellte.

12.3.2 Ätiologie der hyperkinetischen Störungen

Heute geht man von einer multifaktoriellen Verursachung der hyperkinetischen Störungen aus. Eine besondere Bedeutung kommt biologischen Faktoren zu. Familien-, Zwillings- und Adoptionsstudien legen eine genetische Komponente nahe. Folgende Befunde sprechen für den Einfluss hirnstruktureller und -funktioneller Faktoren:

- Der Frontallappen und Teile der Basalganglien (Nucleus caudatus und Globus pallidus) sind bei den betroffenen Kindern relativ klein.
- Der Blutstrom im Gehirn ist vermindert.
- In neuropsychologischen Tests zur Prüfung der Funktionen der Frontallappen schneiden die Kinder schlecht ab.

Ein anderer biologischer Faktor, der das Risiko für hyperkinetische Störungen erhöht, ist Nikotin. In einer Studie fand sich, dass bei hyperkinetischen Kindern 22 % der Mütter in der

Schwangerschaft mindestens eine Schachtel Zigaretten pro Tag geraucht hatten, während es bei gesunden Kindern nur 8 % waren (Milberger et al., 1996). Aus Tierversuchen weiß man, dass eine anhaltende Exposition gegenüber Nikotin die Dopaminfreisetzung im Gehirn erhöht und so zu Hyperaktivität führt.
Die biologischen Diathesen bedingen eine mangelnde Kontrolle von Emotionen und Verhalten sowie Aufmerksamkeitsprobleme, was dann negative Umweltreaktionen hervorrufen kann. Wenn Eltern und Lehrer mit strengen autoritären Praktiken reagieren, kann dies bei den Kindern neben Frustration wiederum Trotzreaktionen (z. B. Aggressivität) auslösen und so die sozialen Interaktionen weiter verschlechtern.

12.3.3 Therapie der hyperkinetischen Störungen

Medikamentöse Therapie. Medikamentös werden hyperkinetische Störungen in der Regel mit Stimulanzien, v. a. Methylphenidat (z. B. Ritalin), behandelt. Die Medikamente fördern die Konzentration und zielgerichtetes Verhalten und verringern störende Verhaltensweisen. Allerdings haben sie Nebenwirkungen, am häufigsten Schlaflosigkeit, Appetitverlust und vermehrtes Schwitzen. Außerdem besteht bei Stimulanzien die Gefahr von Missbrauch und Abhängigkeit.

Psychologische Therapie. Die erfolgreichsten psychologischen Behandlungsprogramme bei hyperkinetischen Störungen basieren auf der operanten Konditionierung. Sie beinhalten Schulungen von Eltern und Lehrern, die lernen sollen, die Kinder für erwünschtes Verhalten zu belohnen. Es geht also nicht direkt um eine Reduktion störenden Verhaltens, sondern eher um eine Verstärkung besserer Leistungen in der Schule, der Erfüllung von Pflichten oder des Erwerbs neuer Fertigkeiten. Zur Vermittlung neuer Fertigkeiten können verhaltenstherapeutische Methoden wie Modelllernen und Selbstinstruktion genutzt werden.

12.4 Störung des Sozialverhaltens

Störungen des Sozialverhaltens können sich auf unterschiedliche Art äußern. Manchmal sind sie nur auf den familiären Rahmen beschränkt, manche Betroffene haben keine normalen Beziehungen und Freundschaften zu Gleichaltrigen, und andere pflegen trotz eines gestörten Sozialverhaltens normale Beziehungen mit Gleichaltrigen. Hauptmerkmale der Störungen des Sozialverhaltens sind dissoziales, aggressives oder aufsässiges Verhalten.

12.4.1 Erscheinungsbild und Epidemiologie der Störung des Sozialverhaltens

Das ICD-10 unterscheidet verschiedene Untergruppen je nachdem, in welchem Rahmen die Störung auftritt (z. B. nur in der Familie) und ob soziale Bindungen vorhanden sind. Sie alle sollten jedoch die allgemeinen Kriterien der Störung des Sozialverhaltens erfüllen.

Übersicht

Kriterien der Störung des Sozialverhaltens (F 91)

A. Ein wiederholtes und mindestens sechs Monate anhaltendes Verhaltensmuster, das die Verletzung von Grundrechten anderer oder von sozialen Normen oder Gesetzen beinhaltet. Es bestehen mehrere der folgenden Symptome:

1. ungewöhnlich häufige und schwere Wutausbrüche
2. häufiges Streiten mit Erwachsenen
3. häufige Ablehnung von Anweisungen Erwachsener
4. häufiges bewusstes Ärgern anderer
5. häufige Schuldzuschiebung auf andere bei eigenen Fehlern
6. häufiges Sichbelästigtfühlen durch andere
7. häufiger Ärger
8. häufige Gehässigkeit oder Rachsucht
9. häufiges Lügen oder Nichteinhalten von Versprechungen für den persönlichen Vorteil
10. häufiges Beginnen körperlicher Auseinandersetzungen (nicht nur mit Geschwistern)
11. Gebrauch gefährlicher Waffen
12. vor dem 13. Lebensjahr häufiges Draußenbleiben in der Nacht trotz des Verbots durch die Eltern
13. körperliche Grausamkeit gegen andere Menschen
14. Tierquälerei
15. absichtliche Zerstörung des Eigentums anderer (nicht Brandstiftung)
16. absichtliches Feuerlegen
17. Diebstahl ohne Konfrontation mit dem Opfer
18. vor dem 13. Lebensjahr häufiges Schuleschwänzen
19. mindestens zweimal Weglaufen von zu Hause oder mindestens einmal länger als eine Nacht (außer zur Vermeidung von Misshandlung)
20. kriminelle Handlungen mit direktem Angriff eines Opfers
21. Erzwingung sexueller Aktivitäten
22. häufiges Tyrannisieren anderer
23. Einbruch

B. Ausschluss einer dissozialen Persönlichkeitsstörung, einer Schizophrenie, einer affektiven Störung, einer tiefgreifenden Entwicklungsstörung oder einer hyperkinetischen Störung.

Verlauf, Epidemiologie und Komorbidität. Der Störungsbeginn kann in der Kindheit oder erst in der Jugend liegen. In etwa der Hälfte der Fälle entwickelt sich aus einer Störung des Sozialverhaltens später eine dissoziale Persönlichkeitsstörung. Je mehr Symptome vorliegen, desto ungünstiger ist die langfristige Prognose. Aus verschiedenen Studien errechnet sich für die Störung des Sozialverhaltens im Alter von 4–16 Jahren eine Prävalenz von 8 % bei Jungen und 3 % bei Mädchen in der westlichen Gesellschaft. Vermutlich steigt die Prävalenz bei Jungen in der Adoleszenz auf etwa das Doppelte. Schwere Gesetzesverstöße wie Einbrüche und Körperverletzung werden v. a. von männlichen Jugendlichen begangen. In etwa 30 bis 90 % der Fälle erfüllen Kinder oder Jugendliche mit hyperkinetischen Störungen auch die Kriterien einer Störung des Sozialverhaltens. Das ICD-10 sieht dann die Diagnose „hyperkinetische Störung des Sozialverhaltens" (F 90.1) vor. Diese Kombination hat die schlechteste Prognose. Häufige komorbide Störungen sind neben hyperkinetischen Störungen der schädliche Gebrauch psychotroper Substanzen, Angststörungen und Depression.

Fallbeispiel

Maria wurde im Alter von zwölf Jahren in einem Laden erwischt, als sie eine Schachtel Zigaretten stehlen wollte. Dies war das erste Mal, dass sie von der Polizei nach Hause gebracht wurde. Für ihre Eltern war dies der Anlass, mit Maria einen Kinderpsychologen aufzusuchen. Im Gespräch zeigte sich, dass das Mädchen ▶

schon mehrmals problematische Verhaltensweisen an den Tag gelegt hatte. In der Schule fehlte sie oft und ging stattdessen mit ihren Freundinnen ins Einkaufszentrum. Sie hatte sich schon mehrmals mit Mitschülern geprügelt, als sie sich provoziert fühlte. Wenn ihr etwas nicht passte, bekam sie einen Wutausbruch und warf mit Gegenständen um sich. Sie hatte ihre Mutter einmal mit einem Teller getroffen und verletzt. Leid getan hatte es ihr nicht. Als die Eltern sie deswegen mit Kürzung des Taschengeldes und Hausarrest bestraften, wurde sie dadurch nur noch widerspenstiger.

12.4.2 Ätiologie der Störung des Sozialverhaltens

Verschiedene Faktoren tragen zur Entstehung der Störungen des Sozialverhaltens bei. Zwillingsstudien legen eine genetische Komponente nahe, wobei insbesondere aggressives Verhalten erblich zu sein scheint (z. B. Edelbrock et al., 1995). Auch neuropsychologische Defizite im Bereich verbaler Fähigkeiten, exekutiver Funktionen und des Gedächtnisses sprechen für einen Einfluss biologischer Faktoren (Moffitt, 1993).

Psychosoziale Erklärungsansätze

Man vermutet allgemein, dass ein Familienleben, in dem Eltern den Kindern wenig Zuneigung schenken, keine moralischen Grundsätze vermitteln, Bestrafungen nicht adäquat einsetzen und Kindern keine Erklärungen für richtiges und falsches Verhalten bieten, dazu führen kann, dass die Kinder kein moralisches Bewusstsein entwickeln und keine Reue- oder Schuldgefühle nach antisozialem Verhalten empfinden. Auch Lernerfahrungen spielen eine Rolle: Kinder ahmen aggressives Verhalten nach, das sie z. B. bei Eltern, Mitschülern oder Medienfiguren beobachten, da dies häufig zur Erreichung von Zielen erfolgreich eingesetzt und damit verstärkt wird.

!

Wenn auf moralisches Fehlverhalten von Kindern keine negativen, sondern sogar positive Konsequenzen folgen, ist die Gefahr für die Entwicklung eines anhaltend gestörten Sozialverhaltens groß.

Eine Theorie, die kognitive Aspekte berücksichtigt, stammt von Crick und Dodge (1994). Sie stellten fest, dass aggressive Kinder mehrdeutige Handlungen verzerrt als feindlich interpretieren. Dies kann zu einer aggressiven Reaktion führen, die wiederum beim Gegenüber aggressive Gegenreaktionen auslösen kann. Dadurch werden Ärger und Aggressionen der aggressiven Kinder noch wahrscheinlicher, und es entwickelt sich ein Teufelskreis.
Schließlich spielen auch sozioökonomische Bedingungen eine Rolle: In sozialen Kreisen, in denen die Kinder und Jugendlichen wenig Bildungs- und berufliche Chancen haben und in denen kriminelle Handlungen akzeptiert werden, sind Delinquenzraten erhöht.

12.4.3 Therapie der Störung des Sozialverhaltens

Die Methode, die den meisten Menschen zuerst als Reaktion auf antisoziales Verhalten in den Sinn kommt – harte Bestrafung –, hat selten den gewünschten Erfolg. Durch Strafen wie Inhaftierung kommt es bei Jugendlichen nicht zu einer Besserung. Im Gegenteil: Sie haben nachher weniger stabile Arbeitsverhältnisse und begehen noch mehr kriminelle Handlungen (vgl. die Längsschnittstudie von Laub & Sampson, 1995).

Wesentlich vielversprechender sind Familieninterventionen. Es geht v. a. darum, Eltern oder anderen wichtigen Bezugspersonen beizubringen, erwünschtes Verhalten konsequent zu belohnen und antisozialem Verhalten mit dem Entzug von Verstärkern zu begegnen. Eine Therapieform, die neben der Familie auch Schule und Freunde mit einbezieht und in der alltäglichen Umgebung stattfindet, ist die Multi-System-Behandlung von Henggeler et al. (1998). Anhand kognitiv-verhaltensorientierter Strategien werden Verhaltensprobleme ergründet und alternative Verhaltensweisen vermittelt. Dadurch kommt es nicht nur bei den betroffenen Kindern und Jugendlichen zu langfristigen Verhaltensverbesserungen, sondern auch zu günstigeren sozialen Interaktionen und zu einem besseren psychischen Gesundheitszustand der Eltern.

Auch Einzeltherapien, die auf kognitiven Ansätzen gründen, haben sich als erfolgreich erwiesen. Die Kinder lernen und üben, ihre Wut in provozierenden Situationen zu kontrollieren (z. B. indem sie sich beruhigende Dinge sagen) und nicht aggressiv zu werden. Gruppentherapien mit verhaltensgestörten Kindern oder Jugendlichen können ihre moralischen Fertigkeiten verbessern, z. B. indem über moralische Dilemmata diskutiert wird. Es geht darum, den Kindern durch Aufzeigen der persönlichen wie auch gesellschaftlichen Konsequenzen verschiedener Verhaltensweisen ein moralisches Bewusstsein zu vermitteln.

Eine besondere Herausforderung der Therapie von Störungen des Sozialverhaltens besteht darin, dass die Kinder und Jugendlichen Verhaltensverbesserungen auch in ihrer alltäglichen Umgebung beibehalten. Wenn man sich vor Augen hält, dass sich aus Störungen des Sozialverhaltens in der Hälfte der Fälle dissoziale Persönlichkeitsstörungen oder Psychopathie entwickeln, die dann nicht mehr therapierbar sind, erscheint eine frühzeitige Intervention umso wichtiger.

12.5 Enuresis

Enuresis, d. h. Einnässen, wie auch Enkopresis, d. h. Einkoten, finden sich im ICD-10 unter den sonstigen Verhaltens- oder emotionalen Störungen mit Beginn in Kindheit und Jugend. Die Enuresis, die im Folgenden näher beschrieben wird, tritt bei (Vorschul-)Kindern relativ häufig auf.

12.5.1 Erscheinungsbild und Epidemiologie der Enuresis

Kinder lernen in der Regel im zweiten bis dritten Lebensjahr, ihre Blase zu kontrollieren, wobei die Urinkontinenz bei Tage früher erworben wird. Die Diagnose Enuresis wird erst ab fünf Jahren gestellt.

Übersicht

Kriterien der nichtorganischen Enuresis (F 98.0)

A. Lebens- und geistiges Alter des Kindes liegen bei mindestens fünf Jahren.

B. Bei Kindern unter sieben Jahren kommt es mindestens zweimal im Monat zu unwillkürlichen oder beabsichtigten Harnentleerungen ins Bett oder in die Kleidung, bei Kindern ab sieben Jahren mindestens einmal monatlich.

C. Die Enuresis lässt sich nicht auf organische Faktoren zurückführen.

D. Die Kriterien einer anderen psychischen Störung werden nicht erfüllt.

E. Die Dauer liegt bei mindestens drei Monaten.

Die Störung wird näher gekennzeichnet je nachdem, ob das Einnässen nur nachts (Enuresis nocturna, F 98.00), nur tagsüber (Enuresis diurna, F 98.01) oder nachts und tags (Enuresis nocturna et diurna, F 98.02) geschieht. Am häufigsten ist die Enuresis nocturna. Man vermutet, dass unter den 5-jährigen Kindern 7 % der Jungen und 3 % der Mädchen Bettnässer sind, unter den 10-Jährigen noch etwa 5 % der Jungen und 2 % der Mädchen und unter den 18-Jährigen noch 1 % der Jungen und weit weniger Mädchen.
Die Mehrheit der betroffenen Kinder hat schon immer eingenässt; man spricht dann von primärer Enuresis. Wenn die Kinder schon einmal mindestens ein halbes Jahr nachts trocken waren und dann wieder mit dem Einnässen beginnen, spricht man von sekundärer Enuresis.

12.5.2 Ätiologie der Enuresis

In rund 10 % aller Fälle von Enuresis bestehen rein organische Ursachen. Dazu gehören u. a. Harnwegsinfektionen, Nierenerkrankungen und epileptische Anfälle. Daher sollte die Diagnostik eine medizinische Untersuchung beinhalten.
Vermutlich besteht eine starke genetische Komponente bei Enuresis. Bei Bettnässern wurde außerdem festgestellt, dass sie nachts ihre Beckenbodenmuskulatur nicht anspannen. Möglicherweise haben sie das nicht gelernt; oder sie haben nicht gelernt, bei voller Blase aufzuwachen. In einigen Fällen spielen psychosoziale Faktoren eine Rolle. Vor allem bei sekundärer Enuresis können belastende Ereignisse dem Bettnässen vorausgehen und damit ein Zeichen von Angst oder anderen emotionalen Störungen sein. Andererseits kann Bettnässen zu emotionalen Problemen wie Scham und geringer Selbstachtung führen, v. a. wenn die Kinder deswegen von Peers gehänselt werden oder wenn die Eltern ärgerlich reagieren.

12.5.3 Therapie der Enuresis

Nur in einer Minderheit der Fälle kommt es bei Enuretikern zu einer Spontanremission. Medikamentös lässt sich die Enuresis nocturna z. B. mit dem Antidepressivum Imipramin behandeln, das die Reaktivität der Beckenbodenmuskulatur verändert. Das Antidiuretikum Desmopressin erhöht die Wasseraufnahme in den Nieren und konzentriert den Urin in der Blase. Der Nachteil von Imipramin liegt in den Nebenwirkungen (vgl. 7.3.5). Zudem kommt es nach dem Absetzen der Medikamente meistens zu Rückfällen.

Urin-Alarm-Systeme. Eine sehr erfolgreiche verhaltenstheoretische Methode bei Enuresis nocturna stellen Urin-Alarm-Systeme dar. Die erste Anwendung dieser Methode war das Klingelkissen von Mowrer und Mowrer (1938). Es besteht aus einer Betteinlage mit zwei Metallfolien, die durch eine saugfähige Textilschicht getrennt sind. Die obere Folie ist perforiert, und beide sind mit einer Klingel und einer Batterie verbunden. Wenn Urin die saugfähige Schicht berührt, wird der Stromkreis zwischen den Folien geschlossen, so dass die Klingel ertönt. Davon wacht das Kind auf und kann aufs Klo gehen. Man vermutet, dass der Klingelalarm als Strafe fungiert und es deshalb zu einer Verminderung des unerwünschten Bettnässens kommt. Die Kinder lernen, schon bei Harndrang aufs Klo zu gehen, bevor der Alarm ausgelöst wird. Die Technik wurde inzwischen weiterentwickelt, so dass Urin-Alarm-Systeme am Körper getragen werden können und bereits auf kleinste Mengen Urin zuverlässig einen Alarm auslösen. In der Regel müssen die Kinder aufstehen und zum Klo gehen, um das Signal abzustellen. Durch das Lob der Eltern kann rechtzeitiges Aufs-Klo-Gehen zusätzlich verstärkt werden.

Zusammenfassung

Die Intelligenzminderung oder geistige Behinderung beinhaltet deutlich unterdurchschnittliche kognitive Fähigkeiten und eine Beeinträchtigung sozialer Kompetenzen. In 25 % der Fälle liegen ihrer Entstehung bekannte organische Faktoren zugrunde:

- Chromosomenaberrationen (z. B. beim Down-Syndrom oder beim Fragile-X-Syndrom)
- rezessiv erbliche Stoffwechselstörungen (z. B. Phenylketonurie)
- Infektionen (z. B. Röteln oder Aids)
- Unfälle mit Hirnschädigungen
- giftige Substanzen (z. B. Blei oder Quecksilber).

In vielen Fällen leichter Intelligenzminderung geht man von einer Interaktion biologischer Diathesen (z. B. subtiler Gehirnverletzungen) mit ungünstigen Umgebungsfaktoren (z. B. Ressourcenmangel) aus. Zwar lässt sich Intelligenzminderung nicht heilen, aber durch betreutes Wohnen, operante Verfahren und das Selbstinstruktionstraining können die Betroffenen einige Fertigkeiten erlernen und teilweise ein relativ selbständiges Leben führen.

Beim frühkindlichen Autismus liegen Störungen in der sozialen Interaktion und der Kommunikation sowie Stereotypien in den Aktivitäten und den Interessen vor. Die Ursachen sind biologischer Natur, was sich z. B. in hirnstrukturellen und -funktionellen Auffälligkeiten äußert. Durch verhaltenstherapeutische Methoden versucht man mit mäßigem Erfolg, unerwünschte Verhaltensweisen einzuschränken sowie soziale und kommunikative Fertigkeiten der Kinder zu verbessern.

Hauptmerkmale hyperkinetischer Störungen sind Unaufmerksamkeit, Überaktivität und Impulsivität. Durch biologische Diathesen genetischer sowie hirnstruktureller- und funktioneller Natur kommt es bei den Kindern zu Schwierigkeiten mit der Verhaltenskontrolle. Dies führt zu negativen Umweltreaktionen und zu ungünstigen Interaktionsmustern. Häufig sind die Kinder auch aggressiv. Zur Behandlung können Stimulanzien eingesetzt werden, die jedoch Nebenwirkungen und eine erhöhte Missbrauchsgefahr mit sich bringen. Weniger risikoreich und langfristig effektiver sind Behandlungsprogramme, die auf operanter Konditionierung beruhen.

Die Störung des Sozialverhaltens ist v. a. durch aggressives und dissoziales Verhalten gekennzeichnet und kann sich später zu einer dissozialen Persönlichkeitsstörung entwickeln, wenn sie nicht vorher behandelt wird. Zwar gibt es Hinweise auf Erblichkeit und neuropsychologische Defizite, doch scheinen psychosoziale Faktoren in der Entstehung gestörten Sozialverhaltens eine wichtige Rolle zu spielen:

- Durch mangelnde Vermittlung einer Moral und durch inadäquaten Einsatz von Bestrafung entwickeln Kinder kein moralisches Bewusstsein.
- Aggressives Verhalten wird nachgeahmt, wenn es Erfolg hat.
- Aggressive Kinder interpretieren Uneindeutigkeit verzerrt als feindlich.
- Negative sozioökonomische Umweltbedingungen können das Risiko für straffälliges Verhalten erhöhen.

Erfolgreiche Behandlungsansätze bei Störungen des Sozialverhaltens sind Familieninterventionen, die Multi-System-Behandlung, kognitive Einzeltherapien und Gruppentherapien zur Verbesserung moralischer Fertigkeiten.

Bei Enuresis kommt es – meistens nachts – zu Harnentleerungen ins Bett oder in die Kleidung, obwohl die Kinder dem Alter nach ihre Blase schon kontrollieren können sollten. Bei nichtorganischer Enuresis scheint es eine genetische Komponente zu geben. Viele Bettnässer haben nicht gelernt, nachts ihre Beckenbodenmuskulatur anzuspannen oder bei voller Blase aufzuwachen. Manchmal spielen auch emotionale Belastungen eine Rolle. Neben Medikamenten werden besonders Urin-Alarm-Systeme erfolgreich zur Behandlung der Enuresis eingesetzt.

Übungsaufgaben

- Beschreiben Sie Schweregrade der Intelligenzminderung, mögliche Ursachen und Ansätze zu ihrer Prävention und Therapie.
- Was ist zur Ätiologie und Therapie des Autismus zu sagen?
- Wo liegen Unterschiede zwischen hyperkinetischen Störungen und den Störungen des Sozialverhaltens, und wie lassen sie sich behandeln?
- Was weiß man über die Entstehung und Behandlung der Enuresis?

Weiterführende Literatur

- Beschreibung und Therapie der Intelligenzminderung:
  Suhrweier, H. (1999). Geistige Behinderung. Weinheim: Beltz.
- Beschreibung und Therapie von Autismus:
  Poustka, F., Bötte, S., Schmötzer, G. & Feineis-Matthews, S. (2004). Autistische Störungen. Göttingen: Hogrefe.
- Ein umfassendes Trainingsprogramm bei hyperkinetischen Störungen:
  Lauth, G. & Schlottke, P. (2004). Training mit aufmerksamkeitsgestörten Kindern. Weinheim: Beltz PVU.
- Beschreibung und Therapie aggressiven Verhaltens bei Kindern und Jugendlichen:
  Scheithauer, H. (2003). Aggressives Verhalten von Jungen und Mädchen. Göttingen: Hogrefe.

13 Psychische Störungen im Alter

Was Sie in diesem Kapitel erwartet

Die Lebenserwartung ist in unserer Gesellschaft in den letzten Jahrzehnten deutlich gestiegen. Dadurch hat sich der Anteil älterer Menschen an der Bevölkerung erhöht und wird weiter steigen. Bald wird ein Viertel der Bevölkerung älter als 65 Jahre sein. Daher ist es wichtig, sich in der Psychologie verstärkt mit der Behandlung psychischer Probleme im Alter auseinander zu setzen. Das Altern geht mit körperlichen, aber auch geistigen Veränderungen einher, die es zu bewältigen gilt. Eine besondere Herausforderung dabei ist, dass sich ältere Menschen noch mehr voneinander unterscheiden als jüngere. Nur weil man das Alter eines Menschen kennt, kann man daraus keine Schlüsse auf seinen körperlichen oder geistigen Zustand ziehen.

In diesem Kapitel soll zunächst auf Altersforschung und psychische Störungen im Alter allgemein eingegangen werden. Dann werden zwei organische psychische Störungen, die Demenz und das Delir, näher beschrieben. Zum Schluss werden Schlafstörungen thematisiert, die im Alter gehäuft auftreten.

Derzeit gelten Menschen ab 65 Jahren als alt. Die Gerontologie nimmt eine weitere Einteilung in drei Gruppen vor:

- die „jüngeren Alten“ zwischen 65 bis 74 Jahren,
- die „älteren Alten“ zwischen 75 und 84 Jahren und
- die „Ältesten oder Hochbetagten“ ab 85 Jahren.

Die Gerontologie oder Altersforschung befasst sich generell mit biologischen, körperlichen, psychischen und sozialen Vorgängen im Alter, die Geriatrie oder Altersheilkunde speziell mit den Erkrankungen im Alter. In der psychologischen Erforschung verschiedener Altersgruppen gibt es unterschiedliche Effekte zu berücksichtigen:

- Unter Alterseffekten versteht man die Konsequenzen eines chronologischen Alters.
- Kohorteneffekte sind die Folgen daraus, dass man in einem bestimmten Jahr geboren und in einem bestimmten Zeitalter aufgewachsen ist.
- Messzeitpunkteffekte entstehen daraus, dass Störfaktoren zu bestimmten Zeitpunkten einen Einfluss auf Messungen ausüben.

13.1 Erscheinungsbild und Behandlung psychischer Störungen im Alter

Insgesamt ist die Prävalenz psychischer Störungen bei alten Menschen (ab 65 Jahren) eher niedriger als bei den jüngeren. Das häufigste psychische Problem im Alter ist die zunehmende Beeinträchtigung kognitiver Funktionen, z. B. des Gedächtnisses. Etwa 20 % der Alten leiden an behandlungsbedürftigen psychischen Störungen. Darunter sind Depressionen besonders häufig.

Übersicht

Häufigkeit psychischer Störungen im Alter

- **Substanzinduzierte Störungen:** Ihre Prävalenz ist im Alter geringer als in der jüngeren Allgemeinbevölkerung. Für Alkoholismus wird sie im Mittel auf etwas weniger als 2 % geschätzt, wobei Männer mehr als sechsmal so oft betroffen sind wie Frauen. Am häufigsten werden im Alter Medikamente wie z. B. Tranquilizer und Schlafmittel missbraucht.
- **Psychotische Störungen:** Die Schizophrenie ist bei alten Menschen seltener als in der Allgemeinbevölkerung. Ein häufiges Problem ist jedoch die wahnhafte Störung mit paranoidem Inhalt.
- **Affektive Störungen:** Ihre Prävalenz im Alter wird auf etwa 12 % geschätzt. In den allermeisten Fällen handelt es sich um unipolare Depressionen, die komorbid zu körperlichen Erkrankungen und Funktionseinschränkungen auftreten. Frauen sind auch hier häufiger betroffen. Die Suizidrate ist im Alter etwa um das Dreifache erhöht, v. a. bei Männern.
- **Angststörungen:** Im Alter sind Ängste und Angstsymptome häufig und meist schwer von depressiven Symptomen bzw. Störungen zu trennen. Ängste bezüglich der eigenen Sicherheit und Gesundheit dominieren. Die abgegrenzten Angststörungen (Phobien, soziale Phobie, Agoraphobie, Panik, Zwänge) gehen eher zurück.
- **Sexuelle Funktionsstörungen:** Sie nehmen im Alter zu.

Substanzinduzierte Störungen

Vermutlich sinkt die Prävalenz substanzinduzierter Störungen im Alter, weil die Mortalität bei Abhängigkeitserkrankungen erhöht ist, so dass viele Betroffene gar nicht alt werden. Die am häufigsten missbrauchten Substanzen im Alter sind Alkohol und Medikamente.

Alkoholismus. Bei Alkoholismus im Alter sind die Kriterien des Abhängigkeitssyndroms (vgl. 5.1) zu streng, so dass bei ihrer Anwendung problematische Trinkmuster übersehen werden können. Es ist zu berücksichtigen, dass mit zunehmendem Alter die Alkoholtoleranz sinkt und dass der Alkohol langsamer abgebaut wird. Es kann also schneller zu toxischen Reaktionen, z. B. Delir, kommen. Zudem führt Alkoholismus im Alter zu stärkeren kognitiven Defiziten wie Gedächtnisstörungen.

Medikamentenmissbrauch und -abhängigkeit. Alte Menschen in unserer Gesellschaft konsumieren über ein Drittel der verschriebenen Medikamente. Dazu gehören z. B. Schmerzmittel, um chronische Schmerzen zu lindern, und Antidepressiva oder Tranquilizer, um mit Verlusten, Schlafstörungen oder Einsamkeit fertig zu werden. Vor allem in Pflegeheimen werden sehr häufig Tranquilizer verabreicht, die jedoch ein hohes Abhängigkeitsrisiko bergen. Entsprechend hoch ist die Gefahr von schädlichem Gebrauch bis hin zur Abhängigkeit. Meistens haben die Betroffenen keine Schwierigkeiten, über Ärzte an die Medikamente heranzukommen. Viele Ärzte verschreiben eher ein Medikament, um vorgebrachte Beschwerden zu lindern, als sich eingehend mit den Problemen eines älteren Patienten zu befassen und nach anderen, möglicherweise zeitintensiveren Behandlungsmöglichkeiten zu suchen.

!

Ein besonderes Problem der Medikamenteneinnahme im Alter ist, dass geringere Dosen verschrieben werden sollten und die körperlichen Funktionen, z. B. von Leber, Nieren und Herz, sorgfältiger Überwachung bedürfen. Medikamentenmissbrauch oder auch multiple Medikation führt zu Verwirrtheitszuständen, Delir, was tödlichen Ausgang haben kann.

Psychotische Störungen

Schizophrenie. Viele Menschen mit Schizophrenie sterben aufgrund der erhöhten Mortalität schon, bevor sie alt werden. Bei anderen gehen die Symptome im Alter stark zurück. Nur in seltenen Fällen setzt eine Schizophrenie erst nach dem 60. Lebensjahr ein; man spricht dann von „Paraphrenie". Im Vordergrund stehen Halluzinationen und paranoide Wahnvorstellungen, wohingegen Kognitionen und Affekte weitgehend intakt bleiben. Bei der Diagnose sind Verwechslungen mit anderen psychischen Störungen wie Demenz oder Depression auszuschließen. Zudem sollte berücksichtigt werden, dass schizophrenieähnliche Symptome im Alter durch medizinische Probleme ausgelöst werden können, z. B. Schilddrüsenerkrankungen, die Addison-Krankheit, das Parkinson-Syndrom, die Alzheimer-Krankheit und Vitaminmangel. Zur Behandlung von Schizophrenie im Alter können Antipsychotika eingesetzt werden, allerdings mit erhöhter Vorsicht. Hilfreich ist auch therapeutische Unterstützung.

Paranoia. Im Alter häufiger als Schizophrenie sind wahnhafte Störungen, die mit dem Sammelbegriff Paranoia bezeichnet werden. Verschiedene Ursachen werden diskutiert:

- Paranoia kann eine Fortsetzung einer schon früher vorhandenen Störung sein.
- Sie wird aber oft auch durch hirnorganische Störungen wie Demenz oder Delir ausgelöst. Bei Demenz können Wahnvorstellungen dazu dienen, Erinnerungslücken zu füllen.
- Eine möglicherweise wichtige Ursache von Paranoia im Alter ist Schwerhörigkeit oder generell die Einschränkungen der Sinnesfunktionen. Wenn die Betroffenen schlecht hören, können sie glauben, dass andere mit Absicht leise reden, damit sie nichts verstehen können. Darauf wird dann mit der Entwicklung paranoider Wahnvorstellungen reagiert. In einem bedeutenden Experiment konnten Zimbardo et al. (1981) nachweisen, dass eine den Betroffenen nicht bewusste Schwerhörigkeit zur Entwicklung paranoider Gedanken führt.
- Auch soziale Isolation kann Wahnvorstellungen fördern, da die Betroffenen nicht die Möglichkeit haben, ihr Misstrauen gegen andere zu überprüfen.

Bei der Diagnose sollte beachtet werden, dass nicht alle alten Menschen, die Verfolgungsgedanken äußern, eine wahnhafte Störung haben. Das Alter macht verletzlich und anfällig für reale Formen von Missbrauch.

In der Therapie von Paranoia sind Geduld, Empathie und Unterstützung gefragt. Erst wenn der Patient Vertrauen gefasst hat, können die Wahnvorstellungen anhand kognitiver Methoden in Frage gestellt werden. Bei Schwerhörigkeit ist eine Hörhilfe vonnöten. Bei sozialer Isolation können die Betroffenen z. B. durch Verhaltensübungen darin unterstützt werden, soziale Kontakte auszubauen. Antipsychotika können zwar zur Behandlung wahnhafter Störungen im Alter eingesetzt werden, sollten aber wegen körperlicher Risiken (vgl. 6.3.1) mit erhöhter Vorsicht verabreicht werden.

Depression

Die Symptome der Depression unterscheiden sich zwischen Alten und Jungen: Alte Menschen haben weniger Schuldgefühle und suizidale Gedanken. Sie leiden stärker an motorischer Verlangsamung und Gewichtsverlust und klagen häufiger über somatische Beschwerden und Gedächtnisstörungen. Meistens ist eine Depression im Alter die Fortsetzung einer schon lange anhaltenden Krankheitsgeschichte. Depressionen, die erst im Alter einsetzen, gehen häufig auf körperliche Ursachen zurück. Bei chronischen Gesundheitsstörungen im Alter, u. a. bei Demenz, Schlaganfall oder Parkinson, leiden bis zu 40 % der Betroffenen auch an depressiver

Symptomatik. Neben körperlichen und organisch bedingten psychischen Störungen können weitere Faktoren eine Depression im Alter verursachen:

- Medikamente, z. B. zur Blutdrucksenkung oder gegen Parkinson, und Hormonpräparate können depressive Symptome auslösen oder verschlimmern.
- Auch im Alter spielt eine genetische Diathese für affektive Störungen eine Rolle.
- Psychische Belastungen, z. B. der Verlust des Ehepartners, können depressive Episoden im Alter auslösen.

Die Depression im Alter lässt sich mit den gleichen Mitteln erfolgreich behandeln wie bei Jüngeren auch. Dazu gehören kognitive Verhaltenstherapie (vgl. 7.3.3), die Interpersonale Psychotherapie (vgl. 7.3.2) und Antidepressiva (vgl. 7.3.5). Da sich jedoch im Alter die Nebenwirkungen von Antidepressiva häufiger und gefährlicher äußern als bei Jüngeren, sind nichtmedikamentöse Behandlungen zu bevorzugen. In der Psychotherapie sollte besonders auf die Lebensveränderungen im Alter eingegangen werden, die es zu bewältigen gilt.

Angstsymptome und Angststörungen

Wie Depressionen können auch Angststörungen im Alter eine Fortsetzung früherer Zustände sein oder aber erstmals auftreten. Viele Betroffene leiden unter ungerechtfertigten Ängsten, die jedoch nicht die vollen Kriterien einer Angststörung erfüllen. Daher wird die Prävalenz von Angst im Alter in epidemiologischen Untersuchungen möglicherweise unterschätzt. Zu den Ursachen von Angstsymptomen gehören körperliche Krankheiten wie Stoffwechselstörungen (z. B. Hypoglykämie), endokrine Störungen (z. B. Schilddrüsenüberfunktion) und Herz-Kreislauf-Erkrankungen (z. B. dekompensierte Herzinsuffizienz), aber auch Gesundheitssorgen, medikamentöse Nebenwirkungen, z. B. von Antidepressiva oder Parkinsonmitteln, sowie Delir und Demenz.

Angststörungen im Alter wurden bislang nur unzureichend erforscht. Vermutlich lassen sie sich mit den gleichen therapeutischen Methoden behandeln wie bei Jüngeren auch (vgl. 8.1.4). Tranquilizer werden zwar häufig von Ärzten verschrieben, sind jedoch wie auch andere Medikamente mit einem erhöhten Risiko verbunden.

Sexuelle Funktionsstörungen

Landläufige Vorurteile sprechen Älteren sexuelles Vermögen und Interesse ab. Dies entspricht jedoch nicht den Tatsachen: Gesunde Menschen können sogar bis zum Alter von 100 Jahren mit Lust sexuelle Aktivitäten ausüben. Weder das sexuelle Interesse noch die sexuelle Aktivität nehmen im Alter zwangsläufig ab. Dennoch kommt es zu physiologischen Veränderungen der sexuellen Reaktionsfähigkeit.

- Bei Männern dauert es länger, bis eine Erektion zustande kommt; diese kann dann aber vor der Ejakulation länger aufrechterhalten werden. Der Orgasmus ist weniger intensiv, und es wird weniger Samenflüssigkeit ausgestoßen als bei Jüngeren. Danach baut sich die Erektion schneller ab.
- Bei Frauen dauert es länger, bis sich sexuelle Erregung aufbaut. Wegen des sinkenden Östrogenspiegels verringert sich die vaginale Lubrikation, es kann zu Juckreiz in der Vagina kommen, und die Hautempfindlichkeit kann sich verändern; daher werden das Einführen des Penis und das Streicheln der Brüste nicht mehr so angenehm empfunden wie bei Jüngeren. Die Kontraktionen beim Orgasmus werden seltener und weniger rhythmisch und können Unbehagen oder gar Schmerzen verursachen. Anschließend lässt die Erregung schneller nach.

Durch die physiologischen Veränderungen kann es zu sexuellen Funktionsstörungen kommen. Wenn Männer oder ihre Partnerinnen auf den verlangsamten Aufbau der Erektion mit Beunruhigung reagieren und diese als Zeichen drohender Impotenz fehlinterpretieren, entwickeln viele Betroffene Leistungsängste, die ein wichtiger Faktor bei sexuellen Dysfunktionen sind (vgl. 10.1.2). Die Einführung von Viagra dürfte sich auch auf die sexuelle Aktivität älterer Männer auswirken. Die durch Östrogenmangel bedingten Veränderungen und Symptome bei Frauen können durch Hormonsubstitution gelindert werden.

!

Sofern keine körperliche oder psychische Krankheit die sexuelle Reaktionsfähigkeit beeinträchtigt, bleibt diese, wenn auch verändert, im Alter bestehen.

Da mit dem Alter chronische Erkrankungen zunehmen, steigt damit auch die Wahrscheinlichkeit für sexuelle Funktionsstörungen. So kann z. B. Diabetes bei Männern zu Erektionsschwierigkeiten und bei Frauen zu einer verminderten vaginalen Lubrikation führen. Medikamente, z. B. Tranquilizer und Blutdruckmittel, aber auch exzessive Ess- und Trinkgewohnheiten können ebenfalls sexuelle Dysfunktionen verursachen.

In der Therapie sexueller Funktionsstörungen im Alter sind v. a. umfassende und vorurteilsfreie Informationen der Betroffenen über altersbedingte Veränderungen, aber auch über sexuelle Möglichkeiten wichtig.

Fokus

Besonderheiten in der Therapie älterer Menschen

Entgegen der Vorurteile mancher Therapeuten ist die psychologische Behandlung alter Menschen ebenso erfolgversprechend wie die jüngerer. Da neben psychischen auch diverse körperliche Probleme bestehen können, ist jedoch eine interdisziplinäre Zusammenarbeit z. B. mit Medizinern besonders wichtig. Bei schweren Erkrankungen und zunehmender Pflegebedürftigkeit werden alte Menschen häufig in Pflegeheimen untergebracht. Leider fehlt es in vielen dieser Institutionen an gut ausgebildetem Personal und Ressourcen für eine angemessene Behandlung.

In der Psychotherapie psychischer Störungen im Alter sollten einige Besonderheiten beachtet werden:

- Als Therapeut sollte man berücksichtigen, welche bestehenden Krankheiten und verabreichten Medikamente einen Einfluss auf das psychische Befinden des Patienten haben.
- Man sollte mit biologischen, sozialen und psychischen Veränderungen im Alter vertraut sein, um altersbedingte Veränderungen von psychopathologischen Prozessen unterscheiden zu können.
- Es sollte berücksichtigt werden, dass Denkprozesse bei manchen Patienten länger dauern und dass die Vergesslichkeit im Alter zunehmen kann.
- Emotionalen Belastungen liegen oft reale Gründe, z. B. Verlust von Nahestehenden oder gesundheitliche Probleme, zugrunde.
- Vorurteile des Therapeuten über das Altern haben keinen Platz in der Therapie.
- Man sollte nach dem Prinzip der minimalen Intervention vorgehen, d. h., der Therapeut sollte möglichst wenig in das Leben der Betroffenen eingreifen, um ihre Unabhängigkeit möglichst lange zu erhalten.
- Andere Institutionen, Bezugspersonen und Angehörige sollten zur Unterstützung in die Therapie mit einbezogen werden.
- Das Ziel besteht in der Erhaltung und Förderung von Ressourcen und Kompetenzen des Patienten.
- Es sollten Bewältigungsstrategien vermittelt werden, die auch bei künftigen Krisen hilfreich sein können.
- In einem realistischen Ausmaß sollten positive Erwartungen die Therapie bestimmen.
- In der Therapie kann auf die besondere Lebenserfahrung und die bestehenden Fertigkeiten des Patienten zurückgegriffen werden.
- Mehr als bei anderen Altersgruppen können Gedanken an den Tod und ans Sterben eine Rolle spielen.

13.2 Organische psychische Störungen

Wenn psychische Symptome auf eine Störung im Gehirn oder eine körperliche Krankheit zurückgeführt werden können und sich mit dem Rückgang dieser organischen Störung bessern, spricht man von organischen psychischen Störungen. Viele der in diesem Buch behandelten Störungen, z. B. Depressionen oder Angststörungen, können in manchen Fällen auch organisch bedingt sein. Daneben gibt es Störungsbilder wie Demenz und Delir, die ausschließlich auf organische Störungen zurückgeführt werden.

13.2.1 Demenz

Bei einer Demenz kommt es aufgrund hirnorganischer Faktoren zu einer allmählichen Verschlechterung der kognitiven, affektiven, motivationalen und motorischen Fähigkeiten. Demenz und Delir führen im Alter häufig zu Einweisungen in ein Krankenhaus bzw. ein Heim.

Übersicht

Allgemeine Kriterien einer Demenz (F 0)

G1. Nachweis der folgenden Merkmale:
1. Abnahme des Gedächtnisses im verbalen und nonverbalen Bereich, die sich v. a. beim Neulernen, aber auch bei der Erinnerung an bereits Gelerntes äußert.
2. Abnahme anderer kognitiver Fähigkeiten, gekennzeichnet durch eine Verminderung von Urteils- und Denkvermögen.

Die Beeinträchtigungen sollten objektiv nachgewiesen werden (z. B. durch neuropsychologische Tests) und in ihrem Schweregrad (leicht, mittelgradig oder schwer) eingestuft werden.

G2. Um G1 nachzuweisen, sollten die Betroffenen ihre Umgebung noch ausreichend wahrnehmen, d. h. keine Bewusstseinstrübung haben.

G3. Verminderung von Affektkontrolle, Antrieb oder Sozialverhalten, die sich auf mindestens eine Art äußert:
1. emotionale Labilität
2. Reizbarkeit
3. Apathie
4. Vergröberung des Sozialverhaltens

G4. Die Symptome in G1 bestehen mindestens sechs Monate.

Ein weiteres Merkmal, das die Diagnose einer Demenz stützt, ist die Abnahme weiterer höherer kortikaler Funktionen, die zu Aphasie (Sprachstörung), Agnosie (Unfähigkeit, Gegenstände zu erkennen) und Apraxie (Beeinträchtigung der Fähigkeit, motorische Aktivitäten auszuführen) führt. Zusätzlich können wahnhafte, halluzinatorische oder depressive Symptome auftreten. Eine Demenz ist irreversibel; je nach Ursache kann der Verlauf variieren. Bei fortschreitender Verschlechterung kommt es zu Beeinträchtigungen in sämtlichen Lebensbereichen bis hin zu sozialem Rückzug, Apathie und Persönlichkeitsveränderungen.

Epidemiologie. Mit zunehmendem Alter steigt die Häufigkeit von Demenzen: Unter den jüngeren Alten liegt die Prävalenz bei ca. 1 %, unter den älteren Alten bei etwa 4 % und unter den Hochbetagten bei ca. 10 % (Bickel, 2003). In etwa 50–60 % der Fälle wird von einer Demenz vom Alzheimer-Typus ausgegangen. Am zweithäufigsten ist die vaskuläre Demenz. Bei etwa 10–15 % der Demenzen sind frontotemporale Gehirnbereiche betroffen.

Formen und Ursachen der Demenz

Alzheimer-Krankheit. Die Alzheimer-Krankheit beginnt schleichend, verschlechtert sich zunehmend und führt nach ca. 10–12 Jahren zum Tod. Im Vordergrund stehen zunächst Gedächtnisstörungen. Frauen sind etwa doppelt so häufig betroffen wie Männer. Der Beginn liegt meistens nach dem 65. Lebensjahr. In den Gehirnen kommt es zu einer allgemeinen Atrophie, und im gesamten Kortex finden sich senile Plaques, d. h. Ablagerungen aus den Überresten von abgestorbenen Neuronen und der Substanz β-Amyloid, die zum Absterben der Zellen beiträgt. Außerdem finden sich zwischen den Neuronen verknäuelte Proteinfäden, die als neurofibrilläre Verklumpungen bezeichnet werden und die Funktionsfähigkeit des Gehirns beeinträchtigen. Zudem kommt es zu neurochemischen Veränderungen, v. a. einem verringerten Acetylcholinspiegel, der zu Gedächtnisstörungen beiträgt. Aufgrund von Familien- und Zwillingsstudien ist von einer genetischen Verursachung auszugehen. Diskutiert werden genetische Mutationen auf den Chromosomen 14, 19 und 21.

Vaskuläre bzw. subkortikale Demenzen. Vaskuläre Demenzen, die zu den subkortikalen Demenzen gehören, betreffen subkortikale Gehirnbereiche und führen sowohl zu kognitiven als auch zu motorischen Beeinträchtigungen. Verursacht werden sie durch vaskuläre Krankheiten, z. B. durch Schlaganfälle und arteriosklerotische Prozesse. Es gelten die gleichen Risikofaktoren wie bei Herz-Kreislauf-Erkrankungen allgemein, z. B. Fettleibigkeit, ein hoher Cholesterinspiegel und Bewegungsmangel. Subkortikale Demenzen können auch durch andere Erkrankungen verursacht werden, z. B. Chorea-Huntington, Parkinson-Syndrom und Normaldruck-Hydrozephalus.

Frontotemporale Demenzen. Sie beginnen in der Regel schon Ende des fünften Lebensjahrzehnts und führen außer zu kognitiven Beeinträchtigungen auch zu Verhaltens- und Persönlichkeitsveränderungen. Der Verlust der Nervenzellen betrifft die Frontal- und Temporallappen. Vor allem Serotoninneuronen gehen zugrunde. Genetische Faktoren sind von Bedeutung. Eine frontotemporale Demenz ist die Demenz vom Pick-Typus.

Weitere organische Ursachen. Auch verschiedene Infektionen können zu irreversiblen Demenzen führen, z. B. Enzephalitis, Meningitis, Syphilis und Aids. Außerdem sind Schädel-Hirn-Traumata, Gehirntumoren, Nährstoffmangel, endokrine Störungen, Versagen von Nieren oder Leber sowie Intoxikationen potentielle Verursacher von Demenzen.

Vorbeugung und Behandlung der Demenz

Zur Verminderung des Risikos, eine Demenz zu entwickeln, sind regelmäßige Bewegung, kognitiv anregende Aktivitäten und die Meidung der Risikofaktoren von Herz-Kreislauf-Erkrankungen zu empfehlen. Auch Vitamin B und E sowie Östrogen bei Frauen können einen protektiven Effekt auf kognitive Funktionen haben.

Sofern einer Demenz reversible Ursachen zugrunde liegen, sollten diese möglichst schnell medizinisch behandelt werden. Für die meisten Demenzen, wie z. B. die Alzheimer-Krankheit, gibt es keine Heilung. Antidementiva, z. B. Donepezil, das den Abbau von Acetylcholin verhindert, können den kognitiven Abbau verlangsamen und kurzfristig leichte Verbesserungen herbeiführen. Derzeit werden Substanzen erforscht, die auf die Bildung und Ansammlung von β-Amyloid und neurofibrillären Verklumpungen Einfluss nehmen.

In psychologischen Behandlungen der Demenz versucht man, die Patienten und ihre Angehörigen im Umgang mit der Krankheit zu unterstützen. Verschiedene Elemente können zum Einsatz kommen:

- Psychoedukation (die sich bei zunehmender Schwere eher an die Angehörigen richtet)
- strukturierter Aktivitätsaufbau
- Verstärkung erwünschten Verhaltens (z. B. von Kommunikation und sozialen Interaktionen)
- Kompetenztrainings im kommunikativen, sozialen und alltäglichen Bereich (z. B. Essen, Telefonieren etc.)
- Vermittlung von Hilfen zu örtlicher, zeitlicher und räumlicher Orientierung.

Da die Pflege dementer Patienten durch Angehörige bei diesen selbst zu psychischen und körperlichen Belastungen führen kann, sollten sie durch professionelle Hilfe unterstützt werden. Je schwerer die Demenz wird, desto eher ist die Unterbringung in Pflegeheimen erforderlich.

13.2.2 Delir

Das Hauptmerkmal des Delirs ist eine Bewusstseinseintrübung, Desorientierung und Verwirrtheit. Es kommt auch zu Schlafstörungen und Unruhe. Im Gegensatz zur Demenz beginnt es plötzlich und ist in der Regel reversibel. Neben alten Menschen sind auch Kinder gehäuft von Delirien betroffen.

Übersicht

Kriterien des Delirs

(nicht durch Alkohol oder andere psychotrope Substanzen bedingt, F 05)

A. Bewusstseinsstörung, d. h. verringerte Klarheit der Wahrnehmung der Umgebung und Reduktion der Fähigkeit, die Aufmerksamkeit zu fokussieren, aufrechtzuerhalten und umzustellen.

B. Störung der Kognition, äußert sich 1. in einer Beeinträchtigung von Ultrakurzzeit- und Kurzzeitgedächtnis und 2. in Desorientierung in Bezug auf Zeit, Ort und Person.

C. Es besteht mindestens eine der folgenden psychomotorischen Störungen:
1. rascher, unvorhersehbarer Wechsel von Hyper- und Hypoaktivität
2. verlängerte Reaktionszeit
3. vermehrter oder verminderter Redefluss
4. verstärkte Schreckreaktion

D. Störung des Schlaf-Wach-Rhythmus, die sich auf mindestens eine der folgenden Arten äußert:
1. Schlafstörungen
2. nächtliche Verschlimmerung der Symptome
3. unangenehme oder Alpträume, die nach dem Aufwachen als Wahrnehmungsstörungen weiter bestehen können

E. Plötzliches Einsetzen der Symptome und Veränderung der Symptomausprägung über den Tag hinweg.

F. Objektiver Nachweis einer verursachenden Krankheit.

Neben den genannten Symptomen treten häufig Wahrnehmungsstörungen in Form von Illusionen oder Halluzinationen auf. In 40–70 % der Fälle von Delir im Alter haben die Betroffenen flüchtige paranoide Wahnvorstellungen. Auch Stimmungsstörungen und -schwankungen, z. B. Depression, Apathie, Angst, aber auch Reizbarkeit oder Euphorie, können hinzukommen. Ebenfalls häufig sind vegetative Symptome wie Übelkeit, Fieber, ein beschleunigter Puls und Blutdruckanstieg zu beobachten.

! Das Delir wird oft nicht als solches erkannt, was lebensgefährliche Folgen (z. B. Tod infolge der nicht erkannten Ursache des Deliriums) haben kann.

Die Patienten werden oft vorschnell für senil gehalten und ins Heim eingewiesen, anstatt eine angemessene Diagnostik und Behandlung zu erhalten.

Epidemiologie. Zwar kann ein Delir in jedem Alter auftreten, am häufigsten sind jedoch Kinder und Alte betroffen. Die Schätzungen für den Anteil älterer Patienten, die in Krankenhäusern oder Pflegheimen mindestens einmal ein Delir erleiden, variieren zwischen 6 und 26 %. Die Sterblichkeitsrate infolge eines Delirs liegt – obwohl es sich um einen reversiblen Zustand handelt – bei über 30 %. Todesursache ist meistens die nicht erkannte Ursache des Delirs oder Erschöpfung.

Ursachen des Delirs

Für ein Delir können vielfältige Ursachen in Frage kommen:

- Entzugserscheinungen oder Drogenintoxikation
- medikamentöse Intoxikation
- Erkrankungen oder Schädigungen des zentralen Nervensystems, z. B. Epilepsie oder Schädel-Hirn-Trauma
- Stoffwechselstörungen, z. B. ein zu hoher oder niedriger Blutzuckerspiegel, eine Schilddrüsenüberfunktion
- Herz-Kreislauf-Erkrankungen, z. B. Herzinsuffizienz oder Schlaganfall
- Infektionen
- Fieber
- Zustand nach einer Operation
- Unter- oder Fehlernährung (z. B. bei Diabetes)
- Nieren- oder Leberversagen
- Stress aufgrund umgebungsbedingter Veränderungen.

Besteht ein Verdacht auf ein Delir, sollte so schnell wie möglich eine umfassende körperliche Untersuchung stattfinden, um der bzw. den Ursachen auf die Spur zu kommen und eine Behandlung derselben einzuleiten. Alte Menschen scheinen aufgrund ihrer allgemein höheren Empfindlichkeit besonders anfällig für Delirien zu sein. Das größte Risiko besteht beim Vorliegen einer hirnorganischen Störung wie z. B. Demenz.

Behandlung des Delirs

Bei richtiger Diagnostik und effektiver Behandlung der Ursachen kann es nach einem Delir innerhalb weniger Wochen zu einer vollständigen Erholung kommen. Im Falle von medikamentösen Intoxikationen, die ein sehr häufiger Auslöser bei älteren Menschen sind, sollte die entsprechende Substanz unter Aufsicht abgesetzt werden. In akuten Phasen eines Delirs wird zur Beruhigung häufig das Antipsychotikum Halperidol verabreicht. Die Angehörigen sollten über Delirien informiert werden, um Fehlinterpretationen als Senilität zu vermeiden.

In einer groß angelegten Präventionsstudie an hospitalisierten Patienten ab 70 Jahren konnte ermittelt werden, dass durch die Verminderung von Risikofaktoren für ein Delir (Schlafmangel, Bewegungslosigkeit, Dehydration, Seh- und Hörstörungen sowie kognitive Störungen) auch die Häufigkeit und Dauer von Delirien gesenkt werden kann (Inouye et al., 1999).

13.3 Schlafstörungen

Schlafstörungen können in jedem Alter auftreten; sie werden jedoch von alten Menschen besonders häufig berichtet. Dabei ist zu berücksichtigen, dass es mit zunehmendem Alter zu Veränderungen im Schlafmuster kommt:

- Ältere Menschen schlafen insgesamt weniger lange als jüngere; ihre Gesamtschlafdauer liegt bei etwa sechs Stunden.
- Schlafunterbrechungen nehmen im Alter zu.
- Der Anteil an Tiefschlaf nimmt im Alter deutlich ab.
- Auch die REM-Schlafphasen werden kürzer.
- Ältere Menschen machen wieder häufiger einen Mittagsschlaf.

13.3.1 Erscheinungsbild von Schlafstörungen

Ältere Menschen klagen häufig darüber, Probleme mit dem Einschlafen zu haben, nachts häufig und lange wach zu liegen, morgens zu früh aufzuwachen und tagsüber müde zu sein. Diese Schlafstörungen entsprechen zwar überwiegend den altersbedingten Veränderungen im Schlafmuster, sollten aber dennoch ernst genommen werden, da sie zu deutlichem Leiden führen können.

Übersicht

Kriterien der nichtorganischen Insomnie (F 51.0)

A. Der Betroffene klagt über Einschlafstörungen, Durchschlafstörungen oder eine schlechte Schlafqualität.

B. Die Symptome treten über einen Zeitraum von mindestens einem Monat mindestens dreimal wöchentlich auf.

C. Es kommt wegen der Schlafstörungen zu deutlichem Leiden oder Störungen der beruflichen und sozialen Funktionsfähigkeit.

D. Die Symptome werden nicht durch körperliche Krankheiten, psychotrope Substanzen oder eine Medikation verursacht.

Weitere nichtorganische Schlafstörungen, die weniger häufig als die Insomnie bzw. Schlaflosigkeit berichtet werden, sind die Hypersomnie, bei der mehr als üblich geschlafen wird, die Störung des Schlaf-Wach-Rhythmus, Schlafwandeln, Pavor nocturnus, d. h. von Panik begleitetes plötzliches Erwachen, und Alpträume.

Schlafapnoesyndrom. Eine organische Schlafstörung, die im Alter zunimmt, ist das Schlafapnoesyndrom. Es handelt sich um eine Atemstörung, bei der im Schlaf mehrmals kurze Atemstillstände auftreten. Meistens ist der Luftstrom wegen einer Obstruktion (Verengung) im hinteren Rachenbereich vermindert. In der Nacht kommt es wegen der Atemunterbrechungen zu Störungen der Schlafstruktur und Veränderungen von Blutdruck, Herzzeitvolumen und Herzfrequenz. Tagsüber sind die Betroffenen sehr müde und haben Konzentrations- und Gedächtnisstörungen. Meistens schnarchen sie im Schlaf sehr laut. Um die Diagnose zu stellen, ist eine Beobachtung im Schlaflabor nötig.

13.3.2 Ätiologie von Schlafstörungen

Diverse Erkrankungen wie etwa Herz-Kreislauf-Erkrankungen, Magen-Darm-Erkrankungen und chronische Schmerzen (z. B. bei Rheuma) beeinträchtigen die Schlafqualität. Da körperliche Probleme im Alter zunehmen, steigt damit auch die Wahrscheinlichkeit für organisch bedingte Schlafstörungen. Auch Substanzen wie Alkohol, Drogen, Koffein, Psychopharmaka und andere Medikamente (z. B. Blutdruckmittel, Hormonpräparate) können zu Insomnien oder Hypersomnien führen. Daher sollte immer abgeklärt werden, ob und welche Substanzen die Betroffenen konsumieren. Außerdem können psychische Störungen, z. B. Depression und Demenz, von Schlafstörungen begleitet sein.

Nichtorganische Insomnien werden mit psychischen und verhaltensbedingten Faktoren in Zusammenhang gebracht. Dazu gehören Stress und Anspannung, Bewegungsmangel und ungünstige Schlafgewohnheiten. Ein psychologischer Teufelskreis kann zur Aufrechterhaltung von Schlaflosigkeit beitragen (vgl. Abbildung 13.1). Je mehr über die Schlaflosigkeit gegrübelt wird, desto schlimmer wird es.

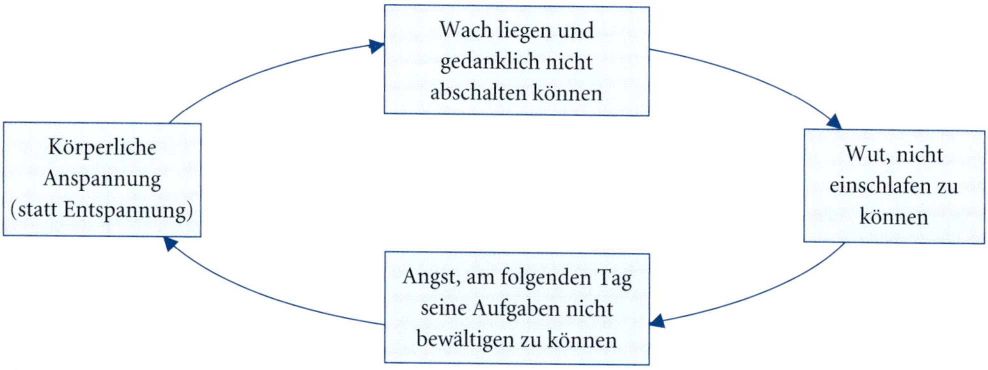

Abbildung 13.1 Teufelskreis der Schlaflosigkeit

13.3.3 Behandlung von Schlafstörungen

Medikamentös werden bei Schlaflosigkeit häufig Schlafmittel bzw. Hypnotika eingesetzt. Vor allem ältere Menschen versuchen, ihre Schlafstörungen damit zu bekämpfen. Schlafmittel wirken zwar schnell, sind aber bei anhaltender Einnahme mit Nachteilen verbunden:

- Es entwickelt sich eine Toleranz.
- Es besteht ein Abhängigkeitsrisiko.
- Die Schlafstruktur verändert sich, und der Schlaf kann störanfälliger werden.
- Es kann zu Tagesmüdigkeit kommen (Hang-over-Effekt).
- Beim Absetzen kann vermehrte Schlaflosigkeit auftreten.

Schlafmittel sollten daher nicht länger als vier Wochen eingenommen werden. Auch bestimmte Antidepressiva und Antipsychotika können in geringen Dosen schlafanstoßend wirken. Dabei sind jedoch die bereits erwähnten Nebenwirkungen zu berücksichtigen (vgl. 6.3.1 und 7.3.5), die bei älteren Menschen noch gefährlicher sein können.

! Entgegen landläufiger Vorstellungen sind Tranquilizer und Alkohol zur Behandlung von Schlafstörungen nicht geeignet.

Beim Schlafapnoesyndrom kann nachts eine Nasenmaske aufgesetzt werden, die den Luftstrom erhöht. Dadurch wird auch das Schnarchen vermindert. Es gibt auch die Möglichkeit, die Luftwege operativ zu erweitern.

Psychologische Behandlung von Insomnie

Der erste Schritt in der psychologischen Behandlung von Schlaflosigkeit ist Psychoedukation. Die Betroffenen werden über die Natur des Schlafs, mögliche Ursachen von Schlafstörungen und über altersbedingte Veränderungen im Schlafmuster informiert. Für viele ältere Menschen kann es schon beruhigend wirken, zu wissen, dass es im Alter normal ist, weniger zu schlafen und öfter aufzuwachen. Entspannungstrainings, wie z. B. die progressive Muskelrelaxation nach Jacobsen, können das Einschlafen erleichtern. Auch regelmäßige körperliche Bewegung kann den Schlaf verbessern. Es gibt verschiedene Tipps zur Verbesserung der Schlafgewohnheiten:

- Man sollte nur ins Bett gehen, wenn man richtig müde ist.
- Man sollte einen regelmäßigen Schlafrhythmus einhalten.
- Das Bett ist für Schlafen und sexuelle Aktivitäten reserviert; andere Aktivitäten, z. B. Lesen oder Arbeiten, gehören nicht dorthin.
- Bevor man lange im Bett wach liegt, sollte man aufstehen und etwas Angenehmes tun, bis man richtig müde ist.
- Nachts sollte nicht auf die Uhr geschaut werden.
- Auf Substanzen wie Koffein, Nikotin und Alkohol sollte mehrere Stunden vor dem Zubettgehen verzichtet werden.

Es hat sich gezeigt, dass psychologische Verfahren auch bei älteren Menschen in der Therapie von Schlaflosigkeit langfristig erfolgreicher sind als pharmakologische Behandlung (Morin et al., 1999).

Zusammenfassung

Die Altersforschung beschäftigt sich mit körperlichen, sozialen und psychischen Prozessen im Alter. Bei der Untersuchung von altersbedingten Unterschieden ist zwischen Alterseffekten, Kohorteneffekten und Messzeitpunkteffekten zu differenzieren.

Die Prävalenz psychischer Störungen nimmt im Alter insgesamt ab. Dennoch sind viele ältere Menschen von psychischen Störungen betroffen:

- Unter den substanzinduzierten Störungen ist Medikamentenmissbrauch am häufigsten.
- Unter den psychotischen Störungen tritt gehäuft eine wahnhafte Störung auf.
- Die Depression im Alter äußert sich stärker somatisch und tritt häufiger aus körperlichen Ursachen auf als bei Jüngeren.
- Angststörungen und Angstsymptome sind im Alter häufig, wurden aber bislang nur unzureichend erforscht.
- Die Wahrscheinlichkeit für sexuelle Funktionsstörungen nimmt aufgrund von Veränderungen des sexuellen Reaktionszyklus im Alter zu.

Bei einer Demenz, deren Prävalenz mit steigendem Alter zunimmt, kommt es zu allmählichen Verschlechterungen von Gedächtnis, Denkvermögen und Affektivität. Die Störung ist organisch bedingt, wobei die Alzheimer-Krankheit die häufigste Form ist. Mögliche Ursachen sind zerebrovaskuläre und neurologische Erkrankungen, Infektionen und andere Bedingungen, die zu zentralnervösen Schädigungen führen. Die Demenz lässt sich nicht heilen, kann aber durch

Antidementiva und durch psychologische Unterstützung in ihrem Fortschreiten verlangsamt werden. Außerdem lässt sich das Erkrankungsrisiko durch protektive Faktoren vermindern.
Das Hauptmerkmal eines Delirs ist eine Bewusstseinsstörung. Hinzu kommen kognitive, psychomotorische und Störungen des Schlaf-Wach-Rhythmus, wobei die Symptome in ihrer Ausprägung über den Tag schwanken. Diverse organische Faktoren können ein Delir verursachen, so dass eine umfassende medizinische Untersuchung wichtig ist. Wird die Ursache angemessen behandelt, kann es zu einer vollständigen Remission kommen.
Schlafstörungen, v. a. Schlaflosigkeit, werden im Alter gehäuft berichtet. Neben altersbedingten Veränderungen des Schlafmusters können körperliche Krankheiten, psychische Störungen, Medikamente und andere Substanzen sowie ungünstige Schlafgewohnheiten daran ursächlich beteiligt sein. Kurzfristig lassen sie sich zwar wirksam mit Schlafmitteln behandeln, auf lange Sicht sind aber psychologische Interventionen eher zu empfehlen.

Übungsaufgaben

- Wo liegen Besonderheiten im Erscheinungsbild und der Behandlung psychischer Störungen im Alter?
- Wie entstehen Demenz und Delir, und was ist zum Verlauf und zur Behandlung zu sagen?
- Warum sind Schlafstörungen im Alter von besonderer Relevanz, und wie lassen sie sich behandeln?

Weiterführende Literatur

- Psychische Störungen und ihre Behandlung im Alter:
  Förstl, H. (2003). Lehrbuch der Gerontopsychiatrie und -psychotherapie. Stuttgart: Thieme.
- Psychologische Behandlung alter Menschen:
  Maercker, A. (2002). Alterspsychotherapie und klinische Gerontopsychologie. Heidelberg: Springer.

Anleitung zur Nutzung des Internet-Supports

Zu diesem Workbook gibt es auf der Homepage von Beltz einen Internet-Support mit verschiedenen Elementen. Wie gelangt man zu diesem Support? Nun, das ist ganz einfach: Alle Elemente können Sie im Internet sehen und als pdf-Dateien downloaden, und zwar unter **www.beltz.de** auf der Seite des jeweiligen Buchs (auffindbar auch über die Eingabe der ISBN im Suche-Feld).

Der Internet-Support zu diesem Workbook beinhaltet folgende Elemente:

- Prüfungsfragen: Hier finden Sie zu allen Kapiteln ausgewählte Fragen aus der Psychotherapeuten-Ausbildung zur Selbstüberprüfung.
- Zusammenfassungen: Die Zusammenfassungen aller Kapitel können Sie auch ausdrucken.
- Definitionen: Die Definitionen umfassen v. a. wichtige psychische Störungen und Symptome, psychologische Methoden und psychotherapeutische Interventionen.
- Diagnosekriterien: Nach den störungsbezogenen Kapiteln aus Teil II geordnet, finden Sie hier zu den wichtigsten psychischen Störungen ausführliche Gegenüberstellungen der Diagnosekriterien von DSM-IV und ICD-10.
- Psychopharmaka: Die Übersicht über die gebräuchlichsten Psychopharmaka enthält Tabellen mit Angaben zur Dosierung, Indikation und zu Nebenwirkungen.

Insgesamt bietet der Internet-Support detaillierte Informationen und ist als praktische Lernhilfe konzipiert, um geeignete psychologische, diagnostische und therapeutische Verfahren anzuwenden.

Achtung beim Ausdrucken. Bitte geben Sie im Druckmenü die jeweils gewünschten Seiten an. Anderenfalls würde das gesamte Dokument gedruckt.

Glossar

Abwehrmechanismus. Ursprünglich in der Psychoanalyse Bezeichnung für einen psychischen Mechanismus zum Schutz vor unbewussten bzw. verdrängten Konflikten, Ängsten und Phantasien, der verhindert, dass sich das Ich seinem eigentlichen Problem stellt. Heute geht man davon aus, dass Abwehrmechanismen sowohl gesunde, also günstige, doch auch ungünstige, krankhafte → Bewältigungsstrategien sind.

Acetylcholin. Neurotransmitter mit kurzer Wirkungsdauer, der an parasympathischen und sympathischen Synapsen und in der Muskulatur freigesetzt wird.

Adoptionsstudie. Untersuchung von Kindern, die getrennt von ihren an einer psychischen Störung leidenden Eltern aufwachsen, um Rückschlüsse auf eine mögliche Vererbung dieser Störung zu ziehen.

Affektive Störungen. Gruppe von anhaltenden Störungen der Stimmungslage, die zu starken Beeinträchtigungen der Betroffenen führen. Hauptformen sind die → Depression, die → Manie und die → bipolare affektive Störung.

Agoraphobie. Bezeichnung für eine situationsbezogene Phobie; ursprünglich begrenzt auf die Angst vor öffentlichen Plätzen (griech. agora = Marktplatz), mittlerweile erweitert auf die Angst vor Situationen, in denen es für die Betroffenen schwierig ist, sich an einen sicheren Ort zurückzuziehen. Die Agoraphobie tritt häufig zusammen mit der → Panikstörung auf. Die wichtigste Behandlungsmethode ist die → Konfrontation.

Amnesie. Gedächtnisstörung, bei der sich die Betroffenen an bestimmte Zeitabschnitte oder Inhalte nicht mehr erinnern können.

Amygdala (Mandelkern). Paariges Kerngebiet im Großhirn, das v. a. an der Entstehung und Wahrnehmung von Emotionen (v. a. Angst) beteiligt ist; Bestandteil des → limbischen Systems.

Analytische Psychologie. Von Jung begründete Schule der Psychologie und Psychotherapie, die psychoanalytische und humanistische Konzepte verbindet. In ihrem Zentrum stehen Selbstverwirklichung („Individuation") als Ziel, das kollektive Unbewusste („Archetypen") und u. a. religiöse Symbole (z. B. Mandalas).

Anankastische Persönlichkeitsstörung (syn. zwanghafte Persönlichkeitsstörung). Persönlichkeitsstörung, bei der übertriebener Perfektionismus und eine starke Beschäftigung mit Ordnung bestehen, so dass privates Vergnügen zu kurz kommt.

Ängstlich-vermeidende Persönlichkeitsstörung. Persönlichkeitsstörung, gekennzeichnet durch soziale Hemmungen, Gefühle der eigenen Unzulänglichkeit und Angst vor Ablehnung.

Angststörungen. Gruppe von Störungen, die durch unbegründete oder übermäßige Ängste gekennzeichnet sind. Dazu gehören → Phobien, die → Panikstörung, die → generalisierte Angststörung, Belastungsstörungen (u. a. die → posttraumatische Belastungsstörung) und die → Zwangsstörung.

Anhaltende somatoforme Schmerzstörung. Somatoforme Störung, bei welcher der Patient mindestens sechs Monate erhebliche Schmerzen beklagt, die sich medizinisch nicht ausreichend erklären lassen. Es wird ein Zusammenhang mit psychischen Belastungen angenommen.

Anhedonie. Unfähigkeit, Freude zu empfinden.

Anorexia nervosa (syn. Magersucht). Essstörung, bei der aus Angst vor Gewichtszunahme und aufgrund eines verzerrten Körperbildes ein massiver Gewichtsverlust selbst herbeigeführt wird. Die Anorexia nervosa hat zahlreiche körperliche Folgen und kann bei Nichtbehandlung tödlich enden. Sie wird am erfolgreichsten durch Familientherapie behandelt.

Antidepressiva. Psychopharmaka, die vorwiegend zur Behandlung von Depressionen, aber auch von Ess-, Angst- und Zwangsstörungen eingesetzt werden. Sie wirken stimmungsaufhellend und antriebssteigernd. Zu den Hauptgruppen gehören → MAO-Hemmer, → selektive Serotonin-Wiederaufnahmehemmer und → Trizyklika.

Antikonvulsiva. Medikamente, die krampflösend wirken und v. a. bei epileptischen Anfällen, doch auch zur Rezidivprophylaxe bei bipolar affektiven Störungen eingesetzt werden.

Antipsychotika (syn. Neuroleptika). Psychopharmaka, die zur Linderung psychotischer Symptome, v. a. bei Schizophrenie, eingesetzt werden.

Anxiolytika. Beruhigende, Angst mildernde Medikamente (→ Sedativa) mit hohem Gewöhnungspotential (→ Substanzabhängigkeit).

Apathie. Zustand der Gleichgültigkeit und Teilnahmslosigkeit gegenüber der Umwelt.

Appetenzstörungen. Sexuelle Funktionsstörungen, die durch ein vermindertes Interesse an Sexualität und in Extremfällen durch eine Aversion gegenüber sexuellen Aktivitäten gekennzeichnet sind.

Asperger-Syndrom. Entwicklungsstörung, die durch mangelnde soziale Beziehungen sowie stereotypes und starres Verhalten gekennzeichnet ist bei intakter Sprache und Intelligenz.

Attribution. Zuschreibung von Ursachen eines Ereignisses oder Verhaltens. Die Ursachen können bei sich selbst (internal) oder in der Umwelt angesiedelt werden (external); sie können ferner als variabel oder stabil betrachtet werden, als kontrollierbar oder unkontrollierbar und als global (d. h. allgemein geltend) oder spezifisch (d. h. in einer bestimmten Situation geltend). Attributionen beeinflussen sowohl die Selbstwahrnehmung als auch die Wahrnehmung der Umwelt und damit auch das künftige Verhalten.

Aufmerksamkeitsdefizit-/Hyperaktivitätsstörung. → Hyperkinetische Störungen.

Autismus. Tiefgreifende Entwicklungsstörung, gekennzeichnet durch eine beeinträchtigte Entwicklung in den Bereichen soziale Interaktion und Kommunikation sowie durch repetitive und stereotype Aktivitäten und Interessen.

Basalganglien. Tiefliegende Kerne im Endhirn, die an der Steuerung der Motorik mitwirken.

Behaviorismus. Klassische Schule der Psychologie, die sich um der wissenschaftlichen Objektivität willen auf beobachtbares Verhalten beschränkte und innere Prozesse unbeachtet ließ. Aus ihr entwickelte sich das lerntheoretische → Paradigma.

Benzodiazepine. Angstlösende und beruhigende Psychopharmaka, die über → GABA wirken.

ß-Amyloid. Proteinstruktur, die sich bei der Alzheimer-Krankheit als sog. senile Plaques zwischen den Neuronen des Kortex ablagert und zu deren Absterben beiträgt.

Bewältigungsstrategien. Umgang mit Belastungen; dabei unterscheidet man personale (z. B. Fertigkeiten, Kompetenzen, → Abwehrmechanismen, kognitive Um- bzw. Neubewertung) und soziale (z. B. Kontakte, Unterstützung, Netz) Bewältigungsformen. Überdauernde (stabile) Bewältigungsformen werden auch als *Bewältigungsstile* (Persönlichkeitsmerkmale) bezeichnet. Bewältigungsstrategien können erfolgreich, problemlösend, stressreduzierend und emotionsregulierend sein, doch lassen sich auch krankmachende, wenig erfolgreiche, problem- und stresspotenzierende Bewältigungsformen unterscheiden.

Bipolare affektive Störung. Form der affektiven Störungen, gekennzeichnet durch einen Wechsel von manischen oder hypomanischen mit depressiven oder gemischten Episoden, die Symptome sowohl der → Manie als auch der → Depression enthalten. Zur medikamentösen Behandlung werden Stimmungsstabilisierer (v. a. Lithium) eingesetzt.

Borderline-Persönlichkeitsstörung. → Emotional instabile Persönlichkeitsstörung.

Bulimia nervosa. Essstörung, bei welcher der Patient häufig Fressanfälle hat und anschließend Ausgleichsmaßnahmen ergreift aus Angst vor Gewichtszunahme. Die Bulimia nervosa wird am erfolgreichsten mit → kognitiver Verhaltenstherapie behandelt.

Compliance. Im klinischen Bereich die Befolgung von Behandlungsanweisungen, z. B. die regelmäßige Einnahme von Medikamenten (*Medikamenten-Compliance*).

Delir. Organisch bedingte psychische Störung, die durch Bewusstseins-, Aufmerksamkeits-, Gedächtnis- und Orientierungsstörungen gekennzeichnet ist. Hinzu kommen Störungen der Psychomotorik und des Schlaf-Wach-Rhythmus. Delirien treten häufig, aber nicht ausschließlich im Alter auf. Zu den vielfältigen Ursachen gehören Medikamenten- oder Drogenintoxikationen, Infektionen oder andere hochfieberhafte Erkrankungen, Stoffwechsel- oder Ernährungsstörungen sowie neurologische oder kardiovaskuläre Störungen. Bei rechtzeitiger erfolgreicher Behandlung der zugrundeliegenden Ursache ist das Delir reversibel.

Demenz. Im Alter einsetzende organisch bedingte psychische Störung, bei der es zu fortschreitenden Verschlechterungen des Gedächtnisses und anderer kognitiver Funktionen sowie zu Verhaltensauffälligkeiten kommt. Die häufigste Form der Demenz ist die sog. Alzheimer-Krankheit. Die Demenz ist irreversibel; ihr Verlauf kann medikamentös allenfalls verlangsamt werden.

Depersonalisation. Gefühl der Entfremdung des Selbst, das als Symptom verschiedener Störungen auftreten kann.

Depression. Mindestens zwei Wochen anhaltender Zustand von depressiver Verstimmung, Freud- und Interesselosigkeit und fehlender Kraft. Hinzu können u. a. Gefühle der Wertlosigkeit und Schuld, Suizidalität, sozialer Rückzug, Schlafstörungen, Verlust von Appetit und sexuellem Verlangen kommen. Neben → Antidepressiva sind die wichtigsten psychologischen Behandlungsansätze die → kognitive Verhaltenstherapie und die → Interpersonale Psychotherapie.

Derealisation. Gefühl der Unwirklichkeit gegenüber der Umwelt, das als Symptom verschiedener Störungen auftreten kann.

Diagnose. Zuordnung von Symptomen und Syndromen zu einem Krankheits- oder Störungsbild. Durch die Stellung einer

Diagnose ergeben sich Hinweise auf Entstehung, Verlauf und Behandlungsmöglichkeiten einer Krankheit bzw. Störung. Die Unterscheidung einer Diagnose von anderen, symptomatisch ähnlichen Diagnosen wird als *Differentialdiagnose* bezeichnet. Um die Übereinstimmung verschiedener Mediziner bzw. Psychotherapeuten bezüglich der Diagnosen zu erhöhen, wurden *Diagnosesysteme* entwickelt, in denen die Diagnosen definiert und klassifiziert sind. Maßgeblich für psychische Störungen ist hierzulande in der Praxis die Internationale Klassifikation von Krankheiten, die von der Weltgesundheitsorganisation herausgegeben wird und in der aktuellen 10. Version (ICD-10) die psychischen Störungen in Kapitel V (F) behandelt; in der Forschung wird das Diagnostische und Statistische Manual Psychischer Störungen bevorzugt, das von der Amerikanischen Psychiatrischen Gesellschaft herausgegeben wird und derzeit in der vierten Version vorliegt (DSM-IV).

Diagnostik. Zum einen die Gesamtheit der Methoden, die zur Stellung einer Diagnose dienen (z. B. klinische Interviews, Persönlichkeitsfragebögen, → psychologische oder → neuropsychologische Tests); zum anderen die Lehre von solchen Methoden (z. B. Psychologische Diagnostik).

Diathese (syn. Disposition). Veranlagung (Prädisposition) für eine Krankheit; allgemeiner die Tendenz, auf eine besondere Art auf Belastungen (→ Stress) zu reagieren.

Diathese-Stress-Modell. Breit angelegter Ansatz, der biologische, psychologische und umweltbedingte Faktoren vereint und nicht auf ein bestimmtes → Paradigma beschränkt ist. Grundannahme ist, dass Individuen, die biologisch oder psychologisch für eine bestimmte psychische Störung prädisponiert sind (Diathese), erst unter pathogenem → Stress diese Störung entwickeln.

Disposition. → Diathese.

Dissoziale Persönlichkeitsstörung. Persönlichkeitsstörung, die sich durch antisoziales Verhalten, die Missachtung von Normen, Regeln und Verpflichtungen auszeichnet.

Dissoziation. Konstrukt der Spaltung des Bewusstseins, das den → dissoziativen Störungen zugrunde gelegt wird.

Dissoziative Amnesie. Dissoziative Störung, bei welcher der Patient plötzlich unfähig ist, sich an wichtige persönliche Daten zu erinnern. Der Gedächtnisverlust steht im Zusammenhang mit einer erlebten Belastung.

Dissoziative Fugue. Dissoziative Störung, bei welcher der Patient nicht nur eine teilweise oder vollständige → Amnesie hat, sondern plötzlich Heim und Arbeitsplatz verlässt und eine neue Identität annimmt.

Dissoziative Identitätsstörung. → Multiple Persönlichkeitsstörung.

Dissoziative Störungen. Gruppe von Störungen des Bewusstseinszusammenhangs von Wahrnehmung, Gedächtnis und Identität (Dissoziation), die durch ein belastendes Ereignis ausgelöst werden. Dazu gehören die → dissoziative Amnesie, die → dissoziative Fugue, → dissoziative Störungen der Bewegung und der Sinnesempfindung sowie die → multiple Persönlichkeitsstörung. Die dissoziativen Störungen werden (nach ICD-10) auch als Konversionsstörungen bezeichnet.

Dissoziative Störungen der Bewegung und der Sinnesempfindung. Dissoziative Störungen, die durch motorische oder sensorischen Ausfälle ohne organische Grundlage gekennzeichnet sind und in Belastungssituationen auftreten. Dazu gehören dissoziative Bewegungsstörungen, dissoziative Krampfanfälle und die dissoziative Sensibilitäts- und Empfindungsstörung.

Dopamin. Neurotransmitter, der u. a. in der Steuerung der Motorik von Bedeutung ist. Dopamin steht in Verbindung mit psychotischen Symptomen und wird durch Konsum verschiedener Drogen freigesetzt.

Dysmorphophobie. Somatoforme Störung, gekennzeichnet durch die anhaltende und übertriebene Beschäftigung mit einem eingebildeten körperlichen Mangel.

Dyspareunie. Sexuelle Funktionsstörung, bei der es zu medizinisch nicht erklärbaren Schmerzen beim Geschlechtsverkehr kommt.

Emotional instabile Persönlichkeitsstörung (syn. Borderline-Persönlichkeitsstörung). Persönlichkeitsstörung mit Neigung zu Impulsivität, wechselhafter Stimmung, instabilen Beziehungen und Selbstverletzung. Im ICD-10 werden zwei Subtypen unterschieden: impulsiver Typus und Borderline-Typus.

Endorphine. Kurzbezeichnung für endogene Morphine, d. h. eine Art von körpereigenen → Opioiden.

Entwicklungsstörungen. Störungen mit Beginn in der Kindheit und stetigem Verlauf, die durch eine Einschränkung oder Verzögerung der Entwicklung in einem bestimmten Funktionsbereich (Sprechen und Sprache, schulische Fertigkeiten, motorische Funktionen) gekennzeichnet sind. Zu den tiefgreifenden Entwicklungsstörungen gehört der → Autismus.

Enuresis. Kindliche Störung der Ausscheidung, bei der es bei Tag und/oder bei Nacht zum Einnässen kommt.

Epidemiologie. Wissenschaftliche Untersuchung der Häufigkeit, der Verteilung und des Verlaufs von Krankheiten in einer Population.

Erregungsstörungen. Sexuelle Funktionsstörungen, bei der es nicht zur sexuellen Erregung kommt. Sie äußern sich bei Männern in Erektionsproblemen und bei Frauen in mangelnder Lubrikation der Vagina.

Essstörungen. Gruppe von anhaltenden Störungen des Essverhaltens, die vielfältige körperliche Folgen haben können. Zu den häufigsten psychogenen Formen gehören die → Anorexia nervosa und die → Bulimia nervosa.

Exhibitionismus. Störung der Sexualpräferenz, bei der sexuelle Erregung erreicht wird, in dem die Genitalien vor Fremden entblößt werden.

Exposition. → Konfrontation.

Expressed Emotion (EE). Konstrukt zur Beschreibung der emotionalen Atmosphäre in der Familie von Patienten. EE gilt als hoch, wenn die Angehörigen kritisch, feindselig und/oder emotional überbeteiligt gegenüber dem Patienten sind. Hohe EE steht im Zusammenhang mit einer erhöhten Rückfallwahrscheinlichkeit v. a. bei Schizophrenie, ferner bei Depression und Essstörungen.

Familienstudie. Untersuchung der Häufigkeit von Krankheiten bei Mitgliedern einer Familie, um Rückschlüsse auf eine mögliche genetische Komponente zu ziehen.

Fetischismus. Störung der Sexualpräferenz, bei der ein unbelebtes Objekt (Fetisch) für die sexuelle Erregung herangezogen wird.

Flooding. → Reizüberflutung.

Frontallappen. Vorderer Teil der Gehirnrinde (→ Kortex), in dem höhere geistige Funktionen, z. B. Handlungsplanung und Handlungskontrolle, lokalisiert sind.

GABA (Abk. für Gammaaminobuttersäure). Wichtigster hemmender Neurotransmitter des zentralen Nervensystems, der bei Angststörungen von Bedeutung ist. → Sedativa (v. a. Benzodiazepine) erhöhen die Freisetzung von GABA.

Geistige Behinderung. → Intelligenzminderung.

Generalisierte Angststörung. Mindestens sechs Monate anhaltender Zustand unkontrollierbarer intensiver Besorgnis und Angst um alles Mögliche. → Anxiolytika wirken nur, so lange sie genommen werden, so dass zur Behandlung → kognitive Verhaltenstherapie zu bevorzugen ist.

Glutamat. Erregender Neurotransmitter, der an der Regulation von Sinneswahrnehmungen, Motorik und kognitiven Funktionen wie Lernen und Gedächtnis beteiligt ist.

Halluzinationen. Wahrnehmungserlebnisse ohne objektive Reizgrundlage. Je nach betroffenem Sinnesbereich lassen sich optische, akustische, olfaktorische, gustatorische und haptische Halluzinationen unterscheiden. Sie können v. a. bei psychotischen Störungen (z. B. Schizophrenie), aber auch bei hirnorganischen Störungen (z. B. Delir) auftreten oder durch bestimmte psychotrope Substanzen (v. a. Halluzinogene) hervorgerufen werden.

Halluzinogene. Illegale psychotrope Substanzen, die bewusstseinsverändernd wirken und → Halluzinationen erzeugen (z. B. LSD, Meskalin, Psilocybin).

Hippocampus. Bogenförmige Struktur und wichtige Schaltstelle im Kortex, die v. a. an Gedächtnis- und Lernfunktionen beteiligt ist; Bestandteil des → limbischen Systems.

Histrionische Persönlichkeitsstörung. Persönlichkeitsstörung, die sich durch übermäßige Theatralik und das Streben nach Aufmerksamkeit auszeichnet.

Humanistische Psychologie. Ansatz in der Psychologie, der in der Therapie darauf abzielt, die Fähigkeit des Menschen zur Selbstverwirklichung zu aktivieren und so seine Probleme zu lösen. Der Mensch wird von Natur aus für gut gehalten und soll sich seiner Motive und Bedürfnisse bewusst werden und diesen folgen.

Hyperkinetische Störungen (syn. Aufmerksamkeitsdefizit-/Hyperaktivitätsstörung, Abk. ADHS). Kindliche Störungen, die durch Überaktivität, Unaufmerksamkeit und Impulsivität gekennzeichnet sind. Sie treten häufig zusammen mit einer → Störung des Sozialverhaltens auf.

Hypnotika. Schlafmittel; v. a. bei Schlaflosigkeit (→ Insomnie) eingesetzt.

Hypochondrie. Mindestens sechs Monate anhaltende Störung, bei welcher der Patient trotz gegenteiliger Beteuerungen durch den Arzt an der Überzeugung festhält, an einer schweren körperlichen Krankheit zu leiden.

Hypothalamus-Hypophysen-Nebennieren-Achse (syn. Stress-Achse). Regelkreis, der über eine Kette von Hormonen die Stressreaktionen aktiviert und reguliert; er besteht aus den beiden Strukturen des Zwischenhirns Hypothalamus, dem Steuerungszentrum für vegetative Funktionen, und der Hypophyse, der Hirnanhangdrüse, sowie der Nebenniere, die verschiedene Hormone (v. a. Adrenalin, Noradrenalin und Kortisol) ausschüttet, welche die physiologischen → Stressreaktionen auslösen und auf den Hypothalamus und die Hypophyse zurückwirken.

Insomnie. Schlaflosigkeit, die sich in Einschlaf- oder Durchschlafstörungen oder einer schlechten Schlafqualität äußern kann.

Intelligenz. Sammelbegriff für intellektuelle Funktionen, die den Organismus befähigen, sich veränderten Umweltbedingungen anzupassen und die Umwelt aktiv zu verändern. Verschiedene Theorien befassen sich damit, was unter Intelligenz zu verstehen ist. Eine derzeit weitverbreitete Auffassung unterscheidet zwischen fluider und kristalliner Intelligenz. Die *fluide Intelligenz* umfasst Fähigkeiten wie Wahrnehmung, Gedächtnis, Denken und Motorik, die kulturunabhängig sind und mit dem Alter abnehmen. Die *kristalline Intelligenz* beinhaltet erworbenes Wissen und Sprachfertigkeiten, ist kulturabhängig und bleibt im Alter relativ konstant.

Intelligenzminderung (syn. geistige Behinderung). Störung mit Beginn in der Kindheit, die durch unterdurchschnittliche intellektuelle Fähigkeiten und eine verminderte soziale Anpassungsfähigkeit gekennzeichnet ist.

Intelligenztests. Standardisierte Verfahren zur Messung geistiger Fähigkeiten, die dem Konstrukt der → Intelligenz zugeordnet werden.

Interpersonale Psychotherapie (IPT). Aus psychodynamischen Ansätzen entwickelte Psychotherapieform, in der den Patienten neue Möglichkeiten der Beziehungsgestaltung vermittelt werden, wobei auch verhaltensorientierte Methoden integriert werden. Ursprünglich zur Behandlung der Depression entwickelt, hat sie sich auch bei Essstörungen als wirksam erwiesen.

Kognitive Umstrukturierung. Gezielte Veränderung von Kognitionen in der Therapie, die als störungsverursachend oder -aufrechterhaltend angesehen werden. Wichtiges Element der kognitiven Verhaltenstherapie.

Kognitive Verhaltenstherapie. Sehr erfolgreiche Psychotherapierichtung, die Methoden der → kognitiven Umstrukturierung mit Techniken zur Verhaltensmodifikation (z. B. → systematische Desensibilisierung, operante → Konditionierung und → Konfrontation) verbindet.

Komorbidität. Gemeinsames Vorliegen von mindestens zwei Krankheiten bei einem Individuum.

Konditionierung. Lernvorgang, bei dem eine bedingte Reaktion angeeignet wird. Bei der *klassischen Konditionierung* wird durch Kopplung eines neutralen Reizes mit einem Reiz, der eine Reaktion auslöst, eine Reaktion auf den ursprünglich neutralen Reiz gelernt. Bei der *operanten Konditionierung* bestimmt die Konsequenz eines Verhaltens, ob es seltener oder häufiger gezeigt wird.

Konfrontation (syn. Exposition). Grundlegende verhaltenstherapeutische Methode, bei der sich der Patient einer angstauslösenden Situation aussetzt und diese aushält, bis die Angst nachlässt. Die Konfrontation kann *in sensu*, d. h. in der Vorstellung, oder *in vivo*, d. h. unmittelbar in der Realität erfolgen. Eine extreme Form bildet die → Reizüberflutung.

Konversionsstörungen. → Dissoziative Störungen.

Kortex. Großhirnrinde; stark gefaltete und gefurchte äußere Schicht der Großhirnhemisphären, die die Zellkörper von ca. 10 bis 15 Milliarden Neuronen enthält. Sie ist durch tiefe Furchen in verschiedene Bereiche, sog. Lappen, gegliedert. Diese lassen sich weiter in Rindenfelder oder Areale unterteilen, in denen verschiedene (sensorische, motorische, kognitive etc.) Funktionen angesiedelt sind. Allerdings lassen sich nicht alle Funktionen eindeutig bestimmten Arealen zuordnen, da deren Neuronen bzw. Neuronenverbände vielfältig miteinander verknüpft sind.

Kortisol. Hormon, das an der → Stressreaktion beteiligt ist.

Letalität. Sterblichkeit, d. h. Verhältnis von Todesfällen zur Anzahl der Betroffenen.

Limbisches System. System von Strukturen im Gehirn, die Bereiche der Großhirnrinde und Neuronenverbände im Zwischen- und Mittelhirn umfassen und den Hirnstamm umgeben; es regelt v. a. emotionale Prozesse und deren Verknüpfung mit vegetativen Funktionen und ist an Gedächtnisprozessen beteiligt.

Linkage-Analyse. Molekulargenetische Methode, bei der Familien untersucht werden, in denen eine bestimmte Störung gehäuft auftritt. Anhand von Blutproben wird das Erbmuster bereits bekannter genetischer Marker untersucht.

Magersucht. → Anorexia nervosa.

Manie. Zustand intensiv gehobener oder gereizter Stimmung, der mit allgemein gesteigerter Aktivität einhergeht und die Lebensführung erheblich beeinträchtigt. Die Manie tritt selten isoliert, d. h. außerhalb einer → bipolaren affektiven Störung auf. Bei der *Hypomanie* sind die Symptome abgeschwächt.

MAO-Hemmer. Gruppe von Antidepressiva, die verhindern, dass das Enzym Monoaminooxidase die Neurotransmitter → Noradrenalin und → Serotonin abbaut.

Masochismus. Form des → Sadomasochismus.

Mesokortikolimbisches Belohnungssystem. System von Strukturen im Gehirn, die durch Freisetzung von → Dopamin dafür sorgen, dass Aktivitäten als angenehm erlebt werden und dass diese Aktivitäten aufrechterhalten bzw. wiederholt werden.

Multiple Persönlichkeitsstörung (syn. dissoziative Identitätsstörung). Vorhandensein mehrerer Persönlichkeiten mit eigenem Gedächtnis und eigenen Verhaltensmustern in einer Person, wobei immer nur eine dieser Persönlichkeiten hervortritt. Die multiple Persönlichkeitsstörung zählt nicht zu den Persönlichkeitsstörungen, sondern zu den → dissoziativen Störungen. Die Berechtigung dieser Diagnose wird allerdings von vielen Wissenschaftlern angezweifelt.

Narzisstische Persönlichkeitsstörung. Persönlichkeitsstörung, deren wichtigste Merkmale ein grandioses Selbstbild, ein ständiges Bedürfnis nach Bewunderung und mangelnde Empathie für andere sind.

Neuroleptika. → Antipsychotika.

Neuropsychologie. Teilgebiet der Psychologie, das sich mit den Zusammenhängen zwischen biologischen Funktionen des Gehirns und Gedanken, Gefühlen und Verhalten befasst. Die *klinische Neuropsychologie* als neues Berufsfeld beinhaltet neben der Diagnostik auch die Behandlung hirngeschädigter Patienten.

Neuropsychologische Tests. Psychologische Tests zur Messung von Gehirnfunktionen, wie Aufmerksamkeit, Konzentration und Gedächtnis. Zeigen sich dabei Defizite, lässt dies evtl. auf Schädigungen der entsprechenden Hirnregionen schließen.

Neurotizismus. Persönlichkeitseigenschaft, die durch emotionale Labilität und Anfälligkeit für psychische Probleme gekennzeichnet ist.

Neurotransmitter. Chemische Substanzen, die als Botenstoffe elektrische Impulse von einer Nervenzelle zur anderen über den synaptischen Spalt hinweg weiterleiten. Sie werden von der präsynaptischen Endigung in den synaptischen Spalt ausgeschüttet und entfalten an den → Rezeptoren des postsynaptischen Neurons ihre erregende oder hemmende Wirkung. Neurotransmitter sind an vielen psychischen Störungen beteiligt. Ihre Wirkung kann durch → Psychopharmaka oder andere → psychotrope Substanzen beeinflusst werden.

Noradrenalin (syn. Norepinephrin). Neurotransmitter, der u. a. an der Regulation von emotionaler und körperlicher Anspannung beteiligt ist. Noradrenalin steht in Verbindung mit Angststörungen, Depression und Manie.

Normaldruck-Hydrozephalus. Störung der Gehirnflüssigkeitszirkulation, die zu einer übermäßigen Ansammlung von Gehirnflüssigkeit und dadurch zu einer Erweiterung der → Ventrikel führt. Dadurch wird Druck auf das Gehirn ausgeübt, der kognitive und motorische Störungen bewirkt.

Nucleus caudatus. Kern im Endhirn, Teil der → Basalganglien.

Opioide. Körpereigene oder synthetische Substanzen, die wie Opiate schmerzstillend, euphorisierend und beruhigend wirken.

Orgasmusstörungen. Sexuelle Funktionsstörungen, bei denen der Orgasmus entweder ausbleibt oder zu früh eintritt. Der vorzeitige Samenerguss (Ejaculatio praecox) gehört zu den häufigsten sexuellen Funktionsstörungen bei Männern.

Pädophilie. Strafbare Störung der Sexualpräferenz, bei der Menschen durch sexuellen Kontakt mit präpubertären Kindern sexuelle Befriedigung erlangen.

Panikstörung. Hauptmerkmal sind wiederholt auftretende Angstattacken, die nicht an bestimmte Situationen gebunden sind. Die Panikstörung tritt oft zusammen mit der → Agoraphobie auf.

Paradigma. System von Grundannahmen, welche die Konzepte und Methoden einer Theorie oder Therapie maßgeblich bestimmen. In der Klinischen Psychologie bestimmt das Paradigma zunächst, worin die Ursachen psychischer Störungen liegen: Das *biologische* Paradigma sieht sie in genetischen Dispositionen oder biologischen Prozessen, das *psychodynamische* Paradigma in unbewussten Prozessen und Konflikten, das *kognitiv-lerntheoretische* Paradigma in unangemessenen Kognitionen und Lernprozessen. Danach richtet sich auch die Behandlung. Moderne Forschungs- und Behandlungsansätze integrieren verschiedene Grundannahmen, da in der Regel von einer multifaktoriellen Verursachung psychischer Störungen auszugehen ist. Einen solchen integrativen Ansatz bildet das → Diathese-Stress-Modell.

Paranoia. Wahnhafte Störung, bei der die Wahnvorstellung (z. B. Verfolgungsopfer oder eine bedeutsame Persönlichkeit zu sein) das Denken und Empfinden einer Person einnimmt, ohne dass diese sich davon distanzieren kann.

Paranoide Persönlichkeitsstörung. Persönlichkeitsstörung, deren wichtigstes Merkmal tiefes Misstrauen gegenüber anderen Menschen ist.

Parkinson-Syndrom. Durch das Zugrundegehen von Nervenzellen im Gehirn bedingtes Krankheitsbild, das durch Bewegungsunfähigkeit, Muskelzittern und Muskelsteifheit gekennzeichnet ist.

Persönlichkeitsstörungen. Gruppe von lang anhaltenden Störungen, die sich in abweichenden, unflexiblen Verhaltens- und Erlebensgewohnheiten äußern. Persönlichkeitsstörungen treten oft zusammen mit anderen psychischen Störungen auf und können deren Therapie erschweren.

Phobie. Objektiv unbegründete Angst vor oder die Meidung von bestimmten Gegenständen oder Situationen, die zu erheblichen Beeinträchtigungen führt. Die *spezifische oder isolierte Phobie* ist begrenzt auf bestimmte Objekte oder Situationen. Die *soziale Phobie* bezieht sich auf soziale Situationen, in denen die Betroffenen im Mittelpunkt der Aufmerksamkeit stehen. Zur Behandlung ist → Konfrontation am effektivsten.

Post-Mortem-Untersuchung. Untersuchung von Verstorbenen, die im Zusammenhang mit psychischen Störungen zur Ermittlung hirnstruktureller Auffälligkeiten dient.

Posttraumatische Belastungsstörung (Abk. PTBS). Reaktion auf ein traumatisches Ereignis, die sich in Wiedererleben, Vermeidung und erhöhter Erregung äußert. Das wichtigste Element in der Therapie ist die → Konfrontation.

Prädisposition. → Diathese.

Projektiver Test. Verfahren, bei welchem dem Patienten mehrdeutiges Reizmaterial (z. B. Tintenkleckse, Zeichnungen) vorgelegt und Fragen oder Aufgaben dazu gestellt werden. Ihm liegt die Voraussetzung zugrunde, dass die Antworten unbewusste Prozesse widerspiegeln (Projektionshypothese).

Psychoanalyse. Von Freud begründete Richtung der Tiefenpsychologie, auf die das psychodynamische → Paradigma zurückgeht. Die Psychodynamik besteht ihr zufolge in dem konflikthaften Wechselspiel zwischen den drei psychischen Instanzen Es (unbewusste Triebe), Ich (weitgehend bewusste vermittelnde Instanz) und Überich (moralische Normen). Als Psychotherapieform zielt die Psychoanalyse darauf ab, unbewusste Konflikte aufzudecken und zu bearbeiten.

Psychoedukation. Information von Betroffenen (und Angehörigen) über eine Krankheit, d. h. Erscheinungsbild, Ursachen und Behandlungsmöglichkeiten.

Psychologische Tests. Standardisierte Verfahren zur Messung der Ausprägung einer bestimmten Leistung oder Eigenschaft bei einer Person; das Ergebnis wird mit zuvor erhobenen Normen verglichen. Zu den psychologischen Tests gehören → Intelligenztests, → projektive Tests und Persönlichkeitsfragebögen. Zu ihren Hauptgütekriterien zählen Objektivität, → Reliabilität und → Validität.

Psychopathie. Von Cleckley beschriebenes Persönlichkeitsmuster, dessen Merkmale das Fehlen von Gefühlen, Neigung zur Manipulation anderer, Egoismus und hohe Impulsivität sind.

Psychopharmaka. Auf den psychischen Zustand wirkende Medikamente, die zur biologischen Behandlung psychischer Störungen eingesetzt werden. Zu den Hauptklassen gehören → Antidepressiva, → Antipsychotika und → Sedativa.

Psychophysiologie. Interdisziplinäres Fachgebiet, das die Zusammenhänge zwischen psychologischen und physiologischen Veränderungen untersucht.

Psychotische Störungen. Störungsbilder, die v. a. durch Wahnvorstellungen (→ Wahn) und → Halluzinationen gekennzeichnet sind.

Psychotrope Substanzen. Substanzen, die den psychischen Zustand verändern, z. B. Drogen aller Art.

Reizüberflutung (syn. Flooding). Im verhaltenstherapeutischen Sinne eine Methode der → Konfrontation, bei der sich der Patient gleich einer stark angstauslösenden Situation voll aussetzt, bis die Angst nachlässt. Sie gilt als besonders effizient zur Behandlung von Angststörungen.

Reliabilität. Zuverlässigkeit einer Messmethode, die sich auf verschiedene Arten bestimmen lässt: Die *Retest-Reliabilität* wird bestimmt durch die wiederholte Messung einer stabilen Eigenschaft mit derselben Methode. Die *Paralleltest-Reliabilität* ergibt sich aus der Messung anhand vergleichbarer Methoden. Die *innere Konsistenz* bezieht sich auf die wechselseitigen Zusammenhänge der verwendeten Items. Die *Interrater-Reliabilität* gibt das Ausmaß der Übereinstimmung mehrerer unabhängiger Bewerter an.

Remission. Zurückbildung von Krankheitssymptomen. Erfolgt sie unerwartet und ist nicht auf eine Therapie zurückführbar, wird von *Spontanremission* gesprochen.

Rett-Syndrom. Entwicklungsstörung, bei der zwischen dem ersten und vierten Lebensjahr das Schädelwachstum verlangsamt, bereits erworbene Fähigkeiten verloren gehen und es zu Stereotypien sowie kognitiven und motorischen Störungen kommt; sie betrifft fast ausschließlich Mädchen.

Rezeptoren. Membranproteine an der Oberfläche von Nervenzellen, an die bestimmte → Neurotransmitter binden und so ihre hemmende oder erregende Wirkung bei der Impulsübertragung auf die Zielzelle entfalten können.

Sadomasochismus. Störung der Sexualpräferenz, bei der Aktivitäten, die Schmerzen, Erniedrigung oder Unterwerfung beinhalten, zur sexuellen Befriedigung herangezogen werden. Beim *Sadismus* werden Schmerzen etc. aktiv zugefügt, beim *Masochismus* passiv erlitten.

Schema. Im psychologischen Sinne ein Wissensnetz, das die Interpretation von Erfahrungen beeinflusst. Nach dem kognitiven Paradigma liegen verschiedenen psychischen Störungen *dysfunktionale* oder *negative* Schemata zugrunde.

Schizoide Persönlichkeitsstörung. Persönlichkeitsstörung, die sich in emotionaler Distanziertheit und Leere, fehlendem bzw. geringem Interesse an sozialen Beziehungen äußert.

Schizophrenie. Schwere psychische Störung, die zu massiven Störungen von Wahrnehmung, Kognition und Verhalten führt. Besonders charakteristisch sind akustische → Halluzinationen (Stimmenhören) und Wahnvorstellungen (→ Wahn), die zu den positiven Symptomen zählen; zu den negativen Symptomen gehören u. a. → Apathie, → Anhedonie und Sprachverarmung. Es ist von einer multifaktoriellen Verursachung durch biologische Faktoren und psychosoziale Stressoren auszugehen. Die Behandlung erfolgt durch → Antipsychotika und unterstützend durch psychologische Interventionen.

Schizotype Störung (syn. schizotypische Persönlichkeitsstörung). Mindestens zwei Jahre anhaltende Störung mit exzentrischem Verhalten und Anomalien in Denken und Stimmung. Genetische Zusammenhänge mit Schizophrenie sind wahrscheinlich.

Sedativa (syn. Tranquilizer). Psychopharmaka, die beruhigend, entspannend und verlangsamend wirken. Sie werden bei akuten Angstzuständen verabreicht (daher auch Anxiolytika genannt), sollten jedoch wegen der Suchtgefahr nicht langfristig konsumiert werden.

Sedierung. Beruhigung durch Beruhigungsmittel (→ Sedativa).

Selbstwirksamkeitserwartung. Bei sich selbst wahrgenommene Fähigkeit, ein Verhalten erfolgreich durchzuführen. Sie gilt als entscheidendes Element für stabile Verhaltensänderungen.

Selektive Serotonin-Wiederaufnahmehemmer (SSRI). Gruppe von Antidepressiva, welche die Wiederaufnahme von → Serotonin durch die präsynaptischen Rezeptoren verhindern und damit die Serotoninkonzentration im synaptischen Spalt erhöhen.

Serotonin. Neurotransmitter, der u. a. die Stimmung, den Schlaf-Wach-Rhythmus, die Impulskontrolle, das Sättigungsgefühl und die Schmerzwahrnehmung beeinflusst. Ein niedriger Serotoninspiegel ist bei Depression, Zwangsstörung, Anorexia und Bulimia nervosa sowie bei der emotional instabilen Persönlichkeitsstörung festzustellen.

Sexuelle Funktionsstörungen. Gruppe von Störungen des normalen sexuellen Reaktionszyklus; sie werden demnach eingeteilt in → Appetenzstörungen, → Erregungsstörungen und → Orgasmusstörungen. Darüber hinaus kann es zu Schmerzen beim Geschlechtsverkehr kommen (→ Dyspareunie, → Vaginismus). Sexuelle Funktionsstörungen können Begleiterscheinungen verschiedener körperlicher oder psychischer Störungen sowie Nebenwirkungen von Medikamenten sein. Zu den möglichen psychischen Ursachen von nichtorganischen sexuellen Funktionsstörungen gehören u. a. Ängste vor Kontrollverlust, Versagen oder Schwangerschaft sowie Beziehungsprobleme und Alltagsbelastungen.

Shaping. → Verhaltensformung.

Somatisierungsstörung. Somatoforme Störung, bei der die Betroffenen seit mindestens zwei Jahren wegen verschiedener wiederkehrender körperlicher Beschwerden medizinische Hilfe ersuchen, wobei die Beschwerden nicht körperlich erklärt werden können.

Somatoforme Störungen. Gruppe von Störungen, die durch körperliche Symptome ohne erkennbare organische Grundlage gekennzeichnet sind. Dazu gehören die anhaltende somatoforme → Schmerzstörung, die → Hypochondrie, die → Dysmorphophobie und die → Somatisierungsstörung.

Stimulanzien. Substanzen, die auf das Gehirn und das sympathische Nervensystem anregend wirken und die Wachheit, Konzentration und motorische Aktivität verstärken. Zu den natürlichen Stimulanzien gehören z. B. Kokain oder Koffein, zu den synthetischen die Amphetamine. Bei vielen Stimulanzien besteht eine hohe Missbrauchs- und Suchtgefahr. Medikamentös können sie zur Behandlung hyperkinetischer Störungen eingesetzt werden.

Störung des Sozialverhaltens. Kindliche Verhaltensstörung, die durch dissoziales, delinquentes, aggressives oder aufsässiges Verhalten gekennzeichnet ist. Sie entwickelt sich häufig zur → dissozialen Persönlichkeitsstörung.

Störungen der Sexualpräferenz (syn. Paraphilien). Gruppe von sexuellen Störungen, bei denen die Betroffenen von ungewöhnlichen Objekten oder Aktivitäten sexuell erregt werden. Dazu gehören → Fetischismus, fetischistischer → Transvestitismus, → Exhibitionismus, → Voyeurismus, → Pädophilie und → Sadomasochismus.

Stress. Gesamtheit der Umweltbedingungen oder -ereignisse, die das Individuum belasten. Einzelne Stressfaktoren werden kurz als *Stressoren* bezeichnet. Die physiologischen *Stressreaktionen* (z. B. Erhöhung von Herzfrequenz und Blutdruck) werden durch das sympathische Nervensystem und die → Hypothalamus-Hypophysen-Nebennieren-Achse aktiviert und reguliert; die psychischen Stressreaktionen (z. B. Angst) hängen auch von Persönlichkeitsmerkmalen, Einstellungen und Verhaltensmustern ab. Da langfristiger, übermäßiger oder unbewältigter Stress je nach → Diathese zu körperlichen Erkrankungen (z. B. Herz-Kreislauf-Erkrankungen) oder psychischen Störungen (z. B. Depression) führen kann und sich Stress oft nicht vermeiden lässt, sind → Bewältigungsstrategien besonders wichtig.

Stupor. Zustand der Bewegungslosigkeit und Stummheit bei wachem Bewusstsein und innerer Anspannung.

Substanzinduzierte Störungen. Psychische Störungen infolge des Konsums von Substanzen. Beim wiederholten Konsum von → psychotropen Substanzen (v. a. Alkohol, Drogen, Medikamenten) werden der schädliche Gebrauch und das Abhängigkeitssyndrom unterschieden, das sich v. a. durch Kontrollverlust, → Toleranzentwicklung und Entzugserscheinungen beim Absetzen der Substanz auszeichnet.

Systematische Desensibilisierung. Klassisches verhaltenstherapeutisches Verfahren zur Linderung von Angst. Der Patient stellt sich in entspanntem Zustand eine hierarchisch aufsteigende Reihe angstauslösender Situationen vor (→ Konfrontation in sensu), bis seine Angst nachlässt bzw. er sich alle angstauslösenden Situationen ohne Angst vorstellen kann.

Temporallappen. Seitlicher Teil der Gehirnrinde (→ Kortex).

Thalamus. Ansammlung von Kerngebieten im Zwischenhirn, der eine Art Torfunktion für alle sensorischen Informationen zukommt.

Toleranz. Im medizinischen Sinne vermindertes Ansprechen auf ein Medikament oder eine Substanz, so dass eine Dosiserhöhung notwendig wird, um die gleiche Wirkung zu erlangen.

Tranquilizer. → Sedativa.

Transsexualismus. Störung der Geschlechtsidentität bei Erwachsenen, bei der sich die Betroffenen dem anderen Geschlecht zugehörig fühlen.

Transvestitismus. Sexuelle Deviation, bei der die Betroffenen die Kleidung des anderen Geschlechts tragen, ohne sich diesem zugehörig zu fühlen. Beim *fetischistischen Transvestitismus* ist dies mit sexueller Erregung verbunden.

Tremor. Zittern; unwillkürliche, rhythmische Muskelkontraktionen.

Trizyklika (syn. Trizyklische Antidepressiva, Abk. TZA). Gruppe von Antidepressiva, welche die Verfügbarkeit von → Serotonin und → Noradrenalin im synaptischen Spalt erhöhen.

Vaginismus. Sexuelle Funktionsstörung der Frau, bei der es beim Geschlechtsverkehr zu unangenehmen Verkrampfungen der Vagina kommt.

Validität. Gültigkeit einer Messmethode, d. h. das Ausmaß, in dem sie das misst, was sie zu messen behauptet. Die *Konstruktvalidität* ergibt sich aus der Vereinbarkeit eines Ergebnisses mit einem zugrundeliegenden theoretischen Konstrukt. Die *Kriteriumsvalidität* ergibt sich aus der Beziehung zu einem Merkmal, mit dem ein Zusammenhang erwartet wird. Die *Inhaltsvalidität* bezieht sich auf die angemessene Repräsentation der fraglichen Inhalte.

Ventrikel. Gehirnflüssigkeitskammern; Bereiche im Gehirn, in denen die Gehirnflüssigkeit zirkuliert.

Verhaltensformung (syn. Shaping). Aufbau eines neuen Verhaltens bei Mensch oder Tier durch die → Verstärkung jedes Schrittes in die gewünschte Richtung.

Verhaltensstörungen. Psychische Störungen, die durch anhaltende, von Normen und Erwartungen abweichende Verhaltensweisen gekennzeichnet sind.

Verhaltenstherapie. Therapierichtung, in der gestörtes Erleben und Verhalten durch das Erlernen neuer bzw. die Löschung unerwünschter Verhaltensweisen modifiziert wird (z. B. durch → Konditionierung, → Verstärkung, → Verhaltensformung oder → systematische Desensibilisierung). Heute findet sie vor allem Anwendung in Kombination mit kognitiven Methoden (→ kognitive Verhaltenstherapie).

Verstärkung. Konsequenz eines Verhaltens, die dazu führt, dass das Verhalten öfter gezeigt wird. Bei *positiver Verstärkung* folgt dem Verhalten ein angenehmer Reiz. Bei *negativer Verstärkung* fällt nach einem bestimmten Verhalten ein unangenehmer Reiz weg.

Voyeurismus. Störung der Sexualpräferenz, bei der sexuelle Befriedigung durch die Beobachtung anderer im nackten Zustand oder bei sexuellen Aktivitäten erlangt wird.

Vulnerabilität. Verletzlichkeit, Anfälligkeit.

Wahn. Unkorrigierbare falsche Überzeugung, die im Widerspruch zur allgemein akzeptierten Realität steht.

Zwanghafte Persönlichkeitsstörung. → Anankastische Persönlichkeitsstörung.

Zwangsstörung. Psychische Störung, deren Hauptmerkmale Zwangsgedanken und/oder Zwangshandlungen sind. *Zwangsgedanken* sind sich wiederholt aufdrängende unangenehme Gedanken, die von dem Betroffenen als unkontrollierbar erlebt werden; *Zwangshandlungen* wiederholte Ausführungen einer bestimmten Handlung, zu der sich der Betroffene gezwungen fühlt, um befürchtetes Unheil abzuwenden. Wichtige Behandlungsmethoden sind → Antidepressiva und Exposition (→ Konfrontation) mit Reaktionsverhinderung.

Zwillingsstudie. Untersuchung der Häufigkeit einer Krankheit bei eineiigen und zweieiigen Zwillingen, um daraus Rückschlüsse auf mögliche Vererbung zu ziehen.

Literatur

Abramson, L.Y., Metalsky, G.I. & Alloy, L.B. (1989). Hopelessness depression: A theory-based subtype of depression. Psychological Review, 96, 358–372.

Abramson, L.Y., Seligman, M.E.P. & Teasdale, J.D. (1978). Learned helplessness in humans: Critique and reformulation. Journal of Abnormal Psychology, 87, 49–74.

Abramson, L.Y., Alloy, L.B., Hankin. B.L., Haeffel, G.J., MacCoon, D.G. & Gibb, B.E. (2002). Cognitive vulnerability-stress models of depression in a self-regulatory and psychobiological context (pp. 268–294). In: I.H. Gotlib & C.L. Hammen (Eds.). Handbook of depression. New York: Guilford Press.

Akyuez, G., Dogan, O., Sar, V., Yargic, L.I. & Tutkun, H. (1999). Frequency of dissociative disorder in the general population in Turkey. Comprehensive Psychiatry, 40, 151–159.

Alloy, L.B., Kelly, K.A., Mineka, S. & Clements, C.M. (1990). Comorbidity in anxiety and depressive disorders: A helplessness/hopelessness perspective. In J.D. Maser & C.R. Cloninger (Eds.), Comorbidity in anxiety and mood disorders. Washington, DC: American Psychiatric Press.

Althaus, D. & Hegerl, U. (2004). Ursachen, Diagnose und Therapie von Suizidalität. Der Nervenarzt, 11, 1123–1135.

American Psychiatric Association (2003). Diagnostisches und Statistisches Manual Psychischer Störungen. Textrevision. (DSM-IV-TR). Göttingen: Hogrefe.

Andreasen, N.C., Olsen, S.A., Dennert, J.W. & Smith, M.R. (1982). Ventricular enlargement in schizophrenia: Relationship to positive and negative symptoms. American Journal of Psychiatry, 139, 297–302.

Arolt, V., Ohrmann, P. & Rothermundt, M. (2006). Schizophrenie und verwandte Störungen – Neurobiologie. In: H. Förstl, M. Hautzinger & G. Roth (Hrsg.), Neurobiologie psychischer Störungen (S. 346–387). Heidelberg: Springer

Ball, S.A., Carroll, K.M. & Rounsaville, B.T. (1994). Sensation seeking, substance abuse, and psychopathology in treatment-seeking and community cocaine abusers. Journal of Consulting and Clinical Psychology, 62, 1053–1057.

Bandelow, B. & Wedekind, D. (2006). Angst – Neurobiologie. In: H. Förstl, M. Hautzinger & G. Roth (Hrsg.), Neurobiologie psychischer Störungen (S. 483–522). Heidelberg: Springer

Bandura, A. (1997). Self-efficacy: The exercise of control. New York: Freeman.

Barlow, D.H. (1988). Anxiety and its disorders: The nature and treatment of anxiety and panic. New York: Guilford.

Barrowclough, C. & Hooley, J.M. (2003). Attributions and expressed emotion: A review. Clinical Psychology Review, 23, 849–880.

Baumeister, R.F. (1990). Suicide as escape from self. Psychological Review, 97, 90–113.

Beck, A.T. (1967). Depression: Clinical, experimental and theoretical aspects. New York: Harper & Row.

Beck, A.T. (1976). Cognitive therapy and the emotional disorders. New York: International Universities Press.

Beck, A.T. & Freeman, A. (1999). Kognitive Therapie der Persönlichkeitsstörungen. Weinheim: Beltz PVU.

Becker, E.S. & Hoyer, J. (2005). Generalisierte Anststörung. Göttingen: Hogrefe.

Becker, S., Bosinski, H.G., Clement, U., Eicher, W., Foerlich, T.M., Hartmann, U., Kockott, G., Langer, D., Preuss, W.F., Schmidt, G., Springer, A. & Wille, R. (1997). Behandlung und Begutachtung von Transsexuellen. Psychotherapeut, 42, 256–266.

Benkert, O., Hautzinger, M. & Graf-Morgenstern, M. (2008). Pharmakologischer Leitfaden für Psychologen und Psychotherapeuten. Heidelberg: Springer.

Bickel, H. (2003). Epidemiologie psychischer Erkrankungen im Alter. In H. Förstl (Hrsg.), Lehrbuch der Gerontopsychiatrie (S. 11–26). Stuttgart: Thieme.

Biederman, J., Rosenbaum, J., Hirschfeld, D., Faraone, S. & Bolduc, E. (1990). Psychiatric correlates of behavioral inhibition in young children of parents with and without psychiatric disorders. Archives of General Psychiatry, 47, 21–26.

Blair, R.J.D., Jones, L., Clark, F. & Smith, M. (1997). The psychopathic individual: A lack of responsiveness to distress cues? Psychophysiology, 34, 192–198.

Borkovec, T.D. & Newman, M.G. (1998). Worry and generalized anxiety disorder. In P. Salkovskis (Ed.), Comprehensive clinical psychology. Oxford: Elsevier.

Bosinski, H.A. (2006). Sexualstörungen: Geschlechtsidentitätsstörungen. In: Förstl, H., Hautzinger, M. & Roth, G. (Hrsg.) Neurobiologie psychischer Störungen (S. 808–826). Heidelberg: Springer.

Bruch, H. (1980). Preconditions for the development of anorexia nervosa. American Journal of Psychoanalysis, 40, 169–172.

Butzlaff, R.L. & Hooley, J.M. (1998). Expressed Emotion and Psychiatric Relapse: A Meta-analysis. Archives of General Psychiatry, 55, 547–552.

Caspi, A., Mofitt, T.E., Newman, D. I. & Silva, P.A. (1996). Behavioral observation at age 3 years predict adult psychiatric disorders. Archives of General Psychiatry 53, 1033–1039.
Cleckley, H. (1976). The mask of sanity (5th ed.). St. Louis: Mosby.
Crick, N.R. & Dodge, K.A. (1994). A review and reformulation of social information-processing mechanisms in children's social adjustment. Psychological Bulletin, 115, 74–101.
Davison, G.C., Robins, C. & Johnson, M.K. (1983). Articulated thoughts during simulated situations: A paradigm for studying cognition in emotion and behavior. Cognitive Therapy and Research, 7, 17–40.
De Jong-Meyer, R., Hautzinger, M., Kühner, C. & Schramm, E. (2007). Evidenzbasierte Leitlinien zur Psychotherapie affektiver Störungen. Göttingen: Hogrefe.
Dinn, W.M. & Harris, C.L. (2000). Neurocognitive function in antisocial personality disorder. Psychiatry Research, 97, 173–190.
Edelbrock, C., Rende, R., Plomin, T. & Thompson, L.A. (1995). A twin study of competence and problem behavior in childhood and early adolescence. Journal of Child Psychology and Psychiatry and Allied Disciplines, 36, 775–789.
Ehlers, A. (1999). Posttraumatische Belastungsstörung. Göttingen: Hogrefe.
Fahrenberg, J., Hampel, R. & Selg, H. (1999). Das Freiburger Persönlichkeitsinventar (Revision). Göttingen: Hogrefe.
Faravelli, C., Salvatori, S. & Galassi, F. (1997). Epidemiology of somatoform disorders. Social Psychiatry and Psychiatric Epidemiology, 32 (1), 24–29.
Fletcher, P.C., McKenna, P.J., Frith, C.D., Friston, K.J. & Dolan, R.J. (1998). Brain activations in schizophrenia during a graded memory task studied with functional imaging. Archives of General Psychiatry, 55, 1001–1009.
Flor, H. (1991). Psychobiologie des Schmerzes. Bern: Hans Huber.
Foa, E.B. & Meadows, E.A. (1997). Psychosocial treatments for posttraumatic stress disorder. A critical review. Annual Review of Psychology, 48, 449–480.
Freud, S. (1917). Trauer und Melancholie. Internationale Zeitschrift für ärztliche Psychoanalyse, 4, 288–301 (wieder abgedruckt in S. Freud, Studienausgabe, Bd. 3. Frankfurt a.M: Fischer).
Fydrich, T., Renneberg, B., Schmitz, B. & Wittchen, H.-U. (1997). SKID-II. Strukturiertes Klinisches Interview für DSM-IV. Achse II: Persönlichkeitsstörungen. Göttingen: Hogrefe.
Garner, D.M., Olmsted, M.P. & Polivy, J. (1983). Development and validation of a multi-dimensional eating disorder inventory for anorexia nervosa and bulimia. International Journal of Eating Disorders, 2, 15–34.
Gershon, E.S. (1990). Genetics. In F.K. Goodwin & K.R. Jamison (Eds.), Manic-depressive illness. New York: Oxford University Press.
Gilbertson, M.W., Shenton, M.E., Ciszewski, A., Kasai, K., Lasko, N.B., Orr, S.P. & Pitman, R.K. (2002). Smaller hippocampal volume predicts pathologic vulnerability to psychological trauma. Nature Neuroscience, 5 (11), 1242–1247.
Gleaves, D.H. (1996). The sociocognitive model of dissociative identity disorder: A reexamination of the evidence. Psychological Bulletin, 120, 42–59.
Goldstein, M.J. & Rodnick, E. (1975). The family's contribution to the etiology of schizophrenia: Current status. Schizophrenia Bulletin, 14, 48–63.
Goodwin, F. & Jamison, K. (1990). Manic-depressive illness. New York: Oxford University Press.
Gottesman, I.I. (2001). Psychopathology through a life span-genetic prism. American Psychologist, (Nov), 867–876.
Gottesman, I.I., McGuffin, P. & Farmer, A.E. (1987). Clinical genetics as clues to the „real" genetics of schizophrenia. Schizophrenia Bulletin, 13, 23–47.
Hamm, A. (2006). Spezifische Phobien. Göttingen: Hogrefe.
Hankin, B.L., Abramson, L.Y., Miller, N. & Haeffel, G.J. (2004). Cognitive Vulnerability-Stress Theories of Depression: Examining Affective Specificity in the Prediction of Depression Versus Anxiety in Three Prospective Studies. Cognitive Therapy and Research, 28 (3), 309–345.
Hardy, B.W. & Waller, D.A. (1988). Bulimia as substance abuse. In W.G. Johnson (Ed.), Advances in eating disorders. New York: JAI.
Hare, R.D. (1978). Electrodermal and cardiovascular correlates of sociopathy. In R.D. Hare & D. Schalling (Eds.), Psychopathic behavior: Approaches to research. New York: Wiley.
Hart, S.D. & Hare, R.D. (1989). Discriminant validity of the Psychopathy Checklist in a forensic psychiatric population. Psychological Assessment, 1, 211–218.
Hautzinger, M. (1998). Depression. Göttingen: Hogrefe.
Hautzinger, M. (2003). Kognitive Verhaltenstherapie bei Depressionen. Weinheim: Beltz PVU.
Hautzinger, M. (2006). Affektive Störungen. In Förstl, H., Hautzinger, M. & Roth, G. (Hrsg.), Neurobiologie psychischer Störungen (S. 448–480). Heidelberg: Springer.
Hautzinger, M. (2008). Selbstbeobachtung. In: M. Linden & M. Hautzinger (Hrsg.), Verhaltenstherapie Manual (6. Aufl.). Heidelberg: Springer.
Hautzinger, M. & Bailer, M. (1993). Allgemeine Depressions Skala ADS. Weinheim: Beltz.
Hautzinger, M. & Meyer, T.D. (2007). Psychotherapie bei bipolaren affektiven Störungen. Eine systematische Über-

sicht kontrollierter Therapiestudien. Nervenarzt, 78, 1248–1260.

Hautzinger, M., Joormann, J. & Keller, F. (2005). DAS. Skala dysfunktionaler Einstellungen. Göttingen: Hogrefe.

Hautzinger, M., Keller, F. & Kühner, C. (2006). Beck Depression Inventar II. Frankfurt/Main: Harcourt Test Services.

Henggeler, S.W., Schoenwald, S.D., Borduin, C.M., Rowland, M.D. & Cunningham, P.B. (1998). Multisystemic treatment of antisocial behavior in children and adolescents. New York: Guilford Press.

Hettema, J.M., Prescott, C.A., Myers, J.M., Neale, M.C. & Kendler, K.S. (2005). The structure of genetic and environmental risk factors for anxiety disorders in men and women. Archives of General Psychiatry, 62, 182–189.

Hogarty, G.E., Kornblith, S.J., Greenwald, D., DiBarry, A.L., Cooley, S., Flesher, S., Reiss, D., Carter, M. & Ulrich, R. (1995). Personal therapy: A disorder-relevant psychotherapy for schizophrenia. Schizophrenia Bulletin, 21, 379–393.

Hoge, C.W., Auchterlonie, J.L. & Milliken, C.S. (2008). Mental health problems after returning from deployment to Iraq and Afghanistan. Journal of the American Medical Association, 295, 1023–1032.

Holzman, P.S. (2000). Eye movements and the search for the essence of schizophrenia. Brain Research 31, 350–356.

Horowitz, M.J. (1990). Psychotherapy. In A.S. Bellack & M. Hersen (Eds.), Handbook of comparative treatments for adult disorders (pp. 289–301). New York: Wiley.

Hser, Y., Anglin, M.D. & Powers, K. (1993). A 24-year follow-up of California narcotics addicts. Archives of General Psychiatry, 50, 577–584.

Humphrey, L.L. (1986). Family relations in bulimic-anorexic and nondistressed families. International Journal of Eating Disorders, 5, 223–232.

Inouye, S. K., Bogardus, S. T., Jr., Charpentier, P. A., Leo-Summers, L., Acampora, D., Holford, T. R. & Cooney, L. M., Jr. (1999). A multicomponent intervention to prevent delirium in hospitalized older patients. New England Journal of Medicine, 340, 669–676.

Jackson, C. (1997). Testing a multi-stage model for the adoption of alcohol and tobacco behaviors by children. Addictive Behaviors, 22, 1–14.

Jacobi, C., Paul, T. & Thiel, A. (2004). Essstörungen. Göttingen: Hogrefe.

Jahn, T. & Rockstroh, B. (2006). Schizophrenie und verwandte Störungen – Neuropsychologie. In: H. Förstl, M. Hautzinger & G. Roth (Hrsg.) Neurobiologie psychischer Störungen (S. 388–418). Heidelberg: Springer

Joiner, T.E. & Metalsky, G.I. (2001). Excessive reassurance seeking. Delineating a risk factor involved in the development of depressive symptoms. Psychological Science 12, 371–378.

Jorgensen, B.M., Dam, H. & Bolwig, T.G. (1998). The efficacy of psychotherapy in non-bipolar depression. A review. Acta Psychiatrica Scandinavica, 98, 1–13.

Jung, C.G. (1935). Fundamental psychological conceptions. In M. Barker & M. Game (Eds.), A report of five lectures. London: Institute of Medical Psychology.

Kanner, L. (1943). Autistic disturbances of affective contact. Nervous Child, 2, 217–250.

Kaplan, H.S. (1974). The new sex therapy. New York: Brunner/Mazel.

Kay, S.R., Fiszbein, A. & Opler, L.A. (1987). The Positive and Negative Syndrome Scale (PANSS) for Schizophrenia. Schizophrenia Bulletin, 13 (2), 261–276.

Keel, P.K., Mitchell, J.E., Miller, K.B., Davis, T.L. & Crowe, S.J. (1999). Long-term outcome of bulimia nervosa. Archives of General Psychiatry, 56, 63–69.

Kendall, P.C. & Ingram, R.E. (1989). Cognitive-behavioral perspectives: Theory and research on depression and anxiety. In P.C. Kendall & D. Watson (Eds.), Anxiety and depression: Distinctive and overlapping features (pp. 27–54). New York: Academic Press.

Kernberg, O.F. (1985). Borderline conditions and pathological narcissism. Northvale, NJ: Jason Aronson.

Kessler, R.C., McGonagle, K.A., Zhao, S., Nelson, C.B. & Hughes, M. (1994). Lifetime and 12-month prevalence rates of DSM-III-R psychiatric disorders in the United States: Results from the National Comorbidity Survey. Archives of General Psychiatry, 51, 8–19.

Kessler, R.C., Berglund, P., Demler, O, Jin, R, Merikangas, K.R. & Walters, E.E. (2005). Lifetime prevalence and age-of-onset distributions of DSM-IV disorders in the NCS-R. Archives of General Psychiatry 62, 593–602.

Klingberg, S., Schaub, A. & Conradt, B. (2003). Rezidivprophylaxe bei schizophrenen Störungen. Weinheim: Beltz PVU.

Klinger, R., Denecke, H., Glier, B., Kröner-Herwig, B., Nilges, P., Redegold, M. & Weiß, L. (1997). Qualitätssicherung in der Therapie chronischen Schmerzes: XI. Diagnostik und multiaxiale Schmerzklassifikation. Schmerz, 11, 378–385.

Kohn, M.L. (1968). Social class and schizophrenia: A critical review. In D. Rosenthal & S.S. Kety (Eds.), The transmission of schizophrenia. Elmsford, NY: Pergamon.

Kohut, H. (1973). Narzißmus. Eine Theorie der Behandlung narzißtischer Persönlichkeitsstörungen. Frankfurt a.M.: Suhrkamp.

Konradi, C. & Heckers, S. (2003) Molecular aspects of glutamate dysregulation: Implications for schizophrenia and its treatment. Pharmacological Therapeutics, 97, 153–179.

Kordon, A., Leplow, B. & Hohagen, F. (2006). Zwangsstörungen. In: H. Förstl, M. Hautzinger & G. Roth (Hrsg.), Neurobiologie psychischer Störungen (S. 546–575). Heidelberg: Springer

Koss, M.P. & Shiang, J. (1994). Research of brief psychotherapy. In A.E. Bergin & S.L. Garfield (Eds.), Handbook of psychotherapy and behavior change. Fourth edition (pp. 664–700). New York: Wiley.

Kosten, T.R. & Ziedonis, D.M. (1997). Substance abuse and schizophrenia. Schizophrenia Bulletin, 23, 181–186.

Krystal, J.H., Kosten, T.R., Southwick, S., Mason, J.W., Perry, B.D. & Giller, E.L. (1989). Neurobiological aspects of PTSD: Review of clinical and preclinical studies. Behavior Therapy, 20, 177–198.

Laub, J.H. & Sampson, R.J. (1995). The long term effects of punitive discipline. In J. McCord (Ed.), Coercion and punishment in long-term perspective (pp. 247–258). Cambridge, MA: Cambridge University Press.

Laumann, E.O., Paik, A. & Rosen, R.C. (1999). Sexual dysfunctions in the Unitied States: Prevalence and predictors. Journal of the American Medical Association, 281, 537–544.

Lautenbacher, S. & Möser, C. (2004). Neuropsychologie der Schizophrenie. In S. Lautenbacher & S. Gauggel (Hrsg.), Neuropsychologie psychischer Störungen (S. 285–299). Berlin: Springer.

LeCouteur, A., Bailey, A., Goode, S., Pickles, A., Robertson, S., Gottesman, I. & Rutter, M. (1996). A broader phenotype of autism: The clinical spectrum in twins. Journal of Child Psychology and Psychiatry and Allied Disciplines, 37, 785–801.

LeDoux, J. (2002). Synaptic self. New York: Penguin Books.

Leichsenring F., Rabung S., Leibing E. (2004). The Efficacy of Short-term Psychodynamic Psychotherapy in Specific Psychiatric Disorders. A Meta-analysis. Archives of General Psychiatry, 61, 1208–1216.

Leon, G.R., Fulkerson, J.A., Perry, C.L. & Early-Zald, M.B. (1995). Prospective analysis of personality and behavioral vulnerabilities and gender influences in the later development of disordered eating. Journal of Abnormal Psychology, 104, 140–149.

Lewinsohn, P.M. (1974). A behavioral approach to depression. In R.J. Friedman & M.M. Katz (Eds.), The psychology of depression: Contemporary theory and research. Washington, DC: Winston-Wiley.

Lewis, D.O., Yeager, C.A., Swica, Y., Pincus, J.H. & Lewis, M. (1997). Objective documentation of child abuse and dissociation on 12 murderers with dissociative identity disorder. American Journal of Psychiatry, 154, 1703–1710.

Linehan, M.M. (1996). Dialektisch-behaviorale Therapie der Borderline Persönlichkeitsstörung. München: CIP Medien.

LoPiccolo, J. & Lobitz, W.C. (1972). The role of masturbation in the treatment of orgasmic dysfunction. Archives of Sexual Behavior, 2, 163–171.

Lykken, D.T. (1957). A study of anxiety in the sociopathic personality. Journal of Abnormal and Social Psychology, 55, 6–10.

Malizia, A.L., Cunningham, V.J., Bell, C.J. & Liddle, P.F. (1998). Decreased brain benzodiazepine receptor binding in panic disorder: Preliminary results from a quantitative study. Archives of General Psychiatry, 55, 715–720.

Marenco, S. & Weinberger, D.R. (2000). The neurodevelopmental hypothesis of schizophrenia. Following a trail of evidence from cradle to grave. Developmental Psychopathology, 12, 501–527.

Macklin, M.L., Metzger, L.J., Litz, B.T., McNally, R.J. & Lasko, N.B. (1998). Lower precombat intelligence is a risk factor for posttraumatic stress disorder. Journal of Consulting and Clinical Psychology, 66, 323–326.

Maris, R.W., Berman, A.L., Maltsberger, J.T. & Yufit, R.I. (1992). Assessment and prediction of suicide. New York: Guilford.

Marlatt, G.A. & Gordon, J.R. (Eds.) (1985). Relapse prevention: Maintenance strategies in the treatment of addictive behaviors. New York: Guilford.

Masters, W.H. & Johnson, V.E. (1966). Human sexual response. Boston: Little, Brown.

Masters, W.H. & Johnson, V.E. (1973). Impotenz und Anorgasmie. Hamburg: Goverts/Krüger/Stahlberg.

Mathews, A. & MacLeod, C. (1994). Cognitive approaches to emotion and emotional disorders. In L.W. Porter & M.R. Rosenzweig (Eds.), Annual Review of Psychology (pp. 25–50). Stanford, CA: Stanford University Press.

McGuffin, P., Rijsdijk, F., Andrews, M., Sham, P., Katz, R. & Cardno, A. (2003). The heritability of bipolar affective disorder and the genetic relationship to unipolar depression. Archives of General Psychiatry 60, 497–502.

Mednick, S.A., Machon, R., Hottunen, M.O. & Bonett, D. (1988). Fetal viral infection and adult schizophrenia. Archives of General Psychiatry, 45, 189–192.

Meichenbaum, D. & Goodman, J. (1971). Training impulsive children to talk to themselves: A means of developing self-control. Journal of Abnormal Psychology, 77, 115–126.

Milberger, S., Biederman, J., Faraone, S. V. & Chen, L. (1996). Is maternal smoking during pregnancy a risk factor for attention deficit hyperactivity disorder in children? American Journal of Psychiatry, 153, 1138–1142.

Millsaps, C.L., Azrin, R.L. & Mittenberg, W. (1994). Neuropsychological effects of chronic cannabis use on the memory and intelligence of adolescents. Journal of Child and Adolescent Substance Abuse, 3, 47–55.

Moffitt, T.E. (1993). Adolescence-limited and life-course-persistent antisocial behavior: A developmental taxonomy. Psychological Review, 100, 674–701.

Morin, C.M., Colecchi, C., Stone, J., Sood, R. & Brink, D. (1999). Behavioral and pharmacological therapies for late-life insomnia: A randomized controlled trial. Journal of the American Medical Association, 281, 991–999.

Moses, J.A. & Purisch, A.D. (1997). The evolution of the Luria-Nebraska Battery. In G. Goldstein & T. Incagnoli (Eds.), Contemporary approaches to neuropsychological assessment (pp. 131–170). New York: Plenum.

Mowrer, O.H. (1947). On the dual nature of learning: A reinterpretation of „conditioning“ and „problem-solving.“ Harvard Educational Review, 17, 102–148.

Mowrer, O.H. & Mowrer, W.M. (1938). Enuresis: a method for its study and treatment. American Journal of Orthopsychiatry, 8, 436–459.

Newlin, D.B. & Thomson, J.B. (1990). Alcohol challenge with sons of alcoholics: A critical review and analysis. Psychological Bulletin, 108, 383–402.

North, A.F. (1979). Health services in Head Start. In E. Zigler & J. Valentine (Eds.), Project Head Start. New York: Free Press.

O'Donnell, P. & Grace, A.A. (1998). Dysfunctions in multiple interrelated systems as the neurobiological bases of schizophrenic symptom clusters. Schizophrenia Bulletin, 24, 267–283.

Öhman, A. & Soares, J.F. (1994). Unconscious anxiety: Phobic responses to masked stimuli. Journal of Abnormal Psychology, 103, 231–240.

Oelkers, C., Hautzinger, M. & Bleibel, M. (2007). Kognitive Verhaltenstherapie der Zwangsstörung. Weinheim: Beltz PVU.

Paul, G.L. (1966). Insight vs. desensitization in psychotherapy. Stanford, CA: Stanford University Press.

Paul, G.L. & Lentz, R.J. (1977). Psychosocial treatment of chronic mental patients: Milieu versus social learning programs. Cambridge, MA: Harvard University Press.

Rosenfarb, I.S., Goldstein, M.J., Mintz, J. & Neuchterlein, K.H. (1994). Expressed emotion and subclinical psychopathology observable within transactions between schizophrenics and their family members. Journal of Abnormal Psychology, 104, 259–267.

Rief, W. & Hiller, W. (1998). Somatisierungsstörung und Hypochondrie. Göttingen: Hogrefe.

Ross, C.A. (1991). Epidemiology of multiple personality disorder and dissociation. Psychiatric Clinics of North America, 14, 503–517.

Sackeim, H.A., Nordlie, J.W. & Gur, R.C. (1979). A model of hysterical and hypnotic blindness: Cognition, motivation and awareness. Journal of Abnormal Psychology, 88, 474–489.

Salzman, L. (1985). Psychotherapeutic management of obsessive-compulsive patients. American Journal of Psychotherapy, 39, 323–330.

Schramm, E. (1998). Interpersonale Psychotherapie. Stuttgart: Schattauer.

Schuckit, M.A. (1994). Low level of response to alcohol as a predictor of future alcoholism. American Journal of Psychiatry, 151, 184–189.

Schumacher, J., Cichon, S., Rietschel, M., Nöthen, M. & Propping, P. (2002). Genetik bipolarer affektiver Störungen. Gegenwärtiger Stand der Arbeiten zur Identifikation von Dispositionsgenen. Nervenarzt, 73, 581–594.

Seligman, M.E.P. (1971). Phobias and preparedness. Behavior Therapy, 2, 307–320.

Seligman, M.E.P. (1974). Depression and learned helplessness. In R.J. Friedman & M.M. Katz (Eds.), The psychology of depression: Contemporary theory and research. Washington, DC: Winston-Wiley.

Shneidman, E.S. (1985). Definition of suicide. New York: Wiley.

Shoham-Salomon, V., Avner, R. & Neeman, R. (1989). You're changed if you do and changed if you don't: Mechanisms underlying paradoxical interventions. Journal of Consulting and Clinical Psychology, 57, 590–598.

Simon, R., Tauscher, M. & Pfeiffer, T. (1999). Suchtbericht Deutschland 1999. Hohengehren: Schneider Verlag.

Southwick, S.M., Krystal, J.H., Morgan, C.A., Johnson, D. & Nagy, L.M. (1993). Abnormal noradrenergic function in posttraumatic stress disorder. Archives of General Psychiatry, 50, 266–274.

Stangier, U., Heidenreich, T. & Peitz, M. (2003). Soziale Phobie. Weinheim: Beltz PVU.

Syndulko, K. (1978). Electrocortical investigations of sociopathy. In R.D. Hare & D. Schalling (Eds.), Psychopathic behaviour: Approaches to research. New York: Wiley.

Tallis, F., Pratt, P. & Jamani, N. (1999). Obsessive compulsive disorder, checking, and non-verbal memory: A neuropsychological investigation. Behaviour Research and Therapy, 37, 161–166.

Tienari, P., Wynne, L.C., Sorri, A., Lahti, I., Läksy, K., Moring, J., Naarala, M., Nieminen, P. & Wahlberg, K.-E. (2004). Genotype-environment interaction in schizophrenic-spectrum disorder: Long-term follow-up study of Finnish adoptees. British Journal of Psychiatry, 184, 216–222.

Tran, G.Q., Haaga, D.A.F. & Chambless, D.L. (1997). Expecting that alcohol will reduce social anxiety moderates the relation between social anxiety and alcohol consumption. Cognitive Therapy and Research, 21, 535–553.

van den Broucke, S., Vandereycken, W. & Vertommen, H. (1995). Marital communication in eating disorders: A controlled observational study. International Journal of Eating Disorders, 17, 1–23.
Vollmann, J. & Helmchen, H. (1997). Aufklärung und Einwilligung in der klinischen Praxis. Deutsche medizinische Wochenschrift, 122, 870–873.
Wallace, S.T. & Alden, L.E. (1997). Social phobia and positive social events: The price of success. Journal of Abnormal Psychology, 106, 416–424.
Watson, J.B. & Rayner, R. (1920). Conditioned emotional reactions. Journal of Experimental Psychology, 3, 1–14.
Weissman, M.M., Klerman, G.R. & Paykel, E.S. (1971). Clinical evaluation of hostility in depression. American Journal of Psychiatry 128, 261–266.
Weltgesundheitsorganisation (1994). Internationale Klassifikation psychischer Störungen. ICD-10 Kapitel V (F) – Forschungskriterien. Bern: Huber.
Weltgesundheitsorganisation (2000). Internationale Klassifikation psychischer Störungen. ICD-10 Kapitel V (F) – Klinisch-diagnostische Leitlinien. Bern: Huber.
Westenhöfer, J. & Pudel, V. (1989). Verhaltensmedizinische Überlegungen zur Entstehung und Behandlung von Essstörungen. In: R. Wahl & M. Hautzinger (Hrsg.), Verhaltensmedizin (S. 149–162). Köln: Deutscher Ärzteverlag.
Wills, T.A. & Cleary, S.D. (1999). Peer and adolescent substance use among 6th-9th graders: Latent growth analysis of influence versus selection mechanisms. Health Psychology, 18, 453–463.
Wittchen, H.U. (2000). Bundesgesundheitssurvey: Psychische Störungen. München: Max-Planck-Institut für Psychiatrie.
Wittchen, H.U. & Jacobi, F. (2005). Size and burden of mental disorders in Europe. A critical review and appraisal of 27 studies. European Neuropsychopharmacology 15, 357–376.
Wittchen, H.U., Zaudig, M. & Fydrich, T. (1997). Strukturiertes Klinisches Interview für DSM-IV (SKID I und II). Hogrefe: Göttingen.
Wolfe, V.V. (1990). Sexual abuse of children. In A.S. Bellack, M. Hersen & A.E. Kazdin (Eds.), International handbook of behavior modification and therapy (2nd ed., pp. 707–729). New York: Plenum.
Wolpe, J. (1958). Psychotherapy by reciprocal inhibition. Stanford, CA: Stanford University Press.
World Health Organisation (1998). Human rights and professional responsibilities report. Genf.
Zaworka, W., Hand, I., Jauerning, G. & Lünenschloß, K. (1983). Hamburger Zwangsinventar. Manual. Weinheim: Beltz Test
Zimbardo, P.G., Andersen, S.M. & Kabat, L.G. (1981). Paranoia and deafness: An experimental investigation. Science, 212, 1529–1531.

Sachwortverzeichnis

T

U

V